Técnicas Fundamentais *de Enfermagem*

3ª edição

ENFERMAGEM

A Ciência e a Arte de Ler Artigos Científicos – Braulio Luna Filho
A Enfermagem em Pediatria e Puericultura – Edilza Maria
As Lembranças que não se Apagam – Wilson Luiz Sanvito
Assistência de Enfermagem ao Paciente Gravemente Enfermo – Nishide
Assistência em Estomaterapia - Cuidando do Ostomizado – Cesaretti
Atendimento Domiciliar - Um Enfoque Gerontológico – Duarte e Diogo
Atuando no Trauma – Calil
Bases Psicoterápicas da Enfermagem – Inaiá
Boas Práticas de Enfermagem vol. 1 - Procedimentos Básicos – Silva Siqueira
Boas Práticas de Enfermagem vol. 2 - Procedimentos Especializados – Silva Siqueira
Código de Ética dos Profissionais de Enfermagem – Silva e Silva
Coluna: Ponto e Vírgula 7ª ed. – Goldenberg
Condutas no Paciente Grave 3ª ed. (vol. I com CD e vol. II) – Knobel
Cuidados Paliativos – Diretrizes, Humanização e Alívio de Sintomas – Franklin Santana
Cuidados Paliativos - Discutindo a Vida, a Morte e o Morrer – Franklin Santana Santos
Cuidando de Crianças e Adolescentes sob o Olhar da Ética e da Bioética – Constantino
Cuidando de Quem já Cuidou – Miram Ikeda Ribeiro
Desinfecção e Esterilização – Nogaroto
Dicionário de Ciências Biológicas e Biomédicas – Vilela Ferraz
Dicionário Médico Ilustrado Inglês-Português – Alves
Discussão de Casos Clínicos e Cirúrgicos: Uma Importante Ferramenta para a Atuação do Enfermeiro – Ana Maria Calil
Do Mito ao Pensamento Científico 2ª ed. – Gottschall
Elaboração do Manual de Procedimentos em Central de Materiais e Esterilização - segunda edição – Kavanagh
Enfermagem e Campos de Prática em Saúde Coletiva – Iraci dos Santos
Enfermagem em Cardiologia – Cardoso
Enfermaria Cardiológica – Ana Paula Quilici, André Moreira Bento, Fátima Gil Ferreira, Luiz Francisco Cardoso, Renato Scotti Bagnatori, Rita Simone Lopes Moreira e Sandra Cristine da Silva
Enfermagem em Endoscopia Respiratória e Digestiva – Maria das Graças Silva
Enfermagem em Infectologia - Cuidados com o Paciente Internado 2ª ed. – Maria Rosa Ceccato Colombrini
Enfermagem em Neurociências – Diccini
Enfermagem Psiquiátrica e de Saúde Mental na Prática – Inaiá
Ensinando e Aprendendo com Novo Estilo de Cuidar – Costardi
Epidemiologia 2ª ed. – Medronho
Fundamentos da Cirurgia Videolaparoscópica – Parra
Guia de Aleitamento Materno 2ª ed. – Dias Rego
Guia de Bolso de Obstetrícia – Antônio Carlos Vieira Cabral
Guia de Bolso de UTI – Hélio Penna Guimarães
Hematologia e Hemoterapia - Fundamentos de Morfologia, Fisiologia, Patologia e Clínica – Therezinha Verrastro, Lorenzine e Wendel Neto

HAOC – Hospital Alemão Oswaldo Cruz – Relationship Based Care - Enfermagem
Intervenção Precoce com Bebês de Risco – Cibelle Kaynne
Legislação em Enfermagem - Atos Normativos do Exercício e do Ensino – Santos e Assis
Leito-Dia em AIDS - Experiência Multiprofissional na Assistência dos Doentes – Colombrini
Manual Básico de Acessos Vasculares – Lélia Gonçalves Rocha Martins e Conceição Aparecida M. Segre
Manual de Medicina Transfusional – Dimas Tadeu Covas
Manual de Procedimentos e Assistência de Enfermagem – Mayor
Manual de Procedimentos em Central de Material e Esterilização – Kavanagh
Manual de Sepse – Elieser Silva
Manual de Socorro de Emergência 2ª ed. – Canetti e Santos
Nem só de Ciência se Faz a Cura 2ª ed. – Protásio da Luz
O Cotidiano da Prática de Enfermagem Pediátrica – Peterline
O Cuidado do Emocional em Saúde 3ª ed. – Ana Cristina de Sá
O Cuidar da Transformação - Orientações para a Abordagem Multidimensional em Saúde – Cilene Aparecida Costardi Ide
O Enfermeiro e as Situações de Emergência 2ª ed. – Ana Maria Calil
O Enfermeiro e o Cuidar Multidisciplinar na Saúde da Criança e do Adolescente – Carvalho
O Erro Humano e a Segurança do Paciente – Peterline e Harada
O Pós-operatório Imediato em Cirurgia Cardíaca - Guia para Intensivistas, Anestesiologistas e Enfermagem Especializada – Fortuna
O que Você Precisa Saber sobre o Sistema Único de Saúde – APM-SUS
Obstetrícia Básica – Hermógenes
Parada Cardiorrespiratória – Hélio Penna Guimarães
Politica Públicas de Saúde Interação dos Atores Sociais – Lopes
Por Dentro do SUS – APM-SUS
Protocolos Assistenciais da Clínica Obstétrica da FMUSP 2ª ed. – Zugaib
Protocolos em Terapia Intensiva – Pietro
Ressuscitação Cardiopulmonar – Hélio Penna Guimarães
Saúde da cidadania – uma visão histórica e comparada do SUS - 2ª edição revista e ampliada – Rodrigues e Santos
Semiologia e Semiotécnica de Enfermagem – Belén
Sepse para Enfermeiros – Renata Andrea Pietro Pereira Viana
Série Atualização em Enfermagem – Iraci
Vol. 1 - Enfermagem Fundamental - Realidade, Questões, Soluções
Vol. 2 - Enfermagem Assistencial no Ambiente Hospitalar - Realidades, Questões e Soluções
Vol. 3 - Prática da Pesquisa em Ciências Humanas e Sociais - Abordagem Sociopoética
Vol. 4 - Enfermagem Materno-Infantil
Tecnologia da Informação e Comunicação na Enfermagem – Claudia Prado, Heloísa Helena Ciqueira Peres e Maria Madalena Januário Leite
Técnologia e o Cuidar de Enfermagem em Terapias – Iraci dos Santos
Terapia Intensiva - Enfermagem – Knobel
Trauma - Atendimento Pré-hospitalar 2ª ed. – Monteiro
Um Guia para o Leitor de Artigos Científicos na Área da Saúde – Marcopito Santos
UTI – Muito Além da Técnica... a Humanização e a Arte do Intensivismo – Costa Orlando
UTIs Contemporâneas – Costa Orlando

Técnicas Fundamentais *de Enfermagem*

3ª edição

EDITORAS

Nair Miyamoto Mussi

Mitsuko Ohnishi

Iwa Keiko Aida Utyama

Márcia Maria Benevenuto de Oliveira

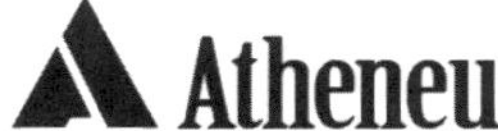

EDITORA ATHENEU

São Paulo —	*Rua Jesuíno Pascoal, 30* *Tel.: (11) 2858-8750* *Fax: (11) 2858-8766* *E-mail: atheneu@atheneu.com.br*
Rio de Janeiro —	*Rua Bambina, 74* *Tel.: (21)3094-1295* *Fax: (21)3094-1284* *E-mail: atheneu@atheneu.com.br*
Belo Horizonte —	*Rua Domingos Vieira, 319 — conj. 1.104*

CAPA: Equipe Atheneu
PRODUÇÃO EDITORIAL: MWS Design

Dados Internacionais de Catalogação na Publicação (CIP)
(Câmara Brasileira do Livro, SP, Brasil)

Técnicas fundamentais de enfermagem / Nair Miyamoto Mussi...[et al.]. -- 3. ed. -- São Paulo : Editora Atheneu, 2017.

Outros autores: Mitsuko Ohnishi, Iwa Keiko Aida Utyama, Márcia Maria Benevenuto de Oliveira
Bibliografia.
ISBN 978-85-388-0740-7

1. Enfermagem - Técnicas 2. Serviços de enfermagem - Administração I. Mussi, Nair Miyamoto. II. Ohnishi, Mitsuko. III. Utyama, Iwa Keiko Aida. IV. Oliveira, Márcia Maria Benevenuto de.

16-07251 CDD-610.7306

Índice para catálogo sistemático:

1. Serviços de enfermagem : Administração 610.7306

MUSSI N.M.; OHNISHI M.; UTYAMA I.K.A.; OLIVEIRA M.M.B.
Técnicas Fundamentais de Enfermagem – 3ª edição

Editoras

NAIR MIYAMOTO MUSSI

Enfermeira, Especialista na Área de Enfermagem e de Educação. Professora Aposentada de Enfermagem Fundamental do Curso de Graduação em Enfermagem da Universidade Estadual de Londrina.

MITSUKO OHNISHI

Enfermeira, Especialista na Área de Enfermagem e de Educação. Professora Aposentada de Enfermagem Fundamental do Curso de Graduação em Enfermagem da Universidade Estadual de Londrina. Ex-Auditora da Caixa de Assistência dos Funcionários do Banco do Brasil – CASSI.

IWA KEIKO AIDA UTYAMA

Enfermeira, Mestre em Enfermagem Fundamental pela Escola de Enfermagem da Universidade de São Paulo – Ribeirão Preto.
Professora Aposentada de Enfermagem Fundamental do Curso de Graduação em Enfermagem da Universidade Estadual de Londrina.

MÁRCIA MARIA BENEVENUTO DE OLIVEIRA

Enfermeira, Mestre em Saúde Coletiva pela Universidade Estadual de Londrina. Professora de Enfermagem Pediátrica do Curso de Graduação em Enfermagem da Universidade Estadual de Londrina. Coordenadora do Banco de Leite Humano do Hospital Universitário de Londrina – PR.

Equipe Editorial

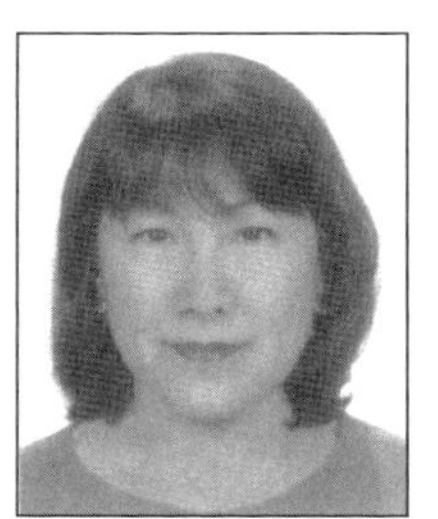

Nair Miyamoto
Mussi

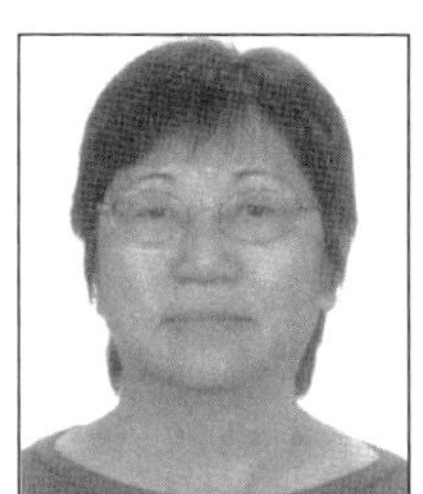

Mitsuko
Ohnishi

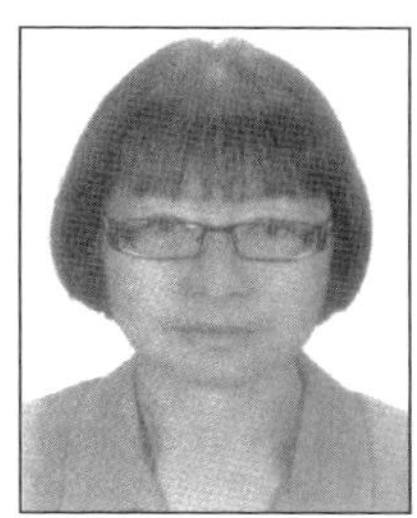

Iwa Keiko
Aida Utyama

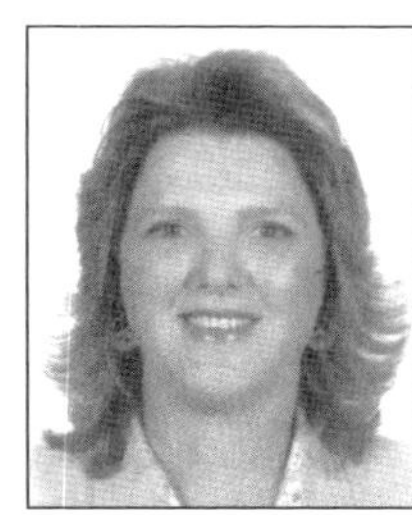

Márcia Maria
Benevenuto
de Oliveira

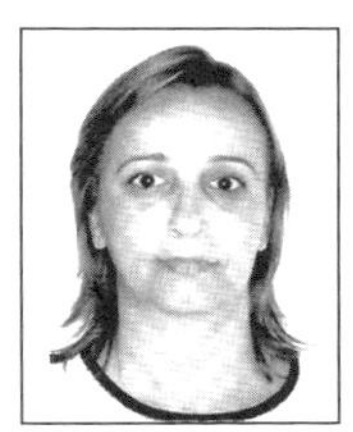

Adelaine
Rodrigues Oliveira

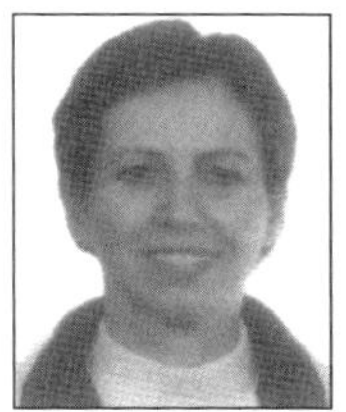

Arlete Bernine
Fernandes e Silva

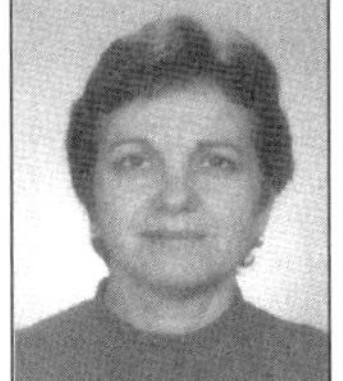

Inês Gimenes
Rodrigues

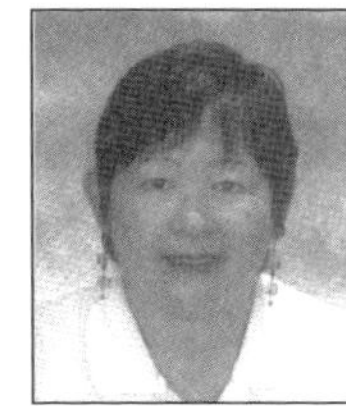

Iracema Keiko
Gomi

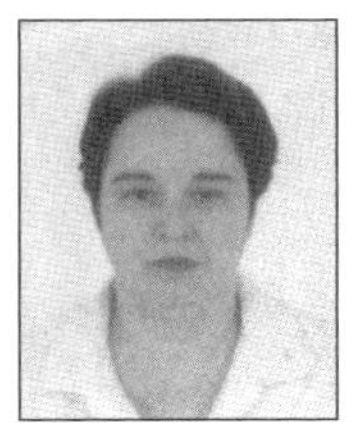

Júlia Trevisan
Martins

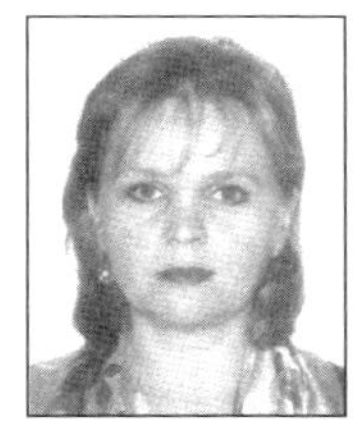

Lígia Fahl
Fonseca

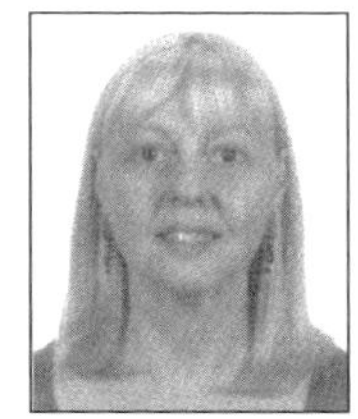

Maria Bernadete
Lopes

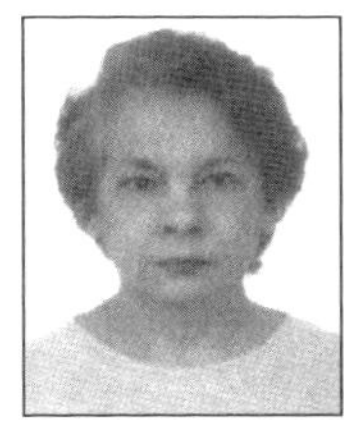

Marilena Uratani

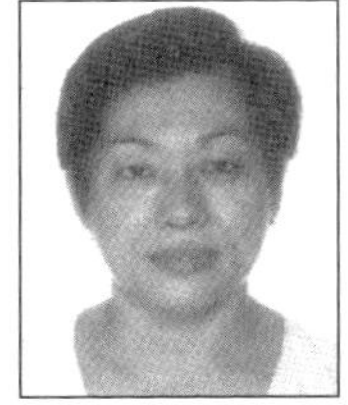

Regina Eiko
Yamashita

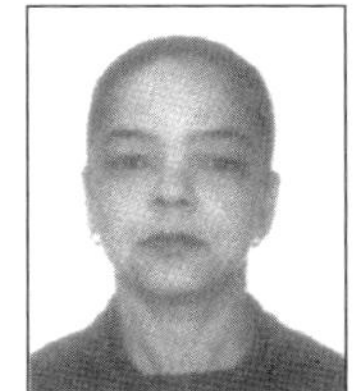

Solange Moreira
Lima

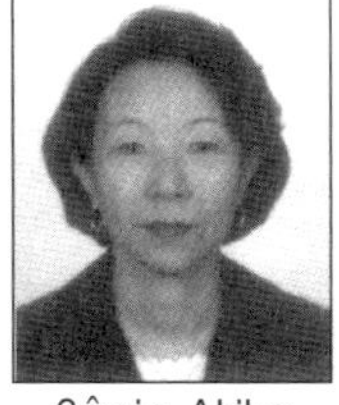

Sônia Akiko
Hirazawa

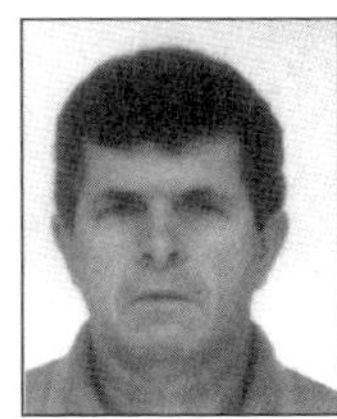

Wanderli
Ferreira
Navarro Gomes

Colaboradores

ADELAINE RODRIGUES OLIVEIRA

Enfermeira do Hospital Universitário de Londrina da Universidade Estadual de Londrina. Especialista em Metodologia do Ensino Pesquisa e Assistência de Enfermagem pela Universidade Estadual de Londrina. Chefe de Divisão UTI Adulto

ARLETE BERNINE FERNANDES E SILVA

Enfermeira, Mestre em Ciências pela Escola Nacional de Saúde Pública – Fiocruz. Professora da Disciplina de Saúde da Mulher, Criança e Adolescente. Coordenadora do Curso de Enfermagem da Universidade Estadual de Ponta Grossa.

INÊS GIMENES RODRIGUES

Enfermeira, Doutora em Enfermagem pela Escola de Enfermagem de Ribeirão Preto da Universidade de São Paulo-USP. Professora Adjunta do Curso de Graduação em Enfermagem da Universidade Estadual de Londrina.

IRACEMA KEIKO GOMI

Enfermeira do Hospital Universitário de Londrina da Universidade Estadual de Londrina. Especialista em Enfermagem, Saúde Pública e Administração Hospitalar.

JÚLIA TREVISAN MARTINS

Enfermeira, Doutora em Enfermagem pela Escola de Enfermagem de Ribeirão Preto da Universidade de São Paulo-USP. Professora-associada do Curso de Graduação em Enfermagem da Universidade Estadual de Londrina.

LÍGIA FAHL FONSECA

Enfermeira, Doutora em Enfermagem pela Escola de Enfermagem da Universidade de São Paulo-USP. Professora-associada do Curso de Gradução em Enfermagem da Universidade Estadual de Londrina.

MARIA BERNADETE LOPES

Enfermeira do Hospital Universitário de Londrina da Universidade Estadual de Londrina. Especialista em Enfermagem e Administração Hospitalar.

MARILENA URATANI

Enfermeira, Mestre em Enfermagem Fundamental pela Escola de Enfermagem da Universidade de São Paulo. Professora Aposentada da Enfermagem Fundamental do Curso de Graduação de Enfermagem e Obstetrícia da Universidade Estadual de Londrina.

REGINA EIKO YAMASHITA

Enfermeira do Hospital Universitário de Londrina da Universidade Estadual de Londrina.

SOLANGE MOREIRA LIMA

Enfermeira do Hospital Universitário de Londrina da Universidade Estadual de Londrina. Especialista em Saúde Pública e Gestão Pública.

SÔNIA AKIKO HIRAZAWA

Enfermeira, Mestre em Educação para Profissionais de Saúde pela *University of Illinois at Chicago*. Professora de Enfermagem Médico-cirúrgica do Curso de Graduação em Enfermagem e Obstetrícia da Universidade Estadual de Londrina.

WANDERLI FERREIRA NAVARRO GOMES

Enfermeiro do Hospital Universitário de Londrina da Universidade Estadual de Londrina. Especialista em Administração Hospitalar e Programa Saúde da Família.

Dedicatória

Aos familiares, por acreditarem em nosso potencial e na concretização deste sonho.

E àquelas pessoas que utilizarem este livro ao cuidar do paciente.

Agradecimentos

- Aos colegas do Departamento de Enfermagem da Universidade Estadual de Londrina, pela amizade e por trilharem conosco o caminho da enfermagem desde o início desta obra.
- Às Diretorias do Centro de Ciências da Saúde e do Hospital Universitário de Londrina e à Chefia do Departamento de Enfermagem da Universidade Estadual de Londrina, que ofereceram espaço físico e equipamentos, colaborando com a realização das fotografias ilustrativas.
- Aos proprietários da Casa dos Hospitais de Londrina, que gentilmente cederam espaço físico e equipamentos para a realização das técnicas de enfermagem.
- Ao Jeimes Dioji Utyama, pela colaboração nas imagens fotográficas.
- Ao Alex Miyamoto Mussi, pela assessoria na digitação do livro.
- À enfermeira Eliana de Castro Zancki e à técnica de enfermagem Miriam Oliveira dos Santos Silva, pela disponibilidade na demonstração das técnicas de enfermagem.
- À bibliotecária Márcia Marques da Silva Carvalho, pelo esmero na organização das referências.
- À enfermeira Renata Aparecida Belei, pelas excelentes sugestões.
- Ao técnico de fotografia Fransny Cantari Marcelino, pela paciência, dedicação e eficiência profissional na obtenção de imagens fotográficas.
- À colega Diva Aparecida Silva Christofolli, docente do Departamento de Enfermagem da Universidade Estadual de Londrina, pela correção e sugestão da primeira edição deste livro.
- À coordenadora e à auxiliar de enfermagem do Laboratório Interdisciplinar de Técnicas de Enfermagem da Universidade Estadual de Londrina, pelo apoio e contribuição.

- À funcionária do Centro de Ciências da Saúde da Universidade Estadual de Londrina, Maria Dirce da Costa, pela prestatividade em colaborar na realização das fotos.
- Aos enfermeiros do Hospital Universitário de Londrina e aos enfermeiros de outras Instituições, pela cooperação.
- Aos pacientes do Hospital Universitário de Londrina, em especial aos da Unidade de Terapia Intensiva e da Unidade Médico-cirúrgica Feminina, que possibilitaram a realização das técnicas para ilustração deste livro.
- À bibliotecária Neide Maria Jandinete Zaninelli, da biblioteca central, e aos funcionários da biblioteca setorial do Centro de Ciências da Saúde de Universidade Estadual de Londrina, pela disposição e orientação.
- Aos funcionários da Unidade de Terapia Intensiva e da Unidade Médico-cirúrgica Feminina do Hospital Universitário de Londrina da Universidade Estadual de Londrina, pela contribuição.
- Aos funcionários da coleta de exames do Hospital Universitário de Londrina da Universidade Estadual de Londrina, pela cooperação.
- E a todos que colaboraram direta ou indiretamente na elaboração deste livro.

As Autoras

Prefácio

É com enorme satisfação e responsabilidade que recebo o convite para prefaciar a terceira edição do livro: *Técnicas Fundamentais de Enfermagem*.

O conhecimento do conteúdo e apresentação desta edição traz-me a certeza de que as autoras se superam a cada lançamento. A leitura sempre prazerosa e elucidativa traz sempre o compromisso expressivo da Enfermagem. O aperfeiçoamento e a inclusão de novos assuntos resultaram de pesquisas, reflexões e anos de exercício profissional nos hospitais e salas de aula.

Neste início de século, são irrefutáveis os avanços tecnológicos na ciência médica. Novos equipamentos, aparelhos, meios de diagnósticos, técnicas de precisão. O processo de trabalho se modifica a cada desenvolvimento do saber técnico. Portanto, as autoras congregaram enfermeiras especialistas a contribuírem na descrição da técnica dos procedimentos e sua fundamentação, como a assistência ao paciente na Unidade de Terapia Intensiva, ou em novas condutas no controle de infecção hospitalar.

Esta edição apresenta uma reorganização do conteúdo em 25 capítulos. Cada capítulo se encerra com um diagrama, com o objetivo de auxiliar o estudante e/ou profissional, a fixar as fases do procedimento. Ilustrações didaticamente esclarecedoras de como executar cada passo da técnica. É, pois, um livro para ensinar os alunos e profissionais das áreas da saúde e biológicas.

Mais uma vez quero afirmar que o leitor encontrará no conteúdo não apenas um elenco de técnicas para fazer, mas também o princípio de um cuidar com saber, afeto, atitudes e valores éticos e profissionais, numa interação entre quem faz e quem recebe o cuidado.

E afirmo o meu agradecimento às autoras, profissionais que sempre mereceram meu respeito e admiração.

Ana Irma Rodrigues
Mestre em Enfermagem
Professora aposentada do Departamento de Enfermagem
da Universidade Estadual de Londrina

Introdução

O Ministério de Saúde e a área V da Organização Pan-americana de Saúde iniciaram, em 1988, a preparação de padrões mínimos de assistência de enfermagem na prevenção, promoção e recuperação da saúde. Estes consideraram a implementação de padrões de enfermagem indispensáveis para melhorar a qualidade da assistência prestada, diminuir os riscos e ampliar a cobertura dos serviços prestados à comunidade.

Os padrões de assistência de enfermagem visam promover a elevação dos níveis de saúde, por meio do desenvolvimento da infraestrutura dos serviços de enfermagem, que permitem atingir a qualidade da assistência prestada, de acordo com padrões mínimos aceitáveis.

Dentre os cinco maiores problemas identificados pela comissão de padrões mínimos de assistência de enfermagem, constatou-se a inexistência de manuais de normas administrativas, técnicas e procedimentos.

A equipe de enfermagem do Hospital Universitário Regional do Norte do Paraná, conscientizando-se de que se enquadrava em vários aspectos do serviço de enfermagem nessa condição nacional de deficiência, viu-se estimulada a formar uma comissão composta de enfermeiros docentes e enfermeiros assistenciais, com a finalidade de elaborar um manual de técnicas fundamentais de enfermagem.

A padronização de técnicas de enfermagem objetiva o bem-estar e a segurança do paciente, na medida em que esclarece e auxilia a equipe sobre os cuidados básicos de enfermagem, contribuindo para a prevenção de infecções hospitalares. Permite, também, uma facilitação no processo ensino-aprendizagem para todos os alunos da área da saúde atuando em campo, considerando-se a característica de praticidade do livro. Leva, ao mesmo tempo, à padronização de materiais utilizados nas técnicas, contribuindo para a economia hospitalar, podendo também se tornar fonte de referência para conformidade de condutas de enfermagem, facilitando muito uma maior integração de ensino e prática.

Sumário

PRINCÍPIOS GERAIS

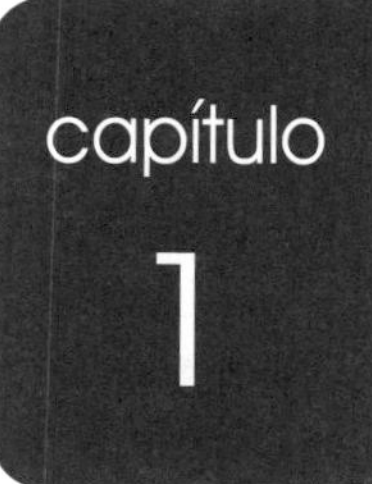

Direitos do Paciente

Os direitos do paciente estão garantidos pelos Direitos Humanos, pela Constituição Federal e por Códigos de Ética Médica e Profissionais.

Têm por objetivo humanizar o relacionamento profissional de saúde *versus* paciente para que harmoniosamente sejam atingidos resultados mais satisfatórios na prevenção de doenças e suas complicações, visando à melhor qualidade de vida para todos.

Os direitos relacionados a seguir foram elaborados pelo Fórum Permanente das Patologias Clínicas, sendo adotados pelas várias Instituições de Saúde.

O paciente tem direito a:

1. Atendimento humano, atencioso e respeitoso por parte de todos os profissionais de saúde. Tem direito a um local digno e adequado para seu atendimento.
2. Ser identificado pelo nome e sobrenome. Não deve ser chamado pelo nome da doença ou do agravo à saúde, ou ainda de forma genérica ou quaisquer outras formas impróprias, desrespeitosas ou preconceituosas.
3. Receber do funcionário, presente no local, auxílio imediato adequado e oportuno para a melhoria de seu conforto e bem-estar.
4. Identificar o profissional por crachá preenchido com o nome completo, função e cargo.
5. Consultas marcadas antecipadamente, de forma que o tempo de espera não ultrapasse trinta (30) minutos.
6. Exigir que todo o material utilizado seja rigorosamente esterilizado ou descartável e manipulado segundo normas da Vigilância Sanitária.
7. Receber explicações claras sobre o exame a que vai ser submetido e para qual finalidade será coletado o material para exame de laboratório.
8. Receber informações claras, simples e compreensivas, adaptadas à sua condição cultural, sobre as ações diagnósticas e terapêuticas, o que pode decorrer delas, a duração do tratamento, a localização de sua patologia, se existe a necessidade de anestesia, qual o instrumental a ser utilizado e quais regiões do corpo serão afetadas pelos procedimentos.

9. Ser esclarecido sobre se o tratamento ou diagnóstico é experimental ou faz parte de pesquisa, se os benefícios a ser obtidos são proporcionais aos riscos e se existem probabilidades de alteração das condições de dor, sofrimento e desenvolvimento de sua patologia.
10. Consentir ou recusar-se a ser submetido à experimentação ou pesquisas. No caso de impossibilidade de expressar sua vontade, o consentimento deve ser dado por escrito por seus familiares ou responsáveis.
11. Consentir ou recusar procedimentos diagnósticos ou terapêuticos a serem nele realizados. Deve consentir de forma livre, voluntária e esclarecida com informações adequadas. Quando ocorrerem alterações significantes no estado de saúde inicial ou na causa pela qual o consentimento foi dado, este deverá ser renovado.
12. Revogar o consentimento anterior, a qualquer instante, por decisão livre, consciente e esclarecida, sem que lhe sejam imputadas sanções morais ou legais.
13. Ter seu prontuário elaborado de forma legível e consultá-lo a qualquer momento. Este prontuário deve conter o conjunto de documentos padronizados do histórico do paciente, princípio e evolução da doença, raciocínio clínico, exames, conduta terapêutica e demais relatórios e anotações clínicas.
14. Ter seu diagnóstico e tratamento por escrito, identificado com o nome do profissional de saúde e seu respectivo Conselho Profissional, de forma clara e legível.
15. Receber medicamentos básicos, e também medicamentos de alto custo, que sejam necessários para a manutenção da vida e da saúde.
16. Receber os medicamentos acompanhados de bula impressa de forma compreensível e clara e com data de fabricação e prazo de validade.
17. Receber as receitas com o nome genérico do medicamento (Lei do genérico), e não em código, datilografadas ou em letras de fôrma; a mesma deve ser feita com caligrafia legível, assinatura e carimbo contendo o número do registro do respectivo Conselho Profissional.
18. Conhecer a procedência e verificar antes de receber sangue e/ou seus derivados para a transfusão, se o mesmo contém carimbo nas bolsas de sangue atestando as sorologias efetuadas e sua validade.
19. Ter anotado em seu prontuário os dados de origem, tipo e prazo de validade da medicação, do sangue e dos hemoderivados.
20. Saber com segurança e antecipadamente, por meio de testes ou exames, que não é diabético, portador de algum tipo de anemia ou alérgico a determinados medicamentos (anestésicos, penicilina, sulfas, soro antitetânico etc.) antes que lhe sejam administrados.
21. Manter sua segurança e integridade física nos estabelecimentos de saúde, públicos ou privados.
22. Ter acesso às contas detalhadas referentes às despesas de seu tratamento, exames, medicação, internação e outros procedimentos médicos (Portaria do Ministério da Saúde nº. 1286 de 26/10/93 – art. 8º. e nº. 74 de 04/05/94).
23. Não sofrer discriminação nos serviços de saúde por ser portador de qualquer tipo de patologia, principalmente no caso de ser portador de HIV/AIDS ou doenças infectocontagiosas.

24. Que seus segredos sejam resguardados, por meio da manutenção do sigilo profissional, desde que não acarretem riscos a terceiros ou à saúde pública. Os segredos do paciente correspondem a tudo aquilo que, mesmo desconhecido pelo próprio paciente, possa ser acessado pelo profissional de saúde e compreendido através das informações obtidas no histórico do paciente, exames físico, laboratoriais e radiológicos.
25. Manter sua privacidade para satisfazer suas necessidades fisiológicas, inclusive alimentação adequada e higiênica, seja quando atendido no leito, seja no ambiente em que está internado ou aguardando atendimento.
26. Ter acompanhante, se desejar, tanto nas consultas, como nas internações. As visitas de parentes e amigos devem ser disciplinadas em horários compatíveis, desde que não comprometam as atividades médico-sanitárias. Em caso de parto, a parturiente poderá solicitar a presença do pai da criança.
27. Exigir que a maternidade, além dos profissionais comumente necessários, mantenha a presença de um neonatologista, por ocasião do parto.
28. Exigir que a maternidade realize o "teste do pezinho" para detectar fenilcetonúria nos recém-nascidos.
29. Indenização pecuniária no caso de quaisquer complicações em suas condições de saúde motivadas por imprudência, negligência ou imperícia dos profissionais de saúde.
30. Assistência adequada, mesmo em períodos festivos, feriados ou durante greves profissionais.
31. Receber assistência moral, psicológica, social e religiosa.
32. Morte digna e serena, podendo optar ele próprio (desde que lúcido), a família ou seu responsável pelo local ou acompanhamento e ainda se quer ou não que se utilizem tratamentos dolorosos ou extraordinários para prolongar a vida.
33. Dignidade e respeito, mesmo após a morte. Os familiares ou responsáveis devem ser avisados imediatamente após o óbito.
34. Não ter nenhum órgão retirado de seu corpo sem sua prévia autorização.
35. Acesso fácil e sem ônus, a órgão jurídico de direito específico da saúde.

Procedimentos Básicos da Equipe de Enfermagem

1. Para reduzir os erros provenientes dos cuidados em saúde a organização mundial da saúde (OMS) adotou metas internacionais de segurança do paciente que visam minimizar esses erros. Essas metas são:
   - Identificar os pacientes corretamente;
   - Assegurar cirurgia, procedimento e pacientes corretos;
   - Reduzir o risco de queda;
   - Reduzir o risco de infecções relacionadas com os cuidados de saúde;
   - Melhorar a segurança de medicações de alta vigilância;
   - Melhorar a efetividade da comunicação entre profissionais de saúde.

2. Humanizar todas as ações desempenhadas durante o desenvolvimento da assistência ao paciente: sendo cordial, simpático, gentil, manipulando-o com delicadeza, respeitando e atendendo prontamente às suas necessidades físicas, emocionais e espirituais.
3. Lembrar que toda internação pode gerar interrupção do ritmo e das atividades cotidianas, desequilíbrio financeiro, afastamento do meio social, necessidade de adaptação no meio ambiente hospitalar, perda de privacidade e individualidade, insegurança, medo e sensação de abandono. Portanto é fundamental que o profissional de saúde atenda todos os pacientes com cortesia, segurança, transmita confiança, identificando a cada um pelo nome. Além disso, deve certificar-se do procedimento a ser desenvolvido, considerando o paciente na sua plenitude como ser humano.
4. O profissional de saúde deverá dirigir-se ao paciente, cumprimentá-lo, aproximar-se para atendê-lo, manter contato visual com fisionomia receptiva, valorizando desta maneira a comunicação verbal e não verbal.
5. O profissional de saúde deverá ter a preocupação de avaliar a compreensão das informações dadas, mudando a linguagem quando necessitar repetir a orientação, além de deixar espaço para que o paciente possa fazer perguntas.
6. O profissional de saúde deverá atualizar-se constantemente, participando de eventos e pesquisas científicas com o objetivo de melhorar a qualidade de assistência aos clientes.
7. Orientar o paciente, utilizando termos claros e de fácil entendimento.
8. Orientar continuamente o paciente, família e comunidade sobre os hábitos de higiene, tratamento e cuidados de enfermagem recebidos, respeitando sua privacidade e cultura.
9. Nos procedimentos que envolvem as regiões íntimas do paciente, na medida do possível, ser realizado por profissional do mesmo sexo.
10. Apresentar-se à unidade devidamente uniformizada e asseada.
11. Manter unhas curtas e limpas, evitando utilização de adornos.
12. Manter os cabelos curtos ou bem presos.
13. É expressamente proibido aos profissionais da área de saúde circularem em locais públicos com jalecos, aventais e outros equipamentos de proteção individual conforme Lei Estadual do Paraná nº 16491/2010 sancionada em 12/06/2010.
14. É expressamente proibido fumar em recintos de uso coletivo como os ambientes de trabalho, de estudo, instituições de saúde, dentre outros, no território do Estado do Paraná conforme Lei Estadual Antifumo nº 16239/09 sancionada em 29 de setembro de 2009.
15. Fazer exames médicos e laboratoriais periodicamente e/ou quando surgirem sinais ou sintomas de doenças.
16. Lavar rigorosamente as mãos antes e após a execução de qualquer procedimento e usar técnicas assépticas no desenvolvimento da assistência.
17. Evitar a dispersão de gotículas de saliva e secreções, protegendo a boca e o nariz ao tossir ou espirrar.
18. Zelar pela manutenção da ordem e limpeza do local de trabalho.
19. Conferir, a cada período, o material existente na unidade.

20. Verificar o prazo de validade de esterilização dos materiais, de acordo com o processo utilizado, assim como a integridade das embalagens plásticas, de papel ou tecido. Encaminhá-los à reesterilização, caso necessário.
21. Guardar o material esterilizado em local limpo, seco e fechado.
22. Não falar, não tossir, não espirrar e não cruzar os braços sobre o material esterilizado, quando exposto.
23. Deixar o material esterilizado exposto o menor tempo possível.
24. Organizar e limpar almotolias, conforme rotinas estabelecidas.
25. Manter baldes de lixo sempre tampados.
26. Usar luvas de procedimento nos seguintes casos: curativos nos quais haja exsudatos purulentos abundantes ou em queimaduras; manipulação de sistema de drenagem vesical e de períneo em pacientes com infecção urinária; manipulação de fluidos corpóreos (sangue e secreções) e excreções.

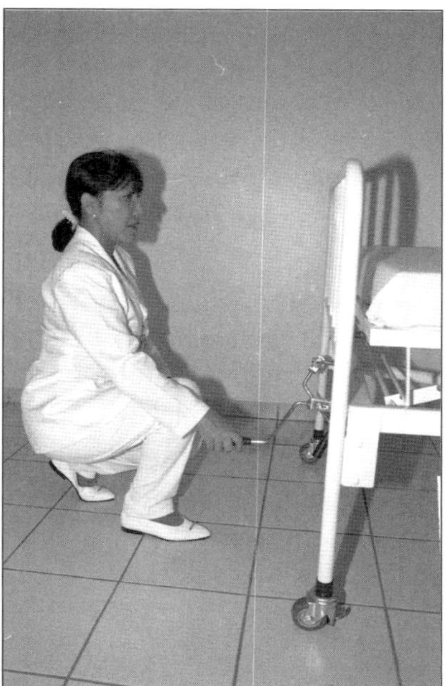

Fig. 1.1

27. Anotar as observações e procedimentos realizados com os pacientes.
28. Utilizar os princípios de mecânica corporal em todos os procedimentos para evitar lesão corporal. Esses princípios determinam a boa postura, o equilíbrio e o movimento que devem ser coordenados de forma a produzir o máximo de energia com o mínimo de esforço.

    Os princípios de mecânica corporal relacionados a seguir devem ser respeitados:

    - Usar preferencialmente os grandes músculos, pois estes fadigam menos que os pequenos. Ex.: Ao erguer a manivela, fletir os membros inferiores, evitando curvar a coluna vertebral (Fig. 1.1);
    - Ampliar a base de sustentação para maior estabilidade. Ex.: Ao transportar o paciente o executante deve afastar os membros inferiores;
    - Trabalhar próximo e de frente ao paciente reduz o esforço físico e mantém o equilíbrio do executante. Ex.: Ao movimentar o paciente o executante deve segurá-lo o mais próximo possível;
    - Manter a superfície que fica em contato com o paciente livre de obstáculos para evitar esforço desnecessário;
    - Sempre que possível incentivar o paciente à movimentação ativa, ação que estimula a contração muscular;
    - O executante deve preparar seus músculos antes da ação, a fim de proteger seus ligamentos e músculos contra fadiga e lesão;

- O executante deve utilizar o seu próprio peso para contrabalançar o peso do paciente, pois isso gasta menos energia no movimento. Ex.: Ao auxiliar o paciente a sentar-se, o executante deverá sustentá-lo com um membro superior enquanto outro deverá estar apoiado na cama, colocando todo o seu peso nele e simultaneamente trazendo o paciente para a posição desejada (Fig. 1.2).

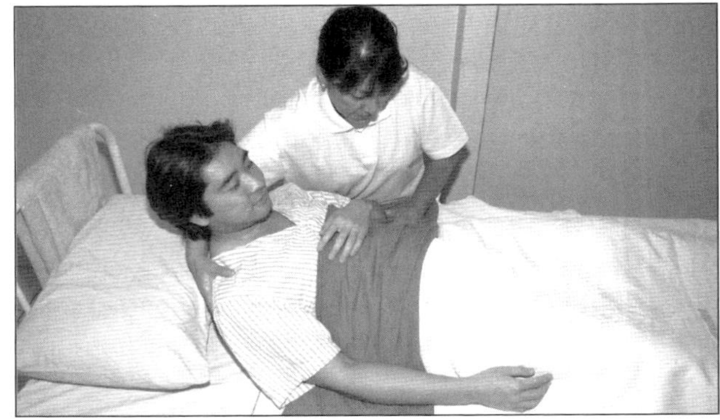

Fig. 1.2.

Observação: Considerando que a audição é o último sentido a desaparecer no paciente moribundo, mesmo que esteja inconsciente deve-se orientar e dialogar constantemente com ele.

Anotações de Enfermagem

Conceito

As anotações de enfermagem são todos os registros das informações do paciente, das observações feitas sobre o seu estado de saúde, dos procedimentos executados e das avaliações da assistência de enfermagem.

Objetivos

- Auxiliar a equipe multiprofissional fornecendo dados sobre a tomada de decisões específicas;
- Facilitar a comunicação entre as equipes de saúde;
- Documentar as ações realizadas com o paciente;
- Testemunhar as ações de enfermagem em processos legais;
- Fornecer subsídios para a conduta diagnóstica e terapêutica;
- Analisar os serviços hospitalares prestados;
- Contribuir para a realização de pesquisas;
- Subsidiar elementos para auditoria em enfermagem.

Material

- Impresso específico;
- Canetas de cor azul e vermelha.

Observação: Em instituições onde as anotações são feitas por meio eletrônico, as mesmas deverão ser digitadas.

Cuidados Importantes

1. Verificar o tipo de impresso a ser utilizado e as normas para o seu preenchimento (onde anotar, cor da tinta e onde assinar).
2. Verificar se o cabeçalho do impresso está preenchido com os dados e a identificação do paciente; caso não esteja, preenchê-lo ou completá-lo.
3. Toda anotação deve ser precedida de horário.
4. Antes de iniciar a anotação, observar o registro da data do dia.
5. Sendo o registro de enfermagem um documento legal deve ser anotado de maneira incisiva (sem rodeios), precisa (exata), concisa (resumida), completa (acabada), correta (isenta de erro), objetiva (para evitar dupla interpretação) e clara (fácil de entender).
6. Utilizar frases curtas e exprimir cada observação em uma frase.
7. Não rasurar a anotação, devido ao seu valor legal. Em caso de engano, usar a palavra "digo", entre vírgulas.
8. Evitar o uso de abreviaturas que impeçam a compreensão do que foi anotado, exceto se a mesma for de padronização universal. Ex.: sinais vitais (SSVV).
9. Assinatura legível de quem anota e carimbo. Na falta do carimbo colocar as iniciais da categoria e sigla da Instituição e n.º do COREN, não deixando espaço entre a anotação e a assinatura. Sobrando espaço, preencher a lacuna com traço contínuo.
10. Não deixar lacunas (não pular linha) entre as anotações.
11. As anotações devem conter:
    - As condições gerais do paciente ao início do plantão;
    - Dados referentes às necessidades básicas (nutrição, hidratação, sono e repouso, locomoção, motilidade, eliminação urinária e intestinal, cuidado corporal, regulação térmica, vascular e oxigenação (sinais vitais), comunicação, recreação, necessidades espirituais e psicológicas, integridade cutâneo-mucosa e terapêutica (reação às drogas, tratamentos executados, como, por exemplo: curativos, lavagens de sondas e irrigações);
    - Sinais (o que é observado) e sintomas (o que é relatado pelo paciente);
    - Acidentes e intercorrências;
    - Recebimento de visitas e reação do paciente frente a elas, saídas e retornos, alta, registro de estado grave, óbito;
    - Condições gerais do paciente ao término do plantão.
12. Não repetir anotações checadas na prescrição de enfermagem ou médicas; somente avaliar o cuidado prestado. Exemplo: *checar* o horário do curativo realizado e anotar as condições da ferida.
13. Toda anotação deve ser feita logo depois de verificada a ocorrência do fato ou cuidado prestado.
14. Durante o período diurno (7h às 18h59 min), as anotações devem ser feitas em azul; já no período noturno (19h às 6h59 min), em vermelho. Os procedimentos realizados devem ser checados ou anotados na prescrição, conforme a cor da tinta da caneta padronizada pela instituição, comprovando a sua execução. O horário do(s) procedimento(s)

não realizado(s) por motivo(s) justificável(is) deve(m) ser circulado com caneta azul e seu motivo anotado. O horário do(s) procedimento(s) não realizado(s) por esquecimento deve(m) ser circulado com caneta de tinta vermelha e o motivo anotado.

15. Evitar o uso do termo "paciente" ao iniciar as anotações, devido à individualidade de cada prescrição.
16. Para elaborar as anotações é importante valorizar as informações do paciente.
17. Evitar expressões como: hábitos fisiológicos normais, sem anormalidades, sem intercorrências, sem queixas.

PRECAUÇÕES E ISOLAMENTO

capítulo 2

Precauções-Padrão (PP)

Conceito: trata-se de um conjunto de medidas que devem ser aplicados no atendimento de todos os pacientes hospitalizados, independentemente do seu diagnóstico ou estados infecciosos, e na manipulação de equipamentos e artigos contaminados ou se houver possibilidade de respingos e contaminação. As PP deverão ser utilizadas quando existir o risco de contato com sangue, fluidos corpóreos, secreções e excreções, com exceção do suor, pele com solução de continuidade e mucosas.

As precauções-padrão consistem em:

1. Lavagem das mãos:
   - Antes e após contato com o paciente;
   - Entre o cuidado de um paciente e outro e entre um procedimento e outro;
   - Após contato com sangue, fluídos corpóreos, secreções e excreções e artigos ou equipamentos contaminados;
   - Após retirar as luvas.

2. Uso de barreiras:
   - Luvas:
     - Usar luvas de procedimentos, quando existir possibilidade de contato com quaisquer fluidos corpóreos;
     - Retirar as luvas imediatamente após o uso, antes de tocar em superfícies ambientais ou de ter contato com outro paciente;
     - Lavar as mãos imediatamente após a retirada das luvas;
     - Trocar as luvas entre um paciente e outro, e entre um procedimento e outro no mesmo paciente.

   - Avental:
     - Usar avental limpo, não estéril, sempre que houver possibilidade de ocorrer respingos de fluidos corporais e sangue;

- Retirar o avental o mais breve possível, com posterior lavagem das mãos;
- Utilizar avental exclusivo para os seguintes pacientes: imunodeprimidos; com diarréia infecciosa; multirresistentes; lesões extensas da pele.

- Máscara ou respirador, protetor de olhos, protetor de face:
  - Utilizar máscaras (cirúrgica ou de pano) ou respiradores (bico de pato) e protetores, sempre quando houver a possibilidade de respingos de sangue e fluídos corpóreos na face.

- Cuidado com artigos e equipamentos de assistência ao paciente:
  - Manuseá-los com cuidado, principalmente se sujos de sangue ou fluidos corpóreos, e sua reutilização em outros pacientes deve ser precedida de limpeza e desinfecção ou esterilização.

- Controle ambiental:
  - Estabelecer e garantir procedimentos de rotina adequados para a limpeza e descontaminação das superfícies ambientais, camas, equipamentos de cabeceira, na presença de sangue e fluidos corpóreos.

- Cuidado com as roupas:
  - Manipular, transportar e processar as roupas usadas, sujas de sangue e/ou fluidos corpóreos, de forma a prevenir a exposição da pele e mucosas e a contaminação de roupas pessoais;
  - Utilizar sacos impermeáveis para evitar extravasamento e contaminação de superfícies ambientais.

- Prevenção de exposição a patógenos veiculados por sangue e fluidos corpóreos:
  - Desprezar os materiais perfuro cortantes em recipientes próprios (parede rígida), de boca larga, tendo o cuidado de preencher somente 2/3 de sua capacidade. Jamais reencapar agulha utilizada e não desconectar a agulha da seringa. Os recipientes devem estar localizados o mais próximo possível da área de uso.

Precauções de Contato

Em acréscimo às PP, usar precauções de contato no caso de pacientes suspeitos de infecção ou de colonização por microrganismos epidemiologicamente importantes, que são transmitidos por contato direto com o paciente (mãos ou pele) e/ou contatos indiretos (por exemplo, com superfícies ambientais ou itens de uso do paciente).

Consistem em:

- Internar o paciente preferencialmente em um quarto privativo. Caso não seja possível, interná-lo com paciente da mesma doença;
- Lavar as mãos antes e após manuseio dos pacientes;
- Usar luvas de procedimento e avental não estéreis ao entrar no quarto e retirá-los antes de deixar o ambiente;
- Assegurar-se de que as precauções serão mantidas quando o paciente for transportado;
- Usar preferencialmente os equipamentos individualizados (estetoscópio, termômetro);
- Fazer limpeza diária da unidade do paciente;
- Usar máscaras quando houver risco de respingo de fluidos corpóreos na face.

Entre as doenças que exigem precaução de contato, citamos: infecções gastrintestinais, respiratórias, da pele e de ferida cirúrgica ou colonização por agentes multirresistentes de significância clínica ou epidemiológica, infecções entéricas (*Clostridium difficile, E. coli* O157: H7, *Shigella,* hepatite A ou rotavírus), vírus sincicial respiratório, vírus parainfluenza ou infecções entéricas em crianças, infecções cutâneas (difteria cutânea, herpes simples neonatal ou mucocutânea, impetigo, grandes abscessos, celulite ou úlcera de pressão, pediculose, escabiose, furunculose estafilocócica em crianças, síndrome da pele escaldada, herpes zoster disseminada ou em pacientes imunodeprimidos), conjuntivite viral e/ou hemorrágica, infecções virais hemorrágicas (Ebola, Lassa ou Marburg).

Precauções Respiratórias

As precauções respiratórias são divididas em:

- Precauções com gotículas;
- Precauções com aerossóis.

Precauções com Gotículas

Estas precauções são indicadas para pacientes infectados por microrganismos eliminados em gotículas de tamanho considerado grande (> 5 μm) pela fala, tosse, espirros, respiração e procedimentos como aspiração. Tais gotículas atingem até 1 metro de distância e rapidamente se depositam no chão. Portanto, a transmissão não ocorre em distâncias maiores, nem em período prolongado e nem por gotículas suspensas no ar. Ex.: *Haemophilus influenzae* tipo b, *Neisseria meningitidis* (meningite, pneumonia, sepse), *Streptococcus pneumoniae* multirresistente, difteria faringeana, pneumonia por micoplasma, coqueluche, infecções estreptocócicas (faringite, pneumonia, escarlatina em crianças), infecções virais (adenovírus, *influenza*, caxumba, parvovírus B19, rubéola).

As precauções recomendadas para gotículas são:

- Utilizar precauções-padrão;
- Quarto privativo: individual ou comum para paciente com a mesma doença;

- Transporte do paciente: deve ser limitado; quando o transporte for realmente necessário, o paciente deve utilizar máscara.

Precauções com Aerossóis

As doenças transmitidas por aerossóis são motivo de grande preocupação pela dificuldade de prevenção, pois o tamanho dos microrganismos é pequeno (≤ 5 μm). Estes permanecem suspensos no ar por horas, sendo carregados pela corrente de ar e atingindo ambientes diferentes. As doenças transmitidas por aerossóis são: varicela, sarampo e tuberculose.

As precauções recomendadas para aerossóis são:

- Utilizar precauções-padrão;
- Quarto privativo com pressão de ar negativa em relação à área adjacente; mínimo de seis trocas de ar por hora; filtragem de ar do quarto com materiais de alta eficiência (filtro HEPA/*High-Efficiency Particulate Air*) antes da circulação do ar para outras áreas do hospital; manter a porta do quarto sempre fechada;
- Uso de equipamento de proteção respiratória (respirador) chamada Peça Facial de Filtração (PFF_2), com capacidade de filtrar 95% das partículas com diâmetro de 0,3 μ;
- Transporte do paciente: deve ser limitado; quando o transporte for realmente necessário, o paciente deve utilizar máscara.

Precauções Empíricas

As precauções empíricas são utilizadas quando são internados pacientes sem diagnóstico definitivo, sugerindo um processo infeccioso que oferece risco de transmissão. Tais pacientes devem ser isoladas e instituídas as precauções empíricas, enquanto se aguarda confirmação diagnóstica.

- Adotar as precauções para aerossóis, nas situações de exantema vesicular; exantema maculopapular com febre e coriza; tosse, febre, infiltração pulmonar em qualquer localização em paciente infectado pelo HIV;
- Adotar as precauções para gotículas, nas situações de meningite; exantema petequial e febre; tosse persistente paroxística ou severa durante períodos de ocorrência de coqueluche;
- Adotar as precauções de contato nas situações de diarréia aguda, provavelmente infecciosa, em paciente incontinente ou em uso de fralda; diarréia em adulto com histórico de uso recente de antimicrobiano; exantema vesicular; infecção respiratória, particularmente bronquiolite, em lactentes e crianças jovens; história de colonização ou infecção com microrganismo multirresistente, exceto *M. tuberculosis* multirresistente; infecção de pele, ferida ou trato urinário em paciente com internação recente em hospital onde microrganismos multirresistentes são prevalentes; abscessos ou feridas com drenagem de secreção não contida pelo curativo.

Precauções de Agentes Multirresistentes

A causa mais freqüente para ocorrência de multirresistência é o uso abusivo de antimicrobianos. A hospitalização prolongada, os procedimentos invasivos e a excessiva manipulação também são fatores de risco.

A principal forma de transmissão de microrganismos entre os pacientes é através das mãos da equipe de saúde.

As precauções a serem adotadas nessa situação são:

- Instituição das PP;
- Antissepsia das mãos com álcool a 70%, álcool gel ou álcool líquido *spray* sempre após retirar as luvas e após sair do quarto;
- Separação física dos pacientes;
- Coleta de material (lesão da pele ou mucosa nasal);
- Quando necessário transportar o paciente, manter as precauções já descritas anteriormente;
- Orientar visitantes quanto à lavagem das mãos;
- Usar materiais exclusivos para o paciente, sempre que possível.

Lavagem das Mãos

Conceito

Consiste na limpeza e remoção de microrganismos das mãos.

Objetivos

- Prevenir a propagação de microrganismos;
- Prevenir a infecção hospitalar;
- Proporcionar autoproteção.

Material

- Água corrente;
- Sabão;
- Papel toalha.

PROCEDIMENTOS	*FUNDAMENTAÇÃO*
1. Abrir a torneira, evitando grande volume de água.	
2. Molhar e ensaboar as mãos e os punhos.	
3. Enxaguar o sabão e recolocá-lo no suporte na falta de sabão líquido.	Remover os microrganismos da espuma.

PROCEDIMENTOS	*FUNDAMENTAÇÃO*
4. Friccionar todas as faces das mãos: as palmas e espaços interdigitais (Fig. 2.1), superfícies laterais (Fig. 2.2), polegares (Fig. 2.3), pregas palmares e polpas digitais (Fig. 2.4), faces dorsais (Figs. 2.5 e 2.6) e punhos (Fig. 2.7) até formar espuma abundante por aproximadamente 15 segundos.	Auxiliar na remoção de microrganismos através da ação mecânica da fricção.

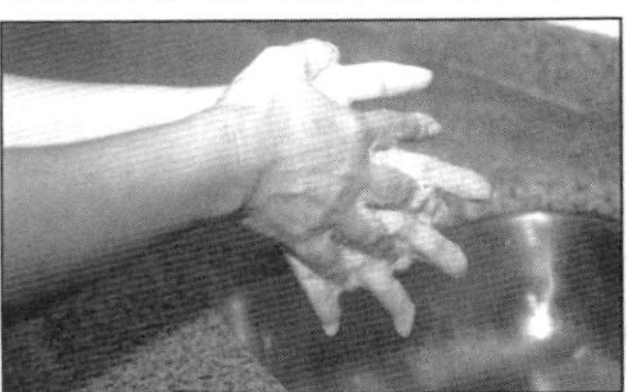

Fig. 2.1

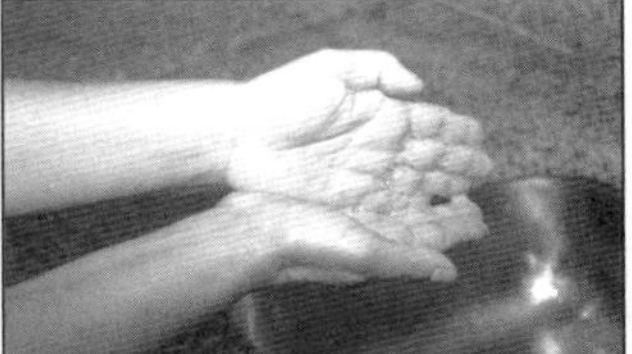

Fig. 2.2

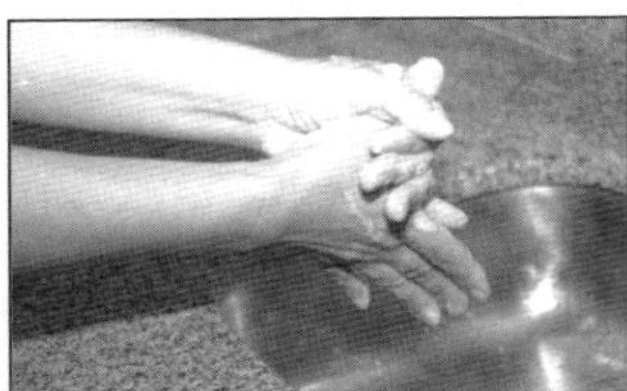

Fig. 2.3

Fig. 2.4

Fig. 2.5

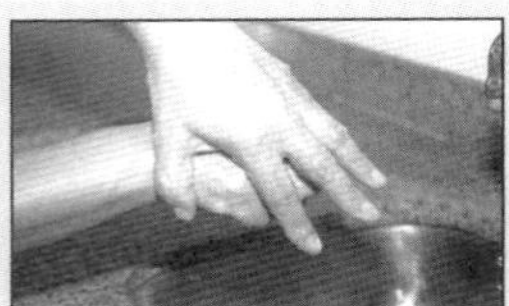

Fig. 2.6

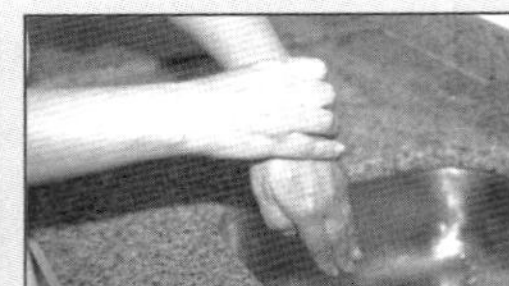

Fig. 2.7

PROCEDIMENTOS	*FUNDAMENTAÇÃO*
5. Enxaguar as mãos e os punhos.	
6. Retirar papel toalha, segurando pela extremidade do mesmo e enxugar as mãos (Fig. 2.8).	Evitar que rasgue o papel toalha.

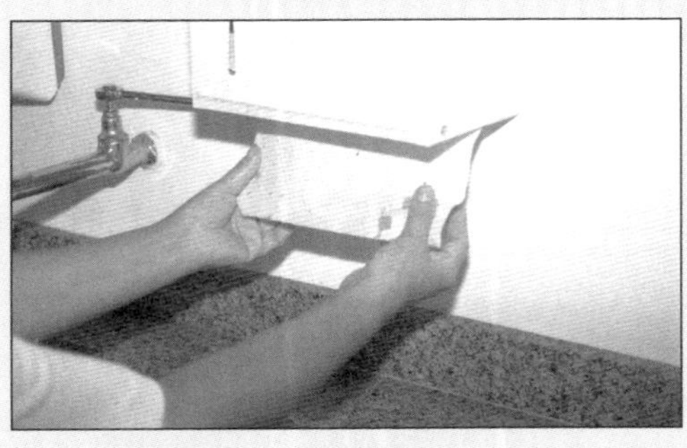

Fig. 2.8

PROCEDIMENTOS	*FUNDAMENTAÇÃO*
7. Fechar a torneira com papel toalha.	Evitar o contato das mãos limpas com a torneira que é contaminada.

Cuidados Importantes

1. Manter certa distância da pia, evitando contato da roupa com a mesma.
2. Ensaboar e enxaguar a torneira na falta de papel toalha.
3. Lembrar de lavar as pregas palmares, punhos, polpas e os interdígitos, pois essas áreas são freqüentemente esquecidas.

4. As mãos e antebraços devem ser mantidos voltados para baixo durante a lavagem das mãos, evitando que retorne água e sabão para as áreas limpas.
5. Em alguns procedimentos específicos, a lavagem das mãos deve incluir os antebraços.

Colocação de Luvas

Objetivos

- Proteger o paciente de contaminação;
- Evitar infecção hospitalar;
- Proporcionar autoproteção.

Indicações

- Em todas as cirurgias;
- Aspirações endotraqueais e por traqueostomia;
- Curativos infectados e de grande porte;
- Cateterismo vesical;
- Toque retal;
- Toque vaginal;
- Outros procedimentos com indicação do uso de luvas.

Material

- Luvas de látex estéril.

PROCEDIMENTOS	*FUNDAMENTAÇÃO*
1. Lavar as mãos.	Prevenir infecção hospitalar e proporcionar autoproteção.
2. Abrir o pacote da luva, posicionando-o corretamente.	
3. Segurar nas bordas do envelope com o indicador e o polegar de ambas as mãos, expondo as luvas (Figs. 2.9 e 2.10).	

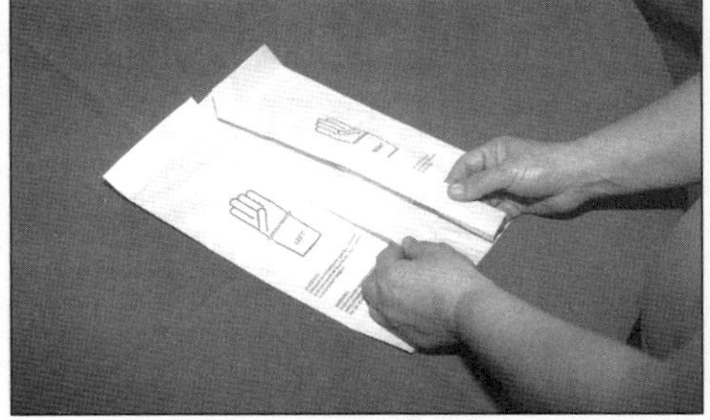

Fig. 2.9

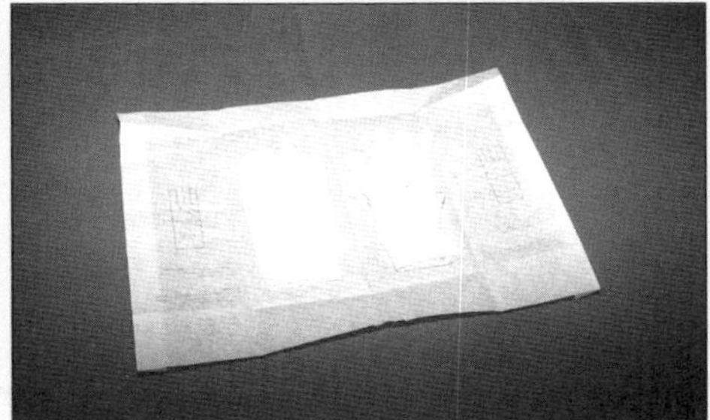

Fig. 2.10

PROCEDIMENTOS	*FUNDAMENTAÇÃO*

4. Segurar a dobra do punho da luva direita com o indicador e o polegar da mão esquerda, expondo a abertura da mesma (Fig. 2.11).

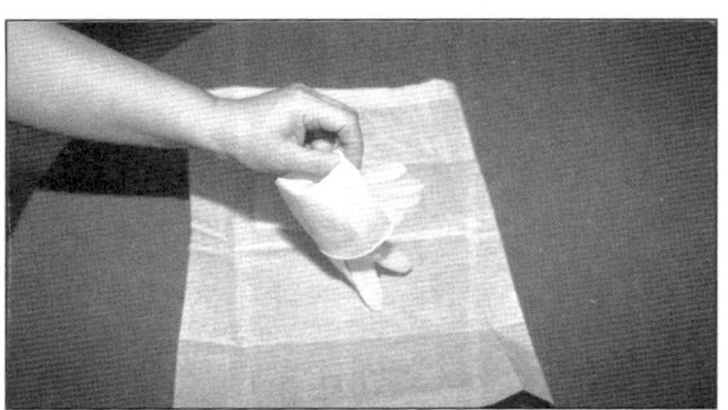

Fig. 2.11

5. Unir os dedos da mão direita e introduzi-los pela abertura apresentada, tracionando a luva com a mão esquerda até calçá-la, sempre segurando na face interna do punho da luva (Figs. 2.12 e 2.13).

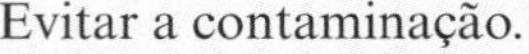

Evitar a contaminação.

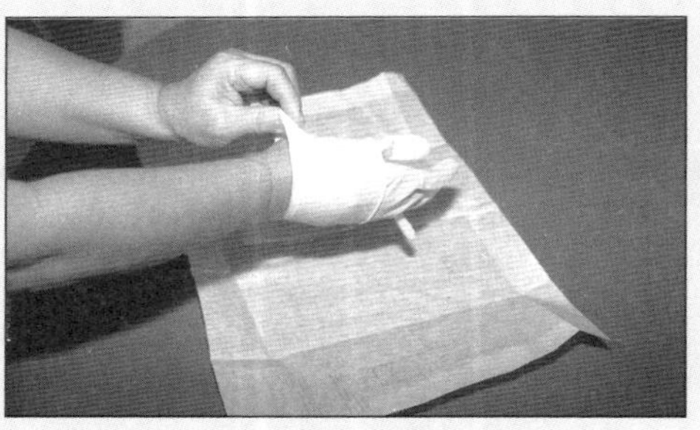

Fig. 2.12

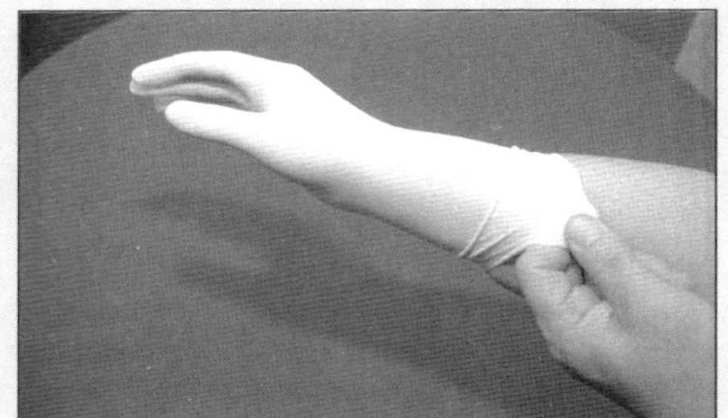

Fig. 2.13

6. Pegar a luva da mão esquerda com a mão direita enluvada (Fig. 2.14).

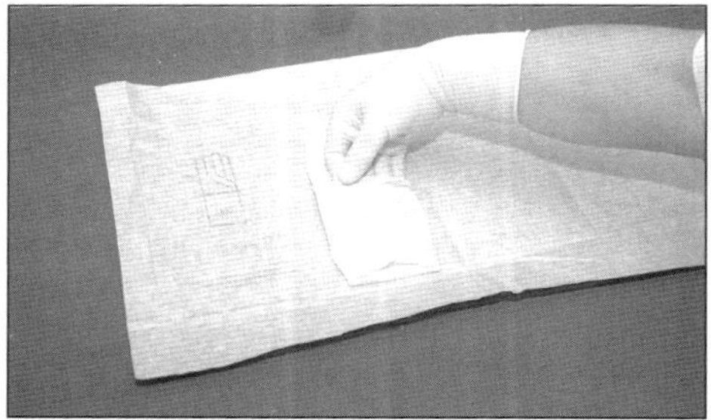

Fig. 2.14

PROCEDIMENTOS	*FUNDAMENTAÇÃO*
7. Unir os dedos da mão esquerda com a palma voltada para baixo (Fig. 2.15).	

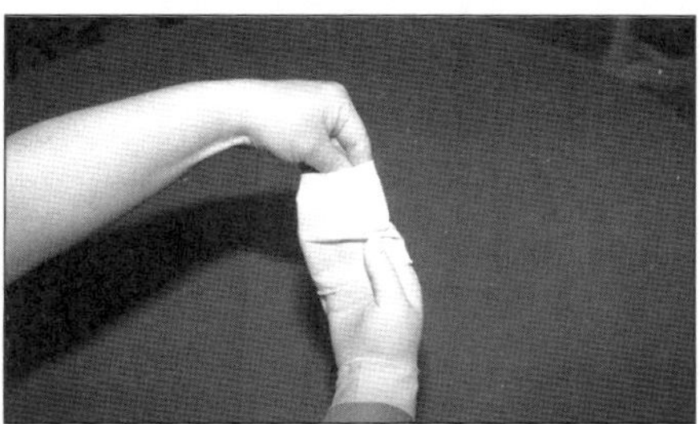

Fig. 2.15

8. Introduzir a mão esquerda, tracionando a luva com a mão direita, até calçá-la totalmente, inclusive o punho, evitando a contaminação do polegar enluvado (Fig. 2.16).	

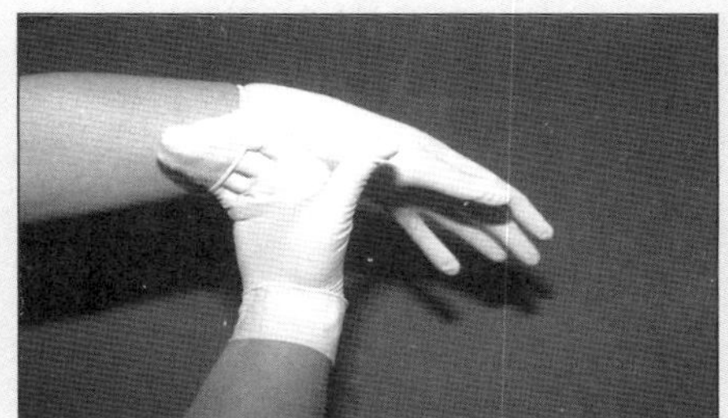

Fig. 2.16

9. Ajustar as luvas (Fig. 2.17).	

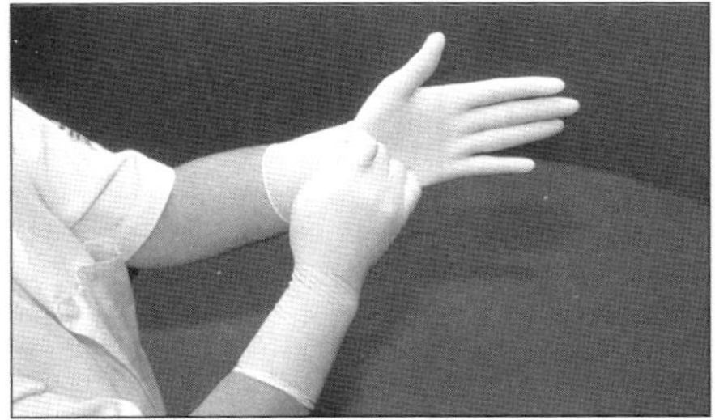

Fig. 2.17

10. Retirar as luvas de modo que a parte externa fique voltada para dentro, após término do procedimento (Figs. 2.18, 2.19 e 2.20).	Evitar a contaminação.

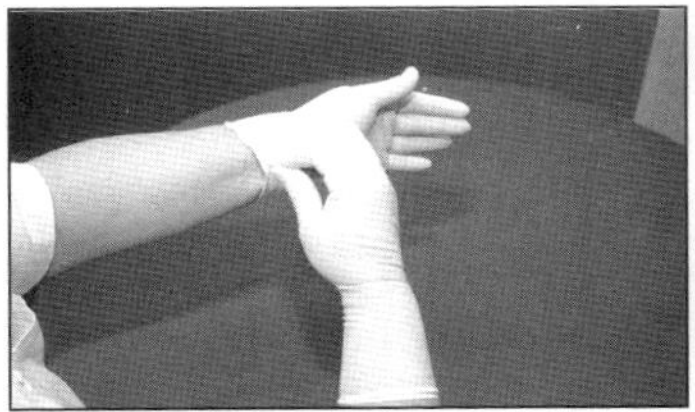

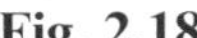

Fig. 2.18

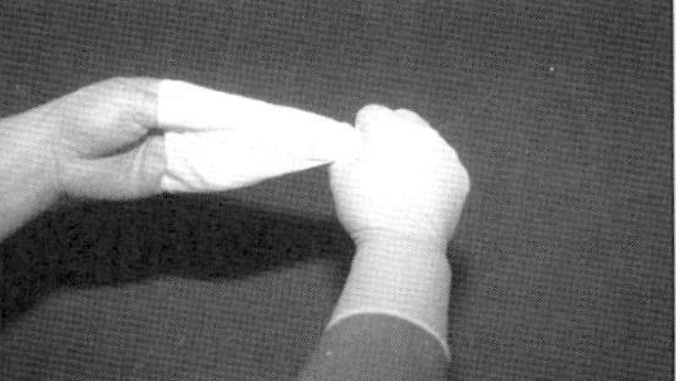

Fig. 2.19

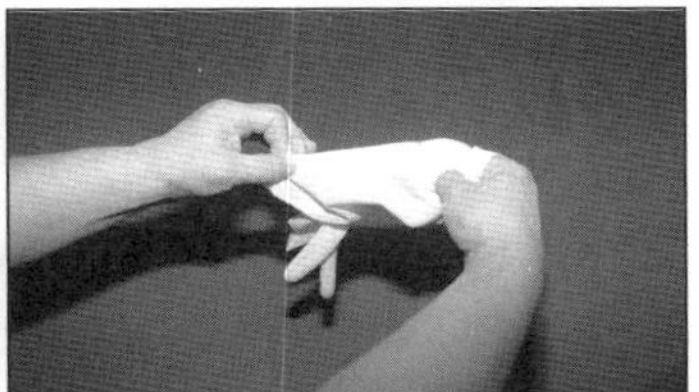

Fig. 2.20

Cuidados Importantes

1. Caso a luva apresente algum dano visível, desprezá-la e utilizar outro par.
2. Em casos de toques vaginais e aplicação de técnicas de aspiração, utilizar luvas preparadas para esse fim.
3. Antes de calçar as luvas retirar relógio, anéis e pulseiras.
4. A retirada das luvas deve ser feita de modo que não se contamine e não contamine o ambiente.
5. Proceder à lavagem das mãos depois da retirada das luvas.

Limpeza/Higienização e Desinfecção de Materiais

Conceito de Limpeza/Higienização

É a remoção de sujidade e detritos de artigos e áreas hospitalares utilizando-se de água e sabão associados à ação mecânica.

Conceito de Desinfecção

É a destruição de germes patogênicos situados fora do organismo, não destruindo necessariamente os esporos (forma mais resistente), mediante aplicação direta de meios físicos ou químicos. Terminologia empregada quando se trata de material ou ambiente.

Objetivos

- Promover a limpeza dos materiais hospitalares, conservando-os em condições de uso;
- Preparar adequadamente materiais para esterilização;
- Proporcionar segurança ao paciente e aos funcionários;
- Evitar infecção hospitalar.

Tipos de Materiais

1. Materiais de borracha: prolongamentos, sondas, drenos, tampas de drenagem e outros.
2. Materiais de inox: caixas de instrumental, pinças de curativos, cubas, agulhas metálicas e outros.
3. Materiais de vidro: frascos de aspiração, vidros, seringas e outros.
4. Materiais de uso individual do paciente: comadres, papagaios, frascos de vidros e outros.
5. Material Acrílico – usar somente água e sabão.

Cuidados com Materiais

Material não contaminado é aquele que não entra em contato com paciente portador de infecção ou doença infecciosa, podendo, portanto, ser submetido apenas a limpeza.

Material contaminado é aquele que entra em contato com secreção purulenta, sangue, urina, fezes e outras secreções corporais de pacientes.

PROCEDIMENTOS
1. Utilizar equipamento de proteção individual (EPI): máscaras, óculos, avental de plástico e luvas.
2. Imergir totalmente materiais de borracha, inox e de vidro em solução de água e sabão imediatamente após o uso, tendo o cuidado de não danificar os materiais.
3. Retirar os materiais do recipiente de água e sabão.
4. Dispor o material no carrinho e encaminhá-lo ao Centro de Material.
5. Trocar a solução de água e sabão a cada turno ou quando necessário.

Observação: Na inexistência de uma central de materiais, após o item 3, enxaguar o material em água corrente, secá-lo e, em seguida, proceder à esterilização.

Material de Uso Individual

PROCEDIMENTOS
1. Utilizar equipamento de proteção individual (EPI): máscaras, óculos, avental de plástico e luvas.
2. Remover a matéria orgânica (fezes, urina, sangue, escarro, secreção purulenta, suco gástrico e outros), desprezando-a no vaso sanitário.
3. Lavar os recipientes com água e sabão.
4. Enxaguar os recipientes em água corrente.
5. Secar os recipientes.
6. Desinfetar os recipientes de acordo com a sua especificação, friccionando-os: Inox: álcool a 70% ou o desinfetante padronizado pela instituição; Vidro e borracha: hipoclorito de sódio a 1% ou o desinfetante padronizado pela instituição.
7. Guardar o material em local apropriado.

Observação: Se o hospital dispõe de lavadoras descontaminadoras, não há necessidade de seguir todos os passos dos procedimentos citados, com exceção da remoção da matéria orgânica, pois a própria máquina proporciona a limpeza, desinfecção térmica, lubrificação e secagem.

Diagrama de Precauções, Isolamento, Lavagem das Mãos e Colocação de Luvas

Precauções de isolamento

Precauções padrão (PP)

Cuidados

1. Lavagem das mãos
2. Uso de barreiras: luvas; avental; máscara ou respirador, protetor de olhos e protetor de face; cuidado com artigos e equipamentos de assistência ao paciente; controle ambiental, cuidados com as roupas, prevenção de exposição a patógenos veiculados por sangue e fluidos corpóreos.

Precauções de contato

Cuidados

1. Utilizar PP
2. Internar o paciente em quarto privativo
3. Lavar as mãos antes e após ao cuidado com pacientes
4. Usar luvas de procedimento e avental não estéreis
5. Assegurar o uso de precauções quando o paciente for transportado
6. Individualizar os equipamentos
7. Fazer limpeza diária da unidade do paciente
8. Usar máscaras se houver risco contaminação na face

Precauções respiratórias

Cuidados

Precauções com gotículas

1. Utilizar PP
2. Internar paciente em quarto privativo
3. Transporte do paciente: deve ser limitado, quando necessário, o mesmo deve usar máscara

Precauções com aerossóis

1. Quarto privativo com pressão de ar negativa com filtragem de ar de alta eficiência
2. Uso de respirador, peça facial de filtração (PFF_2)

Seguir Itens 1 e 3 das precauções com gotículas

Precauções empíricas

Cuidados

1. Adotar as precauções para aerossóis
2. Adotar as precauções para gotículas
3. Adotar as precauções de contato

Precauções de agentes multirresistentes

Cuidados

1. Instituir PP
2. Fazer antissepsia das mãos após retirar as luvas e depois de sair do quarto
3. Realizar separação física dos pacientes
4. Coletar material de lesão da pele ou mucosa nasal
5. Ao transportar o paciente, colocá-lo máscara
6. Orientar visitantes à lavagem das mãos
7. Individualizar os equipamentos

Lavagem das Mãos e Colocação de Luvas

Lavagem das mãos

Pré-procedimentos
- Certificar-se dos materiais necessários: sabão e papel toalha

Procedimentos
- Abrir a torneira;
- Ensaboar as mãos e os punhos;
- Friccionar todas as faces das mãos;
- Enxaguar as mãos e os punhos;
- Enxugar as mãos com papel toalha;
- Fechar a torneira com papel toalha

Cuidados importantes
- Evitar contato da roupa com a pia;
- Caso utilize sabão em pedra após ensaboar as mãos, deve enxaguá-lo e recolocá-lo no suporte;
- Na falta de papel toalha deve ensaboar e enxaguar a torneira;
- Durante a lavagem de mãos, deve mantê-las voltadas para baixo;
- Atentar às pregas palmares, punhos, polpas e os interdígitos durante a higienização das mãos

Colocação de luvas

Pré-procedimentos
- Lavar as mãos;
- Preparar o material: Luvas de látex estéril

Procedimentos
- Abrir o pacote da luva;
- Segurar nas bordas do envelope, expondo as luvas;
- Segurar a dobra do punho da luva direita com o indicador e o polegar da mão esquerda;
- Introduzir a mão direita e tracionar a luva até calçá-la;
- Pegar a luva da mão esquerda com a mão direita enluvada e calçá-la totalmente, inclusive o punho;
- Ajustar as luvas

Pós-procedimento
- Retirar as luvas de modo que a parte externa fique voltada para dentro

Cuidados importantes
- Retirar relógio e adornos, antes de calçar as luvas;
- A retirada das luvas deve ser feita de modo que não se contamine e não contamine o ambiente;
- Lavar as mãos após a retirada da luva

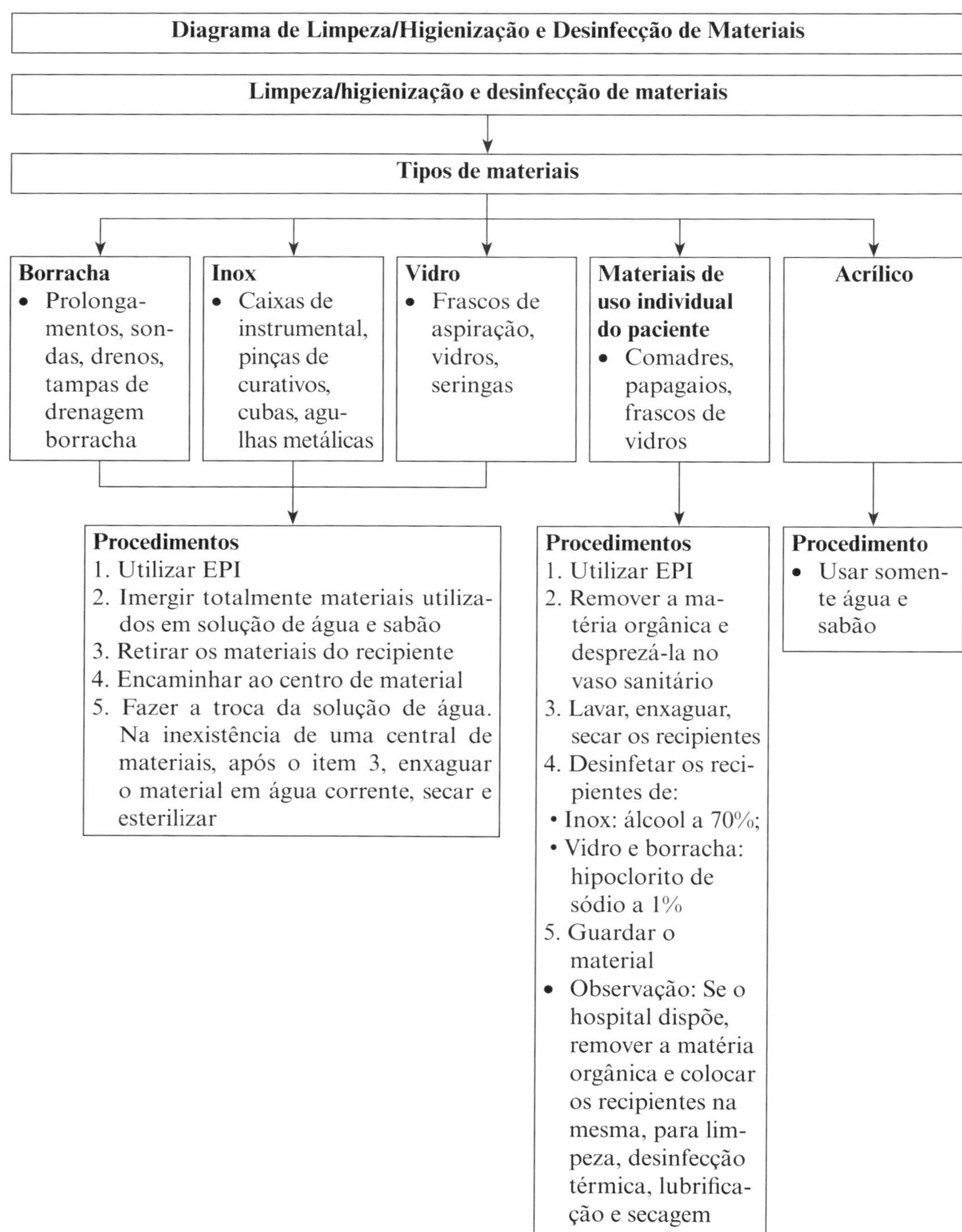
Diagrama de Limpeza/Higienização e Desinfecção de Materiais
Limpeza/higienização e desinfecção de materiais
Tipos de materiais
Borracha
• Prolongamentos, sondas, drenos, tampas de drenagem borracha
Inox
• Caixas de instrumental, pinças de curativos, cubas, agulhas metálicas
Vidro
• Frascos de aspiração, vidros, seringas
Materiais de uso individual do paciente
• Comadres, papagaios, frascos de vidros
Acrílico
Procedimentos
1. Utilizar EPI
2. Imergir totalmente materiais utilizados em solução de água e sabão
3. Retirar os materiais do recipiente
4. Encaminhar ao centro de material
5. Fazer a troca da solução de água. Na inexistência de uma central de materiais, após o item 3, enxaguar o material em água corrente, secar e esterilizar
Procedimentos
1. Utilizar EPI
2. Remover a matéria orgânica e desprezá-la no vaso sanitário
3. Lavar, enxaguar, secar os recipientes
4. Desinfetar os recipientes de:
• Inox: álcool a 70%;
• Vidro e borracha: hipoclorito de sódio a 1%
5. Guardar o material
• Observação: Se o hospital dispõe, remover a matéria orgânica e colocar os recipientes na mesma, para limpeza, desinfecção térmica, lubrificação e secagem
Procedimento
• Usar somente água e sabão

CUIDADOS COM A UNIDADE DO PACIENTE

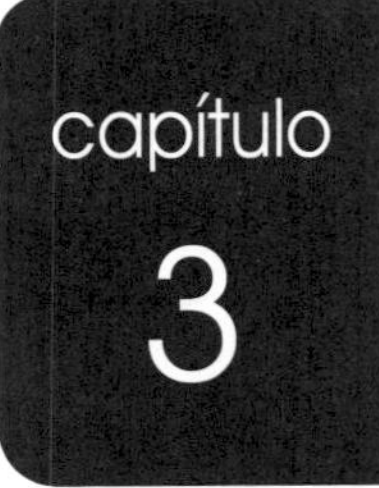

Limpeza da Unidade do Paciente

Conceito

É a higienização da unidade do paciente, que inclui cama, colchão, mesa de cabeceira, travesseiro, mesa de alimentação, cadeira, escadinha e suporte de soro.

Objetivos

- Evitar a propagação de infecção;
- Proporcionar conforto e segurança ao paciente;
- Manter a unidade limpa e agradável.

Tipos

1. Limpeza terminal.
2. Limpeza concorrente.

Limpeza Terminal

Conceito

É a higienização total da unidade do paciente, realizada após a alta hospitalar, óbito ou transferência, antes do preparo da cama de operado, a cada 15 dias de permanência no mesmo leito ou quando necessário.

Material

- Carrinho de banho ou bandeja;
- Um balde;
- Um jarro (com água);
- Sabão;
- Luvas de procedimento;

- Bacia;
- Cuba-rim com panos de limpeza;
- Papel toalha;
- Recipiente para lixo;
- Se necessário: escova, benzina e desinfetante.

PROCEDIMENTOS	*FUNDAMENTAÇÃO*
1. Soltar a roupa de cama e improvisar um *hamper*.	Evitar a propagação de microrganismos.
2. Colocar toda a roupa de cama no *hamper*.	
3. Desocupar a mesa de cabeceira e encaminhar o *hamper* ao destino adequado.	Facilitar a execução da técnica.
4. Lavar as mãos.	Prevenir infecção hospitalar.
5. Preparar o material e levá-lo à unidade, colocando-o sobre a mesa de cabeceira.	
6. Colocar o balde no chão sobre o papel toalha, próximo à mesa de cabeceira.	Economizar tempo e energia.
7. Afastar a cama da parede deixando espaço suficiente para a realização da limpeza/desinfecção.	
8. Colocar a quantidade necessária de água e sabão na bacia.	
9. Limpar o suporte de soro e a cadeira, com exceção dos pés.	Seguir o princípio de execução da área limpa para área suja.
10. Limpar um dos lados do travesseiro e colocá-lo na metade distal do colchão (Fig. 3.1).	
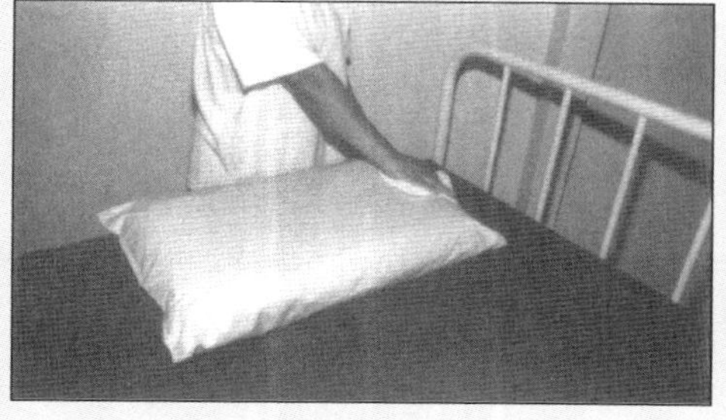 **Fig. 3.1**	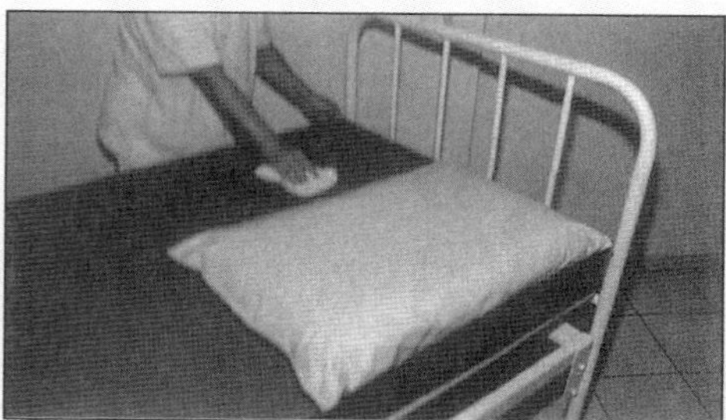 **Fig. 3.2**
11. Limpar a metade proximal do colchão, inclusive a face lateral (Fig. 3.2).	
12. Virar o travesseiro sobre a área limpa do colchão, limpar o outro lado e colocá-lo sobre a cadeira.	Evitar o contato da área limpa com a suja.

PROCEDIMENTOS	*FUNDAMENTAÇÃO*
13. Passar para o outro lado e limpar a outra metade do colchão, inclusive a face lateral.	
14. Colocar o colchão sobre a grade aos pés da cama, expondo a metade superior do estrado (Fig. 3.3).	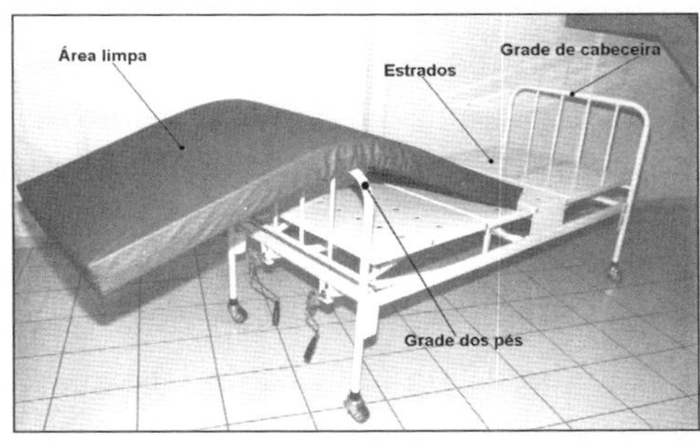 **Fig. 3.3**
15. Limpar a grade, estrado da cabeceira e molas se a cama possuir (Figs. 3.4, 3.5 e 3.6).	

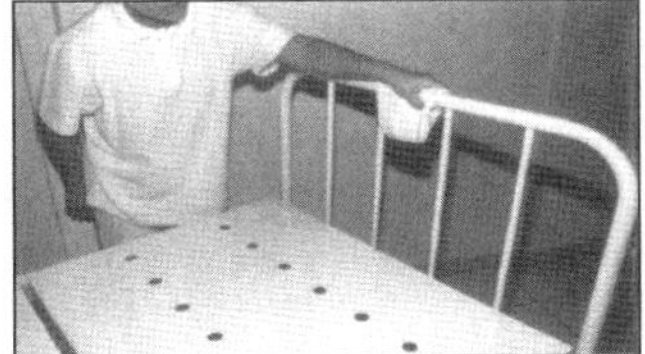

Fig. 3.4

Fig. 3.5

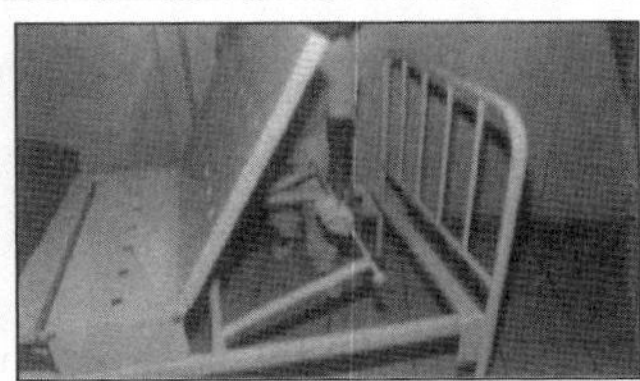

Fig. 3.6

PROCEDIMENTOS	*FUNDAMENTAÇÃO*
16. Virar o colchão apoiando-o sobre a grade da cabeceira de modo que a parte limpa do colchão fique em contato com a parte limpa da cama.	Evitar o contato da área limpa com a suja.
17. Limpar a grade dos pés da cama e o restante do estrado.	
18. Colocar o colchão de modo que a parte suja fique para cima e proceder à limpeza/desinfecção do mesmo.	
19. Limpar a parte inferior da bandeja e colocá-la sobre o colchão.	Evitar o contato da área suja com a limpa.
20. Limpar a mesa de cabeceira, os pés da cama, da cadeira e do suporte de soro e, por último, a escadinha.	Seguir o princípio de execução da área limpa para área suja.
21. Manter a unidade em ordem e lavar o material utilizado.	

Cuidados Importantes

1. Avaliar as condições da unidade do paciente e preparar os materiais (água, sabão e desinfetante) de acordo com a necessidade e em quantidade suficiente para limpeza/desinfecção. Caso necessário, levar benzina para remover a resina de esparadrapo.
2. Caso apresente líquidos ou fluidos corpóreos, primeiramente retirar o excesso com papel toalha ou similar e, após, utilizar desinfetante, para evitar dispersão dos microrganismos e melhorar a ação do desinfetante.
3. Utilizar preferencialmente movimentos da esquerda para a direita, evitando passar o pano usado sobre uma superfície limpa.
4. Proceder à limpeza/desinfecção no sentido de cima para baixo, respeitando a lei da gravidade.
5. Não utilizar sabão e desinfetante simultaneamente, pois um inibe a ação do outro.
6. A limpeza com água e sabão deve ser realizada com fricção mecânica para remoção de sujidades e matérias orgânicas e enxaguar, retirando totalmente o sabão para melhorar a eficácia da limpeza da unidade.
7. Trocar a água da bacia sempre que necessário.
8. A utilização de desinfetante fenólico em artigos de látex, de acrílico e de borracha necessitam enxágue adequado devido ao efeito residual que impregna os poros dos materiais.
9. Se houver mesa de alimentação, limpá-la antes da mesa de cabeceira.
10. Utilizar postura correta.
11. Evitar desperdício de movimento.
12. Manter a unidade do paciente seca e limpa para evitar disseminação de microrganismos.
13. Comunicar à enfermeira da unidade quando os móveis e equipamentos estiverem danificados.

Limpeza Concorrente

Conceito

É a higienização diária da unidade do paciente.

Material

- Bacia;
- Água;
- Sabão;
- Jarro com água;
- Panos de limpeza;
- Balde;
- Papel toalha.

PROCEDIMENTOS
1. Proceder à limpeza/desinfecção das grades, parte superior e lateral do colchão, travesseiro, parte do estrado que fica exposta, mesa de cabeceira, cadeira, pés da cama e escada, iniciando da área considerada mais limpa para a mais suja e, preferencialmente, com movimentos da esquerda para direita, evitando passar o pano usado sobre uma superfície limpa.

Observações:

1. Preparar o material para limpeza/desinfecção concorrente da unidade de cada paciente, evitando a utilização do mesmo para a unidade de outros pacientes, pois isso acarretaria infecção cruzada.
2. **Limpeza** é o processo de remoção de sujeiras e/ou matéria orgânica de artigos e/ou superfícies, devendo ser realizada imediatamente antes da desinfecção ou esterilização.
3. **Desinfecção** é o processo físico ou químico que destrói todos os microrganismos patogênicos ou não, na forma vegetativa, presente nos artigos (exceto os micro-organismos esporulados). A desinfecção deve ser feita após a limpeza das superfícies e sempre que houver a presença de matéria orgânica, em áreas críticas e semicríticas. O álcool etílico a 70% e hipoclorito de sódio a 1% são as soluções utilizadas na desinfecção de superfície.
4. **Área não crítica é** aquela onde não existe risco de transmissão e não são ocupadas por nenhum paciente.
5. **Área semicrítica é** aquela que apresenta menor risco de transmissão de agentes de infecção em relação às áreas críticas e que, normalmente, são ocupadas por pacientes que não são portadores de doenças infecciosas ou infecciosas de baixa transmissibilidade.
6. **Área crítica é** aquela que oferece um risco maior de transmissão de infecção porque se destina aos pacientes graves, imunodeprimidos, com doenças infecciosas cujo patógeno é de alta transmissibilidade e local onde se realizam procedimentos invasivos ou manuseio de peças de material contaminado.

Preparo da Cama Hospitalar

Conceito

Consiste em preparar a cama de forma sistematizada e adequada ao paciente.

Objetivos

- Preparar uma cama segura e confortável;
- Manter a unidade com aspecto agradável.

Tipos

1. Cama fechada.
2. Cama aberta sem paciente.
3. Cama aberta com paciente.

4. Cama para operado.

Cama Fechada

Conceito

É o preparo da cama para ser ocupada por um novo paciente.

Material

- Dois lençóis;
- Uma fronha;
- Um cobertor;
- Uma toalha de banho;
- Uma toalha de rosto;
- Uma colcha.

PROCEDIMENTOS	*FUNDAMENTAÇÃO*
1. Lavar as mãos.	Prevenir infecção hospitalar.
2. Preparar o material.	
3. Colocar a cadeira com o espaldar alinhado ao pé da cama e o assento voltado para fora.	
4. Colocar a roupa de cama no espaldar da cadeira observando:	Facilitar o procedimento.
a. Ordem de colocação das roupas na cadeira: toalha de banho e rosto; fronha; colcha; cobertor; lençol de cima; lençol de baixo.	
b. Técnica de dobradura:	
• Lençol de baixo: verificar se o lado direito do lençol está voltado para cima e o barrado aos pés da cama. Dobrar o lençol duas vezes no sentido longitudinal e uma vez no transversal e colocar na cadeira de modo que as bordas longitudinais fiquem voltadas para dentro e para a cama.	
• Lençol de cima: a dobradura é igual, porém deve-se observar que o avesso esteja para cima.	

5. Afastar a mesa de cabeceira.

PROCEDIMENTOS	*FUNDAMENTAÇÃO*
6. Colocar o lençol de baixo no quadrante superior do colchão (Fig. 3.7).	

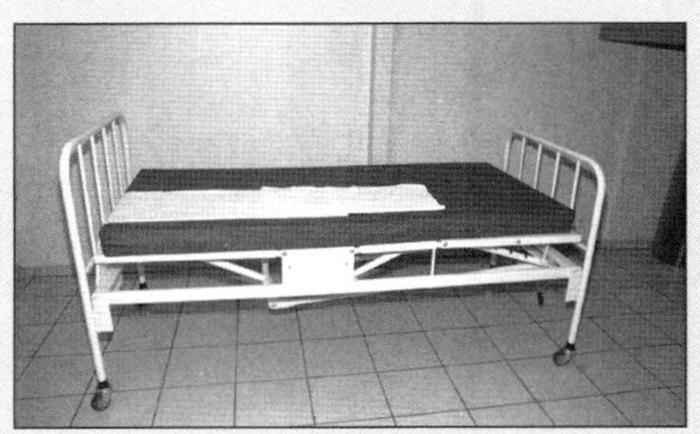

Fig. 3.7

7. Desdobrar o lençol para os pés da cama e abri-lo, cobrindo a metade proximal do colchão.	
8. Prender o lençol sob o colchão, fazendo as cantoneiras na cabeceira e nos pés da cama (Figs. 3.8, 3.9 e 3.10), priorizando a cobertura da cabeceira.	Garantir a cobertura da cabeceira do colchão.

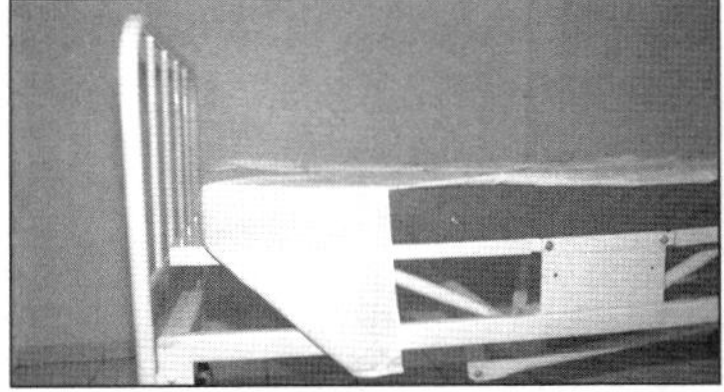

Fig. 3.8

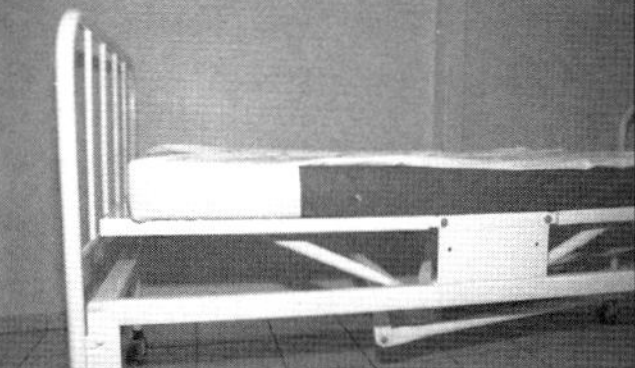

Fig. 3.9

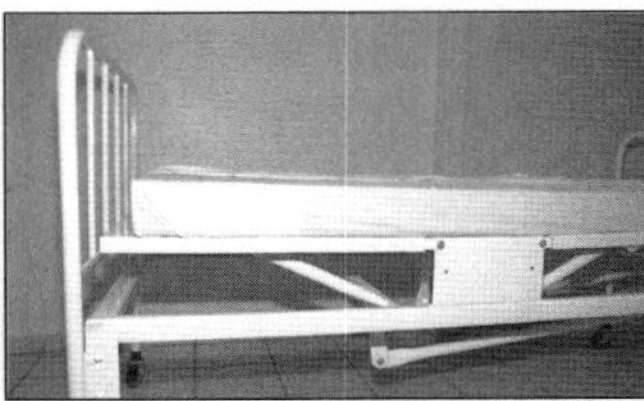

Fig. 3.10

9. Estender o lençol de cima colocando o barrado rente à cabeceira da cama, utilizando o mesmo método para abrir o lençol de baixo, porém, sem fixá-lo sob o colchão.	
10. Estender o cobertor a dois palmos da cabeceira e colocar a colcha sobre o cobertor.	
11. Dobrar a parte superior do lençol de cima sobre a colcha e prender as roupas aos pés da cama, fazendo cantoneira.	
12. Colocar a fronha no travesseiro, posicionando-o na metade da cabeceira que já está pronta.	
13. Colocar a mesa de cabeceira e a cadeira no lugar.	

14. Passar para o lado oposto e completar a arrumação da cama, puxando peça por peça, seguindo a mesma técnica do lado já feito.

PROCEDIMENTOS	*FUNDAMENTAÇÃO*
15. Colocar o travesseiro no lugar (Fig. 3.11).	

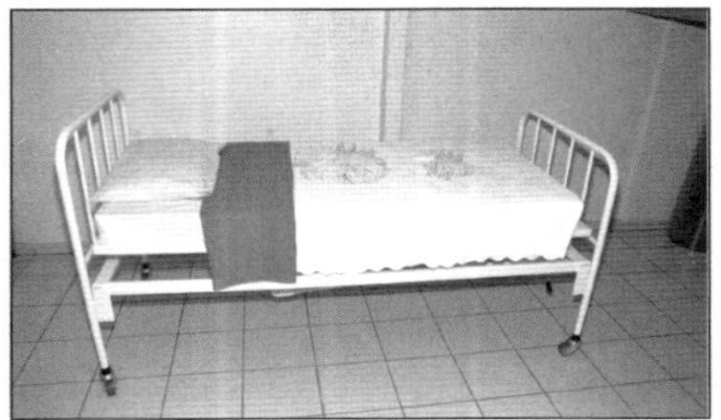

Fig. 3.11

Cama Aberta sem Paciente

Conceito

Consiste no preparo de uma cama ocupada por um paciente que pode se locomover.

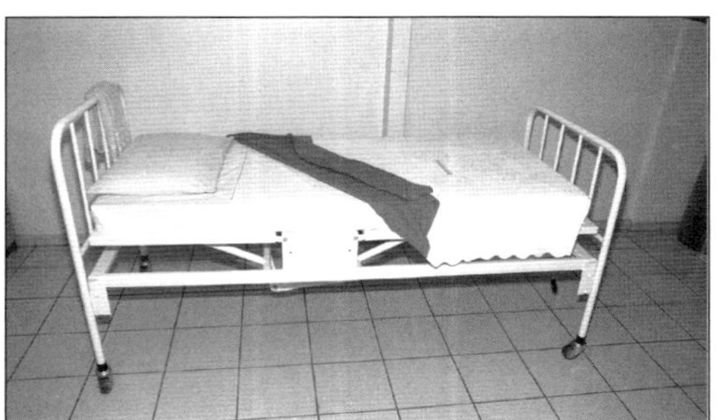

Fig. 3.12

Material

- O mesmo material da cama fechada, acrescido de um recipiente com água, sabão e pano de limpeza/desinfecção. Se necessário, desinfetante.

Observação: Os procedimentos para o preparo da cama aberta sem paciente devem ser os mesmos utilizados para a cama fechada. A cama aberta sem paciente difere-se da fechada, na dobradura do lençol em diagonal para facilitar a entrada do paciente (Fig. 3.12).

Técnica de Remoção da Roupa de Cama

PROCEDIMENTOS	*FUNDAMENTAÇÃO*
1. Soltar a roupa de cama, iniciando pelo lado esquerdo da cama e utilizando movimentos amplos e firmes.	Diminuir o risco de infecção.

PROCEDIMENTOS	FUNDAMENTAÇÃO
2. Ao chegar aos pés da cama, colocar a cadeira do lado direito, da mesma maneira anteriormente descrita.	
3. Soltar o restante da roupa de cama e afastar a mesa de cabeceira.	
4. Improvisar *hamper* com a colcha ou com o lençol de cima, amarrando as pontas na grade aos pés da cama.	
5. Dobrar o cobertor e colocá-lo no espaldar da cadeira.	
6. Remover uma peça de cada vez, dobrando-as em direção aos pés da cama e colocando-as no *hamper*.	
7. Retirar a fronha e desprezá-la no *hamper*, deixando o travesseiro sobre o colchão.	
8. Levar o *hamper* com a roupa suja para o expurgo ou local apropriado.	
9. Fazer a limpeza/desinfecção concorrente ou terminal, conforme necessidade.	Diminuir risco de infecção.
10. Deixar o travesseiro sobre o assento da cadeira.	
11. Proceder à arrumação da cama seguindo o método da cama fechada, conforme Fig. 3.11.	

Cama Aberta com Paciente

Conceito

Consiste no preparo da cama com o paciente restrito à mesma.

Objetivos

- Preparar uma cama segura e confortável;
- Prevenir úlcera de pressão;
- Manter a unidade com aspecto agradável.

Material

O mesmo da cama aberta sem paciente.

PROCEDIMENTOS	FUNDAMENTAÇÃO
1. Orientar o paciente sobre o procedimento.	Obter colaboração.

2. Lavar as mãos.	Prevenir infecção hospitalar.
3. Preparar o material necessário.	
4. Preparar o ambiente com biombo, se necessário.	
PROCEDIMENTOS	***FUNDAMENTAÇÃO***
5. Colocar a roupa no espaldar da cadeira na ordem de uso.	
6. Soltar as roupas de cama da maneira descrita anteriormente.	
7. Afastar a mesa de cabeceira e improvisar o *hamper*.	
8. Retirar o cobertor, dobrá-lo e colocá-lo no espaldar ou assento da cadeira.	
9. Colocar o paciente em decúbito lateral observando sua segurança e dobrar o lençol da parte de baixo para o centro do colchão.	
10. Fazer limpeza/desinfecção concorrente da parte do colchão que ficou descoberta.	
11. Colocar o lençol de baixo conforme descrito anteriormente, fixando-o sob o colchão.	
12. Virar o paciente de modo que fique sobre o lençol limpo, em decúbito lateral.	
13. Remover o restante do lençol usado, colocá-lo no *hamper* e proceder à limpeza/desinfecção do restante do colchão.	
14. Puxar com cuidado o lençol de baixo, esticá-lo e fixá-lo sob o colchão.	
15. Colocar o paciente em posição confortável.	
16. Dobrar o lençol de cima usado longitudinalmente, tendo o cuidado de não expor o paciente. Colocar o lençol de cima limpo com a técnica já conhecida e estendê-lo sobre o paciente, simultaneamente retirando o lençol usado.	
17. Colocar o cobertor e a colcha e fixá-los conforme descrição anterior.	
18. Retirar a fronha, fazer a limpeza/desinfecção do travesseiro e colocar a fronha limpa.	
19. Deixar o paciente confortável e limpar a mesa de cabeceira.	
20. Levar a roupa usada para o expurgo ou local apropriado.	

21. Fazer a limpeza/desinfecção concorrente da mobília do paciente conforme a técnica descrita anteriormente.	
22. Lavar as mãos.	Prevenir infecção hospitalar e proporcionar autoproteção.

Cama para Operado

Conceito

É o preparo da cama para receber o paciente que foi encaminhado para cirurgia ou exame sob anestesia.

Objetivos

- Prevenir infecção hospitalar.
- Preparar uma cama segura e confortável;
- Manter a unidade com aspecto agradável;
- Facilitar o transporte do paciente da maca para o leito;

Material

- O mesmo material da cama aberta acrescido de:
- Um lençol móvel.

PROCEDIMENTOS	*FUNDAMENTAÇÃO*
1. Remover a roupa da cama.	Evitar infecção hospitalar.
2. Fazer limpeza terminal (cirurgias) ou limpeza concorrente (exames).	
3. Lavar as mãos.	Evitar infecção hospitalar.
4. Preparar a roupa no espaldar da cadeira, de acordo com a ordem de uso, incluindo o lençol móvel logo abaixo do lençol de baixo.	
5. Estender o lençol de baixo e colocar o lençol móvel, na região da cama relativa ao local da cirurgia.	
6. Fixar os lençóis conforme técnica descrita.	
7. Colocar lençol de cima, cobertor e colcha sem fixá-los aos pés da cama.	
8. Dobrar o lençol de cima por sobre a colcha, tanto na cabeceira como nos pés da cama.	

9. Enrolar ou dobrar o lençol de cima, o cobertor e a colcha em sentido longitudinal, de forma a facilitar a entrada do paciente (Fig. 3.13).

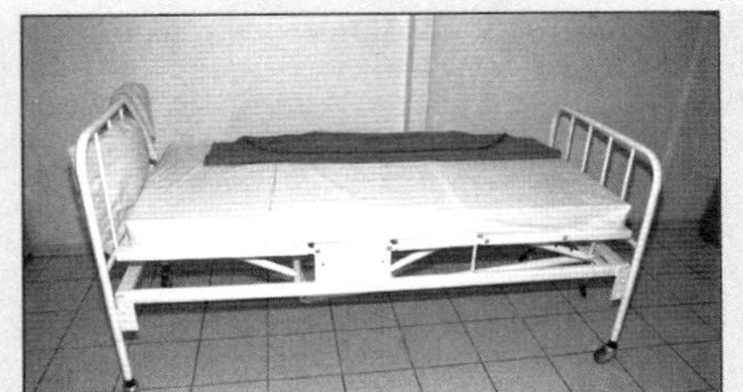

Fig. 3.13

10. Colocar a fronha e arrumar o travesseiro na cabeceira ou inserindo-o nas grades.

Cuidados Importantes

1. Verificar as condições do leito e do paciente antes de iniciar o preparo, para que se faça um adequado planejamento das atividades.
2. Durante o procedimento de arrumação da cama com paciente, manter boa comunicação com o mesmo, a fim de deixá-lo tranquilo e confiante.
3. As peças de roupa de cama que ficam sob o paciente devem permanecer bem esticadas e sem umidade para evitar desconforto e formação de úlcera de pressão.
4. Não deixar o cobertor em contato direto com o paciente, pois os tecidos ásperos irritam a pele.
5. Não encostar as roupas de cama no uniforme, no chão, na cama de outro paciente e não sacudi-Ias, para evitar a propagação de microrganismos.
6. Utilizar princípios de mecânica corporal para evitar lesão.
7. Quando o paciente apresentar exsudatos e/ou secreções em grande quantidade, incontinência urinária ou fecal, deve-se trocar as roupas sempre que necessário para proporcionar conforto e prevenir úlcera de pressão.

Diagrama de Cuidados com a Unidade do Paciente

Limpeza da unidade do paciente

Limpeza terminal

Pré-procedimentos
Limpeza terminal
- Encaminhar o *hamper* com roupas ao destino adequado;
- Lavar as mãos;
- Colocar os materiais sobre a mesa de cabeceira e o balde no chão.

Procedimentos
- Limpar o suporte de soro e a cadeira, com exceção dos pés com água e sabão;
- Limpar o travesseiro, o colchão, a grade e estrado da cabeceira;
- Virar o colchão e limpar o restante da grade, do estrado e colchão;
- Limpar a mesa de cabeceira, os pés da cama, da cadeira e do suporte de soro e escadinha.

Limpeza concorrente

Material
Limpeza terminal
- Um balde;
- Um jarro com água;
- Sabão;
- Luvas de procedimento;
- Bacia;
- Cuba-rim com panos de limpeza;
- Papel toalha e recipiente para lixo;
- Se necessário: escova, benzina e desinfetante.

Limpeza concorrente
- O mesmo do terminal. Deve ser específico para cada paciente.

Procedimentos
- Limpar grades, parte superior e lateral do colchão, travesseiro, parte do estrado, mesa de cabeceira, cadeira, pés da cama e escada, da área mais limpa para a mais suja.

Pós-procedimentos
- Manter a unidade em ordem;
- Lavar e guardar o material utilizado.

Cuidados importantes
- Avaliar as condições da unidade do paciente e preparar os materiais de acordo com a necessidade;
- Na presença de fluídos, retirá-los com papel toalha e, em seguida, aplicar o desinfetante;
- Utilizar movimentos da esquerda para a direita, de cima para baixo e do mais limpo para sujo;
- Não utilizar sabão e desinfetante simultaneamente;
- A limpeza deve ser com fricção mecânica para remoção de sujidades e matérias orgânicas e enxaguar para melhorar a eficácia da limpeza;
- Desinfetantes fenólicos necessitam enxágue adequado devido ao efeito residual que impregna os poros dos materiais;
- Utilizar postura correta e evitar desperdício de movimento;
- Manter a unidade do paciente seca e limpa.

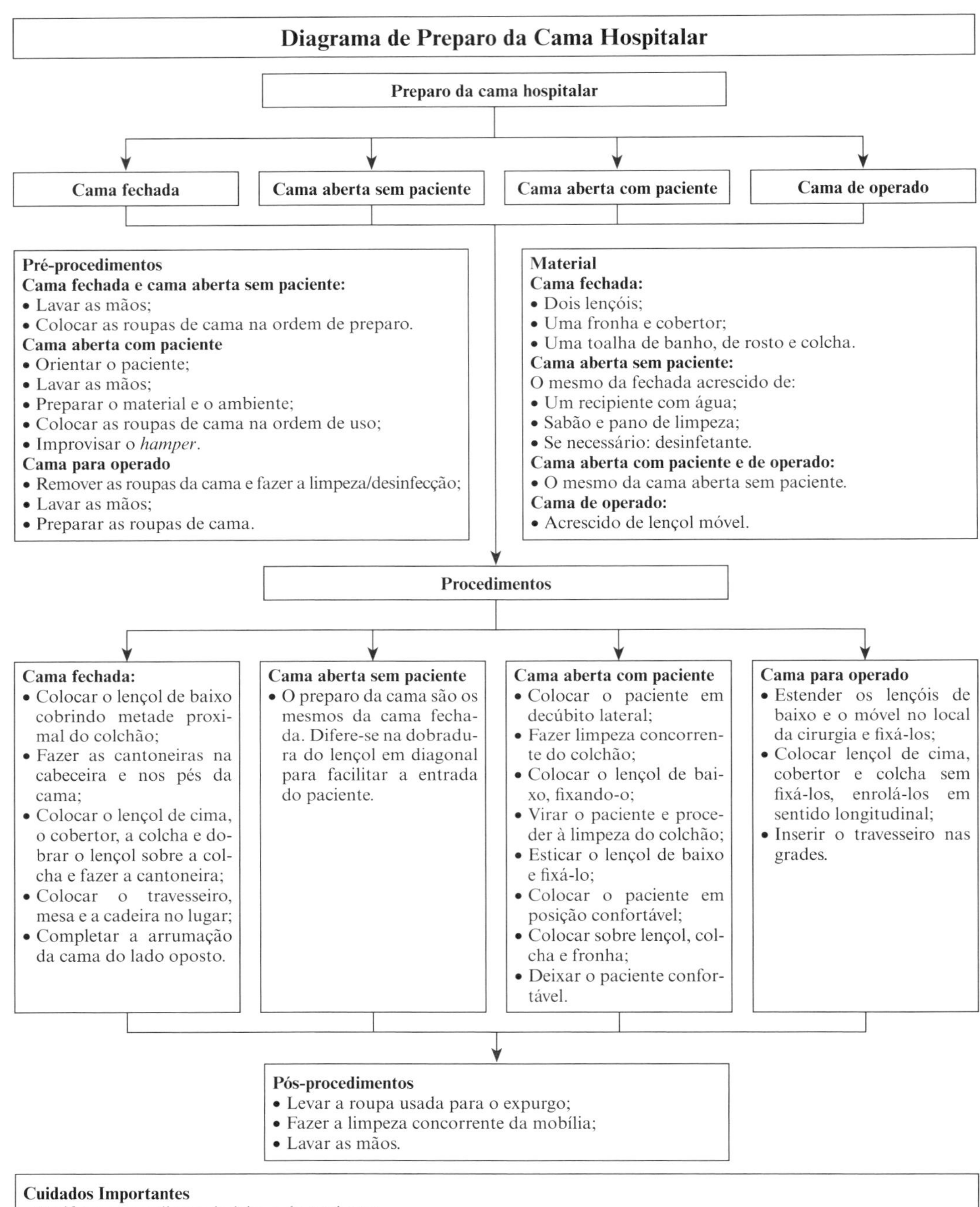

Cuidados Importantes
- Verificar as condições do leito e do paciente;
- Manter diálogo com o paciente durante o procedimento;
- As roupas de cama que ficam sob o paciente devem estar sem dobras e secas;
- Não deixar o cobertor em contato direto com o paciente;
- Não encostar as roupas de cama no uniforme, no chão, na cama de outro paciente e não sacudi-las;
- Utilizar princípios de mecânica corporal para evitar lesão;
- Trocar as roupas sempre que necessário para proporcionar conforto e prevenir úlcera de pressão.

capítulo 4

VERIFICAÇÃO DE SINAIS VITAIS

Conceito

Sinais vitais (SSVV) são indicadores do funcionamento fisiológico básico, ou seja, o estado de equilíbrio térmico, circulatório e respiratório. Alguns desses sinais são: temperatura, pulso, respiração e pressão arterial. A dor atualmente é considerada o quinto sinal vital.

Objetivos

- Auxiliar no diagnóstico e tratamento;
- Acompanhar a evolução da doença;
- Minimizar e eliminar o desconforto do paciente e facilitar a sua recuperação.

Indicação

- Na admissão do paciente;
- Dentro da rotina de atendimento;
- Pré-consulta ou consulta hospitalar ou ambulatorial;
- Antes e depois de qualquer procedimento cirúrgico;
- Antes e depois de qualquer procedimento invasivo ou diagnóstico;
- Antes e depois da administração de medicamentos que afetam as funções cardiovasculares, respiratória e de controle da temperatura;
- Sempre que o paciente manifestar quaisquer sintomas inespecífico de desconforto físico.

Material

- Esfigmomanômetro calibrado e estetoscópio;
- Termômetro de mercúrio/digital;
- Relógio com ponteiro de segundos;
- Canetas;
- Recipiente para lixo;
- Recipiente com bolas de algodão;

- Almotolia com álcool a 70%;
- Escalas de mensuração de intensidade ou gravidade da dor.

Temperatura (T)

Conceito

É a verificação da temperatura corpórea, controlada pelo centro termo regulador, localizado no hipotálamo.

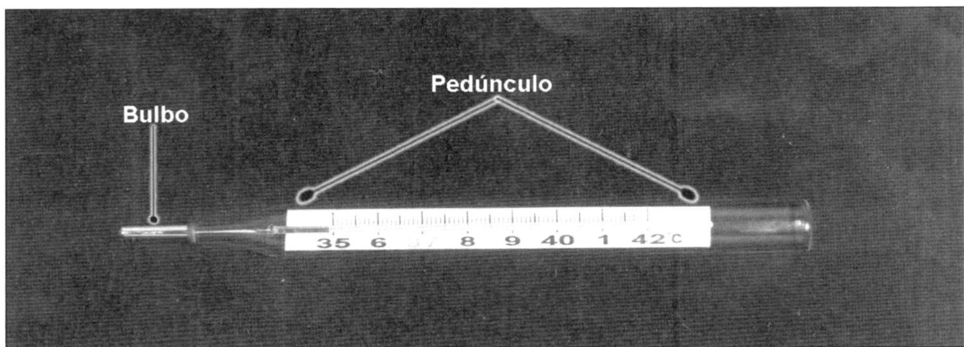

Fig. 4.1: Partes do termômetro.

PROCEDIMENTOS	*FUNDAMENTAÇÃO*
1. Verificar a prescrição médica/enfermagem.	Certificar-se do procedimento.
2. Lavar as mãos.	Prevenir infecção hospitalar.
3. Preparar o material.	
4. Explicar ao paciente o que será feito.	Obter colaboração.
5. Desinfetar o termômetro com bola de algodão embebida em álcool no sentido pedúnculo ao bulbo (Fig. 4.2). **Fig. 4.2**	Prevenir infecção hospitalar.

6. Abaixar a coluna do mercúrio do termômetro até 35 °C.	Obter valor real da temperatura.
7. Deixar o paciente em posição confortável.	
8. Colocar o termômetro diretamente na região axilar, sem enxugá-la, deixando o bulbo em contato com a pele e a mão/antebraço do paciente sobre o tórax (Figs. 4.3 e 4.4).	Obter valor real da temperatura. Impedir a queda do termômetro.

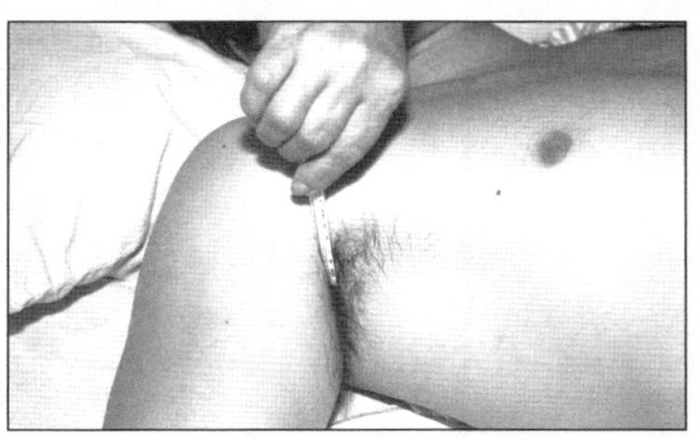

Fig. 4.3

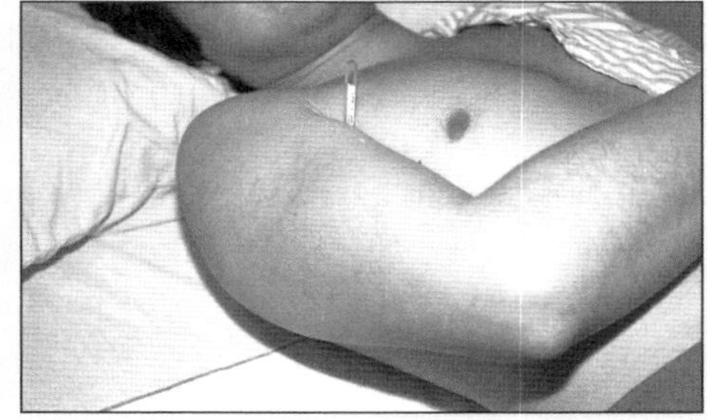

Fig. 4.4

9. Deixar o termômetro no paciente por, no mínimo, cinco minutos.	Permitir o tempo necessário para que a coluna de mercúrio se eleve.
10. Retirar o termômetro segurando-o pelo pedúnculo e fazer a leitura na altura dos olhos.	Obter a leitura correta.
11. Baixar o nível da coluna de mercúrio até abaixo de 35 °C e desinfetar o termômetro.	Prevenir infecção hospitalar.
12. Anotar o valor obtido no impresso próprio e assinar.	Documentar ações de enfermagem.
13. Colocar o paciente em posição confortável e a unidade em ordem.	

Cuidados Importantes

1. Comunicar imediatamente o enfermeiro caso o paciente apresente alteração na temperatura.
2. A sequência correta de verificação de SSVV é: 1º. temperatura, 2º. pulso, 3º. respiração, 4º. pressão arterial e 5º. dor.
3. Locais de verificação e valores normais da temperatura:
   - Auricular, inguinal e axilar (entre 35,8 °C e 37 °C);
   - Retal (entre 37 °C e 38 °C);
   - Bucal (entre 36,3 °C e 37,4 °C).

4. O resultado de temperatura mais exato é obtido na região auricular, devido ao tímpano apresentar a mesma circulação sanguínea do hipotálamo (órgão que regula a temperatura corpórea) (Fig. 4.5).
5. Na verificação de temperatura bucal o bulbo do termômetro deverá ficar sob a língua.
6. Na verificação de temperatura retal o bulbo do termômetro deverá ser lubrificado e em seguida introduzir cerca de 2 cm no ânus. Proceder à limpeza e à desinfecção do termômetro.
7. A temperatura obtida nas regiões bucal e retal deverá ser anotada, especificando a região de verificação.
8. Em caso de dúvida no valor obtido de temperatura, repetir a técnica. Persistindo a dúvida, solicitar o auxílio do enfermeiro.

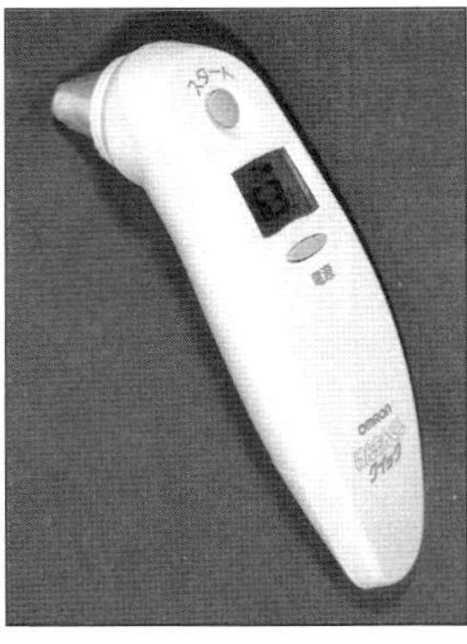

Fig. 4.5 Termômetro auricular

9. Em caso de quebra acidental do termômetro, o profissional deverá ter cuidados, colocando luvas de procedimentos para autoproteção ao coletar os cacos de vidro e de mercúrio. Em seguida, deverá depositar os resíduos em local apropriado.

Pulso (P)

Conceito

É a verificação da frequência cardíaca através da palpação de uma artéria. O volume sanguíneo ejetado pela contração do ventrículo esquerdo emite oscilações ritmadas em todo sistema arterial, originando assim o pulso arterial.

PROCEDIMENTOS	*FUNDAMENTAÇÃO*
1. Verificar a prescrição médica/enfermagem.	Certificar-se do procedimento.
2. Explicar ao paciente o que será feito.	
3. Colocar os dedos indicador, médio e anular da mão direita sobre a artéria radial, fazendo leve pressão sobre a mesma e evitando comprimi-la, iniciando a contagem quando as pulsações forem perceptíveis. Obs.: Não verificar com polegar para não confundir com a pulsação do executante (Fig. 4.6). 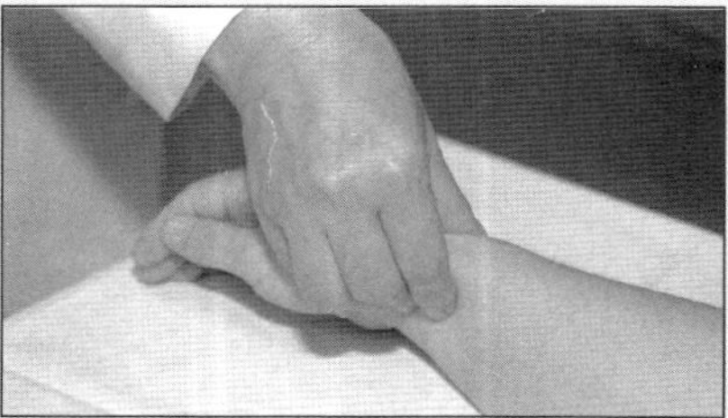 **Fig. 4.6**	Obter valor real do pulso.

PROCEDIMENTOS	*FUNDAMENTAÇÃO*
4. Contar os batimentos: pulsos regulares durante 30 segundos e multiplicar o resultado por dois; nos pulsos irregulares verificar durante um minuto.	Obter maior exatidão no resultado.
5. Anotar o valor obtido no impresso próprio e assinar.	Documentar ações de enfermagem.
6. Colocar o paciente em posição confortável e a unidade em ordem.	

Cuidados Importantes

1. Comunicar imediatamente o enfermeiro caso o paciente apresente alteração no pulso.
2. Em caso de dúvida nos valores obtidos de pulso, repetir a técnica. Persistindo a dúvida, solicitar o auxílio do enfermeiro.
3. Em paciente com patologias cardíacas e pulsações irregulares verificar o pulso durante um minuto.
4. Evitar o uso do polegar para não confundir com a pulsação do executante.
5. Apesar de na maioria dos livros de procedimentos técnicos a preconização do tempo da contagem de pulso ser de um minuto, neste manual foi adotada a verificação por 30 segundos multiplicados por dois, para obter maior exatidão no resultado, de acordo com Boemer (1975).
6. Valores normais de pulso no adulto: A Associação Americana de Coração preconiza o limite entre 50 e 100 batimentos por minuto (bpm), rítmicos.

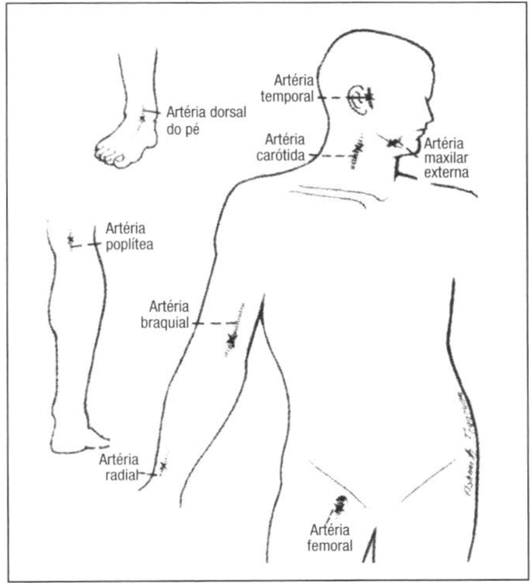

Fig. 4.7: Locais de verificação de pulso.

Fonte: Jacob e Francone (1976, p. 365).

Respiração (R)

Conceito

É a verificação da profundidade e ritmo da expansão e contração do tórax, originando a frequência respiratória.

PROCEDIMENTOS	*FUNDAMENTAÇÃO*
1. Verificar a prescrição médica/enfermagem.	Certificar-se do procedimento.
2. Colocar a mão no pulso do paciente como se a intenção fosse a de verificar sua pulsação e realizar a contagem da respiração.	Evitar alteração na freqüência respiratória.
3. Observar os movimentos de abaixamento e elevação do tórax; os dois movimentos (inspiratório e expiratório) somam um movimento respiratório.	
4. Contar os movimentos respiratórios por um minuto.	
5. Anotar o valor obtido no impresso próprio e assinar.	Documentar ações de enfermagem.
6. Deixar o paciente confortável e a unidade em ordem.	

Cuidados Importantes

1. Comunicar imediatamente o enfermeiro caso o paciente apresente alteração na respiração.
2. Na verificação da respiração, não se orienta o paciente sobre o procedimento para não alterar o resultado.
3. Quando não conseguir verificar o ciclo respiratório, orientar o paciente a respirar normalmente e colocar a palma da mão do executante sobre a região torácica e proceder à contagem durante um minuto.
4. Em caso de dúvida no valor obtido de respiração, repetir a técnica. Persistindo a dúvida, solicitar o auxílio do enfermeiro.
5. Índice respiratório normal em adultos: 16 a 20 respiração por minuto (rpm), automática, sem ruído, regular, sem esforço e simétrica.

Pressão Arterial (PA ou TA)

Conceito

É a verificação da pressão que o sangue exerce nas paredes das artérias.

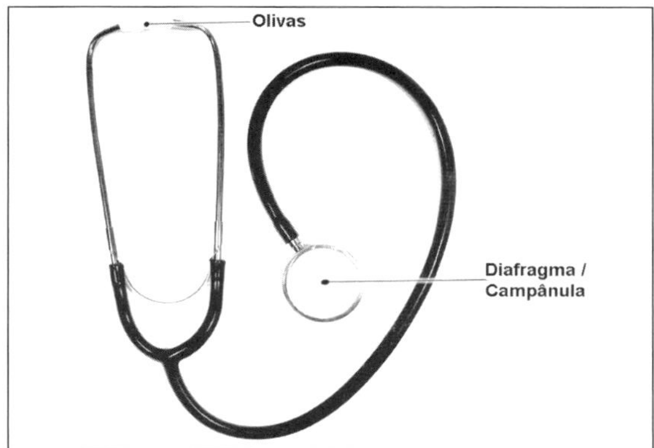

Fig. 4.8: Partes do estetoscópio.

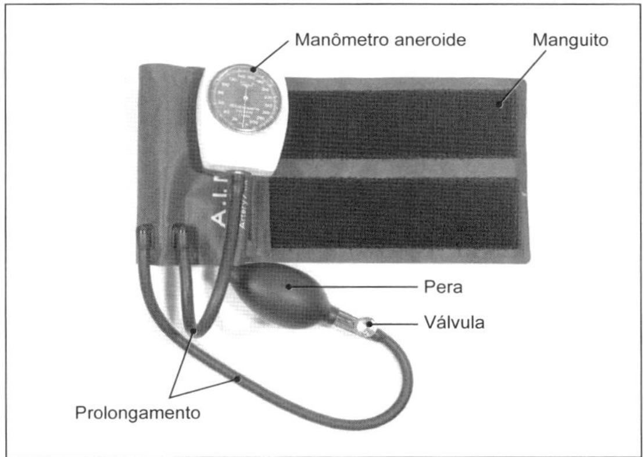

Fig. 4.9: Partes do esfigmomanômetro.

PROCEDIMENTOS	*FUNDAMENTAÇÃO*
1. Verificar a prescrição médica/enfermagem.	Certificar-se do procedimento.
2. Explicar o procedimento ao paciente.	Obter valor real da PA.
3. Certificar-se de que o paciente: não praticou exercícios físicos 60 a 90 minutos antes; não ingeriu bebidas alcoólicas, café, chá, coca-cola ou alimentos; se não está com a bexiga cheia; se não está tenso; se está sem dor e se fumou até 30 minutos antes da medida.	Obter valor real da PA.

PROCEDIMENTOS	*FUNDAMENTAÇÃO*
4. Deixar o paciente descansar por cinco a dez minutos em ambiente calmo, com temperatura agradável.	Obter valor real da PA.
5. Deixar o paciente deitado ou sentado com as pernas descruzadas, pés apoiados no chão, dorso recostado na cadeira e com o braço ao nível do coração.	Obter valor real da PA.
6. Suspender a manga da roupa ou retirá- la quando apertada.	Obter valor real da PA.
7. Colocar o manguito aproximadamente 3 cm acima da fossa antecubital, de modo que não fique muito apertado nem frouxo, centralizando a bolsa de borracha sobre a artéria braquial (Fig. 4.10).	Facilitar que a campânula/diafragma do estetoscópio entre em contato com a artéria. Obter valor real da PA.

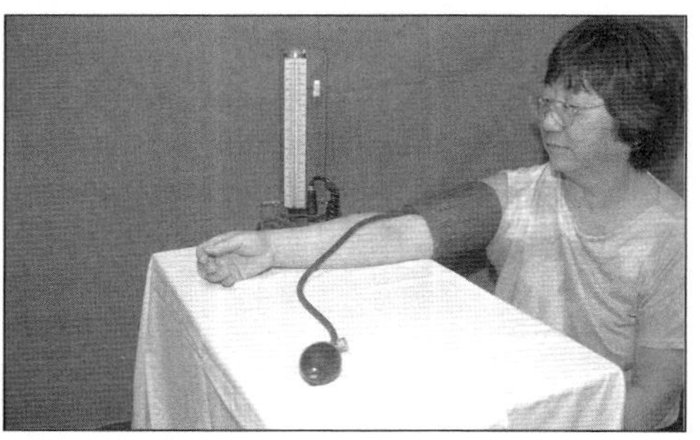

Fig. 4.10

PROCEDIMENTOS	*FUNDAMENTAÇÃO*
8. Cuidar que os prolongamentos de borracha não se cruzem.	Impedir os ruídos produzidos pelos prolongamentos cruzados.
9. Desinfetar as olivas e campânula/diafragma do estetoscópio (Figs. 4.11 e 4.12).	Prevenir infecção hospitalar.

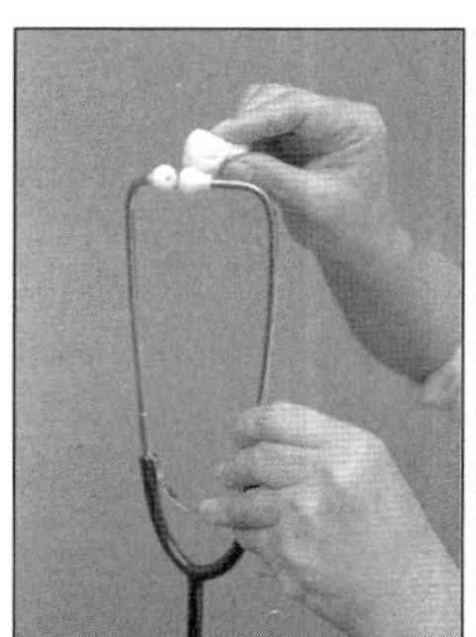

Fig. 4.11

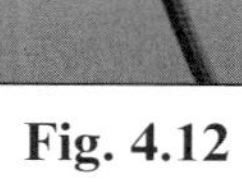

Fig. 4.12

PROCEDIMENTOS	FUNDAMENTAÇÃO
10. Palpar o pulso radial e inflar o manguito até o seu desaparecimento para obter estimativa do nível da pressão sistólica, desinflar rapidamente e aguardar 1 minuto antes de inflar novamente (Fig. 4.13). 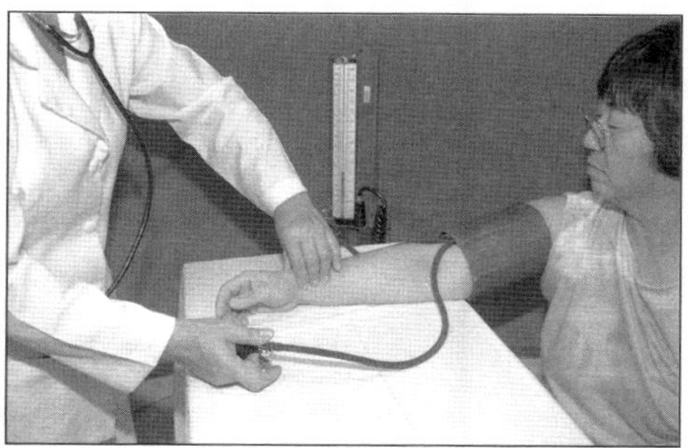 Fig. 4.13	
11. Colocar as olivas do estetoscópio nos ouvidos, com a curvatura voltada para frente (Fig. 4.14). 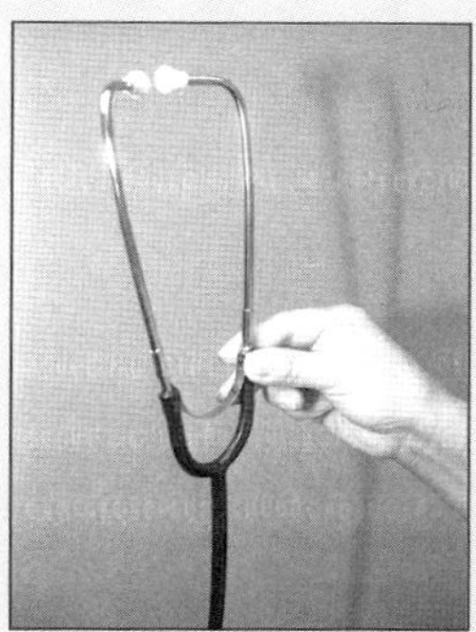 Fig. 4.14	
12. Localizar com os dedos a pulsação da artéria braquial na fossa cubital e apoiar a campânula/diafragma do estetoscópio sobre a mesma sem comprimir excessivamente.	Obter valor real da pressão diastólica.
13. Solicitar ao paciente que não fale durante o procedimento de verificação.	
14. Posicionar os olhos no mesmo nível da coluna de mercúrio ou do mostrador do manômetro aneróide.	
15. Verificar a PA no menor tempo possível.	Impedir congestão venosa, pois o manguito inflado age com um torniquete, resultando em desconforto ao paciente.

PROCEDIMENTOS	FUNDAMENTAÇÃO
16. Fechar a válvula da pera e inflar o manguito rapidamente de 10 em 10 mmHg (milímetro de mercúrio) até ultrapassar 20 a 30 mmHg acima da pressão sistólica estimada (Fig. 4.15). 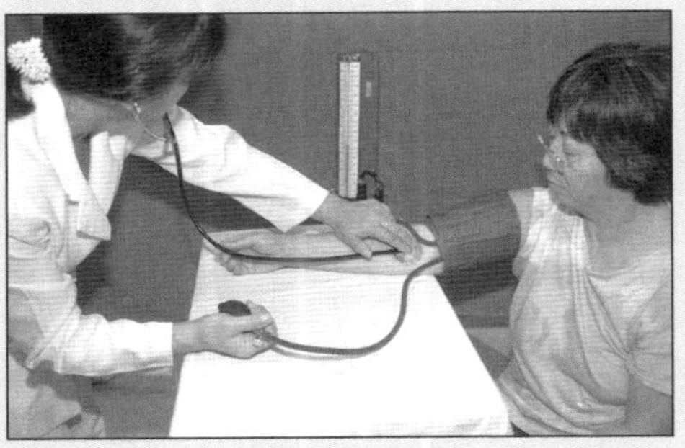 Fig. 4.15	Obter valor real da PA.
17. Abrir lentamente a válvula (2 a 4 mmHg (milímetro de mercúrio) por segundo) e observar na coluna de mercúrio ou no manômetro aneróide: **a.** o primeiro batimento ouvido que corresponde à pressão sistólica ou fase I de Korotkoff, som fraco que aumenta à medida que intensifica a velocidade de deflação. A partir dessa fase, abrir mais rapidamente a válvula (5 a 6 mmHg por segundo). **b.** o último som ouvido corresponde à pressão diastólica ou fase V de Korotkoff. Manter a ausculta cerca de 20 a 30 mmHg após o último som, para certificar o seu desaparecimento e após intensificar e completar a deflação. Se os batimentos permanecer até o nível zero, considerar a pressão diastólica no abafamento dos sons (fase IV Korotkoff) e registrar valores da pressão sistólica verificada e a da diastólica zero.	Facilitar a ausculta da pressão sistólica e pressão diastólica, obtendo valor real.
18. Evitar reinflar durante a verificação.	Obter resultado fidedigno e evitar desconforto.
19. Esvaziar totalmente o ar do manguito; em caso de dúvida, repetir a operação um a dois minutos após, para confirmação.	Restabelecer a circulação sanguínea normal.
20. Retirar o manguito do braço do paciente após a confirmação da pressão sistólica e diastólica.	

PROCEDIMENTOS	*FUNDAMENTAÇÃO*
21. Desinfetar as olivas e a campânula/diafragma do estetoscópio com bola de algodão embebida em álcool (Figs. 4.11 e 4.12).	Prevenir infecção hospitalar.
22. Anotar os valores obtidos da pressão sistólica e da pressão diastólica, posição do paciente, tamanho do manguito e o membro em que foi feita a mensuração no impresso próprio e assinar.	Documentar ações de enfermagem.
23. Deixar o paciente confortável e a unidade em ordem.	
24. Lavar e guardar os materiais.	
25. Lavar as mãos.	Evitar infecção hospitalar. Proporcionar autoproteção.

Cuidados Importantes

1. Segundo o V Consenso Brasileiro de Hipertensão Arterial (CBHA):
   - As medições na primeira avaliação devem ser obtidas em ambos os membros superiores, considerando-se como diferença normal na verificação do braço dominante, o valor entre 10 a 15 mmHg (milímetro de mercúrio) a mais em relação ao outro braço. Se apresentar diferença de pressão entre os braços, na verificação subsequente, deverá ser verificada no braço que obteve maior pressão. Caso o paciente apresente diferenças de pressão entre os membros superiores maiores que 20/10 mmHg (milímetro de mercúrio) para a pressão sistólica/diastólica requer investigação;
   - A posição recomendada de rotina para a medida de PA é sentada;
   - A verificação de pressão nas posições ortostática e supina deve ser feita na primeira avaliação em todos os pacientes e em todas as avaliações em idosos, diabéticos, portadores de disautonomias, alcoolistas e/ou em uso de medicação anti-hipertensiva;
   - Realizar no mínimo três medidas de PA em cada consulta, com intervalo de um minuto entre elas. A média das duas últimas medidas é considerada a PA do paciente;
   - Quando há suspeita de hipertensão arterial para sua investigação utiliza-se MAPA e MARPA. MAPA é o método que permite o registro indireto e intermitente da PA durante 24 horas. MRPA é o registro da PA por método indireto, com três medidas pela manhã e três à noite, durante cinco dias, verificado pelo paciente ou outra pessoa treinada, com aparelho validado, conforme orientação médica;
   - O aparelho para verificação de PA mais indicado é o de coluna de mercúrio, porque se descalibra menos do que os aneróides. Os aparelhos eletrônicos evitam erros relacionados ao observador e podem ser utilizados quando validados de acordo com recomendações específicas.

2. Comunicar imediatamente o enfermeiro caso o paciente apresente alteração na PA.
3. As regiões de verificação de PA são: terço médio do braço (artéria braquial) e na coxa (artéria poplítea).
4. Em membros com fístula arteriovenosa, cateteres venosos, não verificar a PA para evitar estase sanguínea e risco de obstrução dos mesmos.
5. Em paciente mastectomizada, não verificar a PA no membro correspondente para evitar estase sanguínea e desconforto.
6. Usar manguito de tamanho adequado (bolsa de borracha com largura = 40% e comprimento = 80% da circunferência do braço). Como não há vários tamanhos de manguito à disposição, nos pacientes obesos e caquéticos, deve-se fazer a correção de PA e registrar que o valor obtido foi corrigido, conforme a Tabela 4.1.
7. Em caso de dúvida nos valores obtidos de PA, repetir a técnica. Persistindo a dúvida, solicitar o auxílio do enfermeiro.
8. Para obter o valor real de PA no aparelho com manômetro aneroide é necessário fazer a calibragem do mesmo a cada seis meses.
9. Registrar o valor obtido na escala do manômetro, que varia de 2 em 2 mmHg (milímetro de mercúrio), evitando arredondamentos e valores de pressão terminados em "5".
10. Fazer a desinfecção de oliva e campânula/diafragma do estetoscópio antes e após a verificação da PA.

Tabela 4.1: Correção de PA conforme Arcuri (1989)

CIRCUNFERÊNCIA DO BRAÇO EM CM	*PRESSÃO SISTÓLICA EM mmHg*
15 a 18 somar	15
19 a 22 somar	10
23 a 26 somar	5
27 a 30 sem correção	-
31 a 34 subtrair	5
35 a 38 subtrair	10
39 a 41 subtrair	15
42 a 45 subtrair	20
46 a 49 subtrair	25
15 a 20 sem correção	-
21 a 26 subtrair	5
27 a 31 subtrair	10
32 a 37 subtrair	15
38 a 43 subtrair	20
44 a 47 subtrair	25

Tabela 4.2: Dimensões da bolsa de borracha para diferentes circunferências de braço em crianças e adultos segundo V Diretrizes Brasileiras de Hipertensão Arterial e Arquivos Brasileiros de Cardiologia

DENOMINAÇÃO DO MANGUITO	*CIRCUNFERÊNCIA DO BRAÇO (CM)*	*BOLSA DE BORRACHA (CM)*	
		LARGURA	*COMPRIMENTO*
Recém-nascido	< 10	4	8
Criança	11-15	6	12
Infantil	16-22	9	18
Adulto pequeno	20-26	10	17
Adulto	27-34	12	23
Adulto grande	35-45	16	32

Tabela 4.3: Classificação definida em V Diretrizes Brasileiras de Hipertensão Arterial da PA em maiores de 18 anos

PRESSÃO ARTERIAL SISTÓLICA	*PRESSÃO ARTERIAL DIASTÓLICA*	*CLASSIFICAÇÃO*
< 120	< 80	Ótima
< 130	< 85	Normal
130-139	85-89	Limítrofe
140-159	90-99	Hipertensão leve (Estágio 1)
160-179	100-109	Hipertensão moderada (Estágio 2)
> 180	> 110	Hipertensão grave (Estágio 3)
> 140	< 90	Sistólica isolada

Observação: quando a pressão sistólica e a diastólica estiverem em categorias diferentes, classifica-se pela maior PA.

Dor

Conceito

A dor é uma experiência sensorial e emocional desagradável. Por ser uma experiência subjetiva, sua intensidade, duração e seu significado são determinados por indivíduo.

Existem: dor aguda e crônica. A dor aguda não se refere à intensidade e sim, aos sintomas de dor que são resolvidos em menos de seis meses e a dor crônica se refere aos sintomas que não são resolvidos em seis meses.

PROCEDIMENTOS	*FUNDAMENTAÇÃO*
1. Verificar a prescrição médica/enfermagem.	Certificar-se do procedimento.
2. Apresentar e orientar o paciente sobre a escala para mensuração da dor	Garantir que o paciente compreenda o procedimento.

PROCEDIMENTOS	*FUNDAMENTAÇÃO*
3. Solicitar ao paciente que identifique na escala a intensidade da sua dor.	
4. Classificar a dor do paciente, segundo a escala.	
5. Providenciar meios/métodos de alívio da dor farmacológico ou não, de acordo com a prescrição.	Aliviar a dor do paciente.
6. Registrar em impresso específico: horário, duração, localização, intensidade, tipo, se há alteração emocional (choro, depressão, gemido, irritação, tensão) e se há alguma atividade prejudicada (sono, apetite, deambulação) e assinar.	Documentar ações de enfermagem.
7. Reavaliar o paciente quanto ao alívio, manutenção ou piora da dor. Comunicar o médico responsável, se necessário.	Acompanhar a evolução do tratamento de alívio da dor.
8. Avaliar sistematicamente o paciente.	

Cuidados Importantes

1. É importante lembrar que antes de planejar ou implementar uma intervenção para minimizar a dor do paciente, a enfermeira deve ser capaz de avaliar a dor, que envolve a coleta de dados subjetivos e objetivos que é um passo crítico na prestação de manejo da dor.
2. A avaliação da dor do paciente deve ser realizada regularmente, independente do local onde o paciente se encontra (hospital, ambulatório, unidade básica de saúde), devendo ser sempre documentada. Ao avaliar o paciente lembrar das variáveis que afetam a dor: humor, ansiedade, medo, estresse, impotência, raiva, relutância em discutir a dor, vergonha, insônia, fadiga e concepções culturais.
3. A escala para avaliar a dor adotada na instituição deve ser de conhecimento e domínio de toda a equipe.
4. O profissional da saúde é responsável pelo controle e alívio da dor, portanto, não deve subestimar a dor relatada pelo paciente, pois o controle do mesmo é essencial para facilitar a recuperação integral do paciente.
5. A avaliação da dor em pacientes com deficiência cognitiva deverá ser com escala de figuras, como as utilizadas em pediatria.
6. Para os pacientes que não podem autorrelatar a dor, pode-se utilizar os seis comportamentos de dor preconizado pela American Geriatrics Society: (1) as expressões faciais (caretas, por exemplo), (2) verbalizações ou vocalizações (gemendo, por exemplo), (3) os movimentos do corpo, como postura corporal tensa, (4) modificações nas relações interpessoais (agressão ou resistir cuidado, por exemplo), alterações nos padrões de atividade (recusa de alimentos, por exemplo), e (6) alterações do estado mental.

7. Toda avaliação da dor deve ser registrada em impresso específico. O registro da dor deve ser o mais completo possível, para que os profissionais responsáveis pelo paciente tenham condições de avaliar a sua evolução.
8. O médico responsável deverá ser notificado, caso o paciente não referir alívio da dor, após a administração da medicação prescrita.
9. É aconselhável que os familiares do paciente com dor também recebam orientações sobre a avaliação e o manejo da dor.
10. A avaliação contínua dos resultados é necessária para orientar as alterações no plano de cuidados e obter alívio satisfatório da dor.
11. O profissional de saúde deve atualizar nas diversidades de intervenções para o alívio da dor, seja na área farmacológica, fisiológica e comportamental.

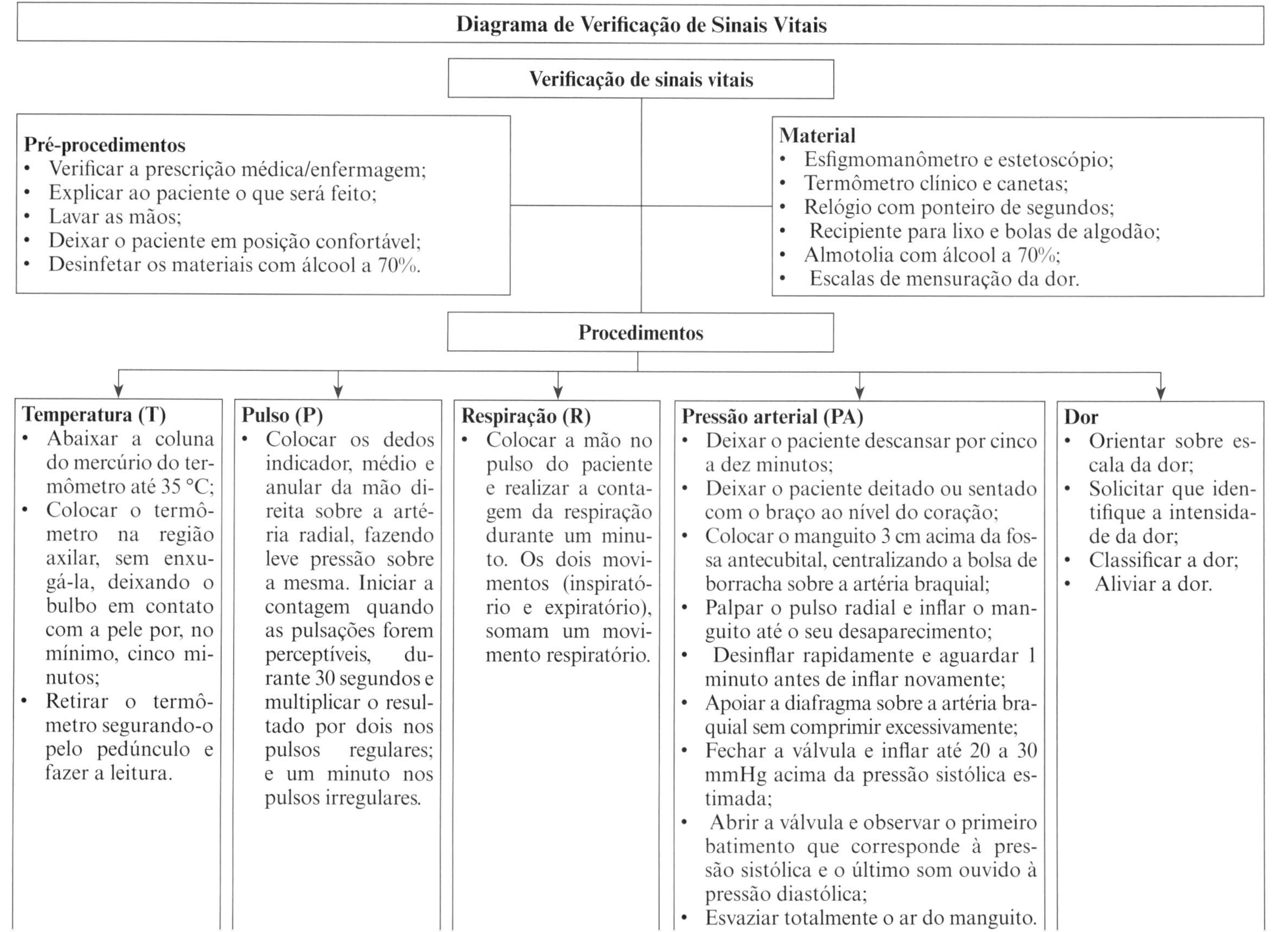
Diagrama de Verificação de Sinais Vitais
Verificação de sinais vitais
Pré-procedimentos
• Verificar a prescrição médica/enfermagem;
• Explicar ao paciente o que será feito;
• Lavar as mãos;
• Deixar o paciente em posição confortável;
• Desinfetar os materiais com álcool a 70%.
Material
• Esfigmomanômetro e estetoscópio;
• Termômetro clínico e canetas;
• Relógio com ponteiro de segundos;
• Recipiente para lixo e bolas de algodão;
• Almotolia com álcool a 70%;
• Escalas de mensuração da dor.
Procedimentos
Temperatura (T)
• Abaixar a coluna do mercúrio do termômetro até 35 °C;
• Colocar o termômetro na região axilar, sem enxugá-la, deixando o bulbo em contato com a pele por, no mínimo, cinco minutos;
• Retirar o termômetro segurando-o pelo pedúnculo e fazer a leitura.
Pulso (P)
• Colocar os dedos indicador, médio e anular da mão direita sobre a artéria radial, fazendo leve pressão sobre a mesma. Iniciar a contagem quando as pulsações forem perceptíveis, durante 30 segundos e multiplicar o resultado por dois nos pulsos regulares; e um minuto nos pulsos irregulares.
Respiração (R)
• Colocar a mão no pulso do paciente e realizar a contagem da respiração durante um minuto. Os dois movimentos (inspiratório e expiratório), somam um movimento respiratório.
Pressão arterial (PA)
• Deixar o paciente descansar por cinco a dez minutos;
• Deixar o paciente deitado ou sentado com o braço ao nível do coração;
• Colocar o manguito 3 cm acima da fossa antecubital, centralizando a bolsa de borracha sobre a artéria braquial;
• Palpar o pulso radial e inflar o manguito até o seu desaparecimento;
• Desinflar rapidamente e aguardar 1 minuto antes de inflar novamente;
• Apoiar a diafragma sobre a artéria braquial sem comprimir excessivamente;
• Fechar a válvula e inflar até 20 a 30 mmHg acima da pressão sistólica estimada;
• Abrir a válvula e observar o primeiro batimento que corresponde à pressão sistólica e o último som ouvido à pressão diastólica;
• Esvaziar totalmente o ar do manguito.
Dor
• Orientar sobre escala da dor;
• Solicitar que identifique a intensidade da dor;
• Classificar a dor;
• Aliviar a dor.

Cuidados importantes
- Outros locais de verificação da temperatura: Auricular; Inguinal e Axila; Retal e Bucal. Na temperatura bucal o bulbo do termômetro deverá ficar sob a língua e na retal o bulbo deverá ser lubrificado e introduzido 2 cm no ânus. A temperatura obtida nestas regiões deverá ser anotada especificando a região;
- O resultado de temperatura mais exato é obtido na região auricular;
- Valores normais da temperatura: Axilar (entre 35,8 °C e 37 °C); Retal (entre 37 °C e 38 °C).

Cuidados importantes
- Evitar o uso do polegar para não confundir com as próprias pulsações;
- Valores normais de pulso no adulto: entre 50 a 100 batimentos por minuto, rítmicos.

Cuidados importantes
- Quando não conseguir verificar o ciclo respiratório, orientar o paciente a respirar normalmente e se necessário colocar a palma da mão do executante sobre a região torácica e proceder a contagem durante um minuto;
- Índice respiratório normal em adultos: 16 a 20 vezes por minuto.

Cuidados importantes
- Verificar a PA no menor tempo possível;
- Na verificação de PA, quando os batimentos persistirem até o nível zero, considerar a pressão diastólica no abafamento dos sons;
- As regiões de verificação de PA são: terço médio do braço (artéria braquial) e na coxa (artéria poplítea);
- Não verificar a PA em membros com fístula arteriovenosa, cateteres venosos e em membros correspondente à mastectomia;
- Fazer a correção de PA nos pacientes obesos e caquéticos, de acordo com a tabela específica;
- PA normal no adulto é 120/80.

Cuidados importantes
- Avaliar a dor regularmente;
- A escala deve ser de domínio de toda a equipe;
- O profissional de saúde não deve subestimar a dor;
- Em pacientes com deficiência cognitiva utilizar a avaliação adequada;
- Se caso persistir a dor comunicar o médico;
- Orientar familiares do paciente sobre a avaliação e o manejo da dor.

Pós-procedimentos
- O registro da dor deve ser completo;
- Reavaliar o paciente quanto ao alívio ou piora da dor;
- Avaliar sistematicamente o paciente.

Pós-procedimentos
- Comunicar imediatamente o enfermeiro caso o paciente apresente alteração nos valores;
- Colocar o paciente em posição confortável e a unidade em ordem;
- Fazer a desinfecção dos materiais utilizados;
- Lavar as mãos;
- Anotar os valores obtidos no impresso próprio.

capítulo 5

PESO E ALTURA

A mensuração de peso e altura é importante para determinar o modo de viver e as condições efetivas de vida e saúde da sociedade. Na atualidade, a obesidade é um problema de saúde pública. A obesidade pode ser definida como o grau de armazenamento de gordura no organismo, associado a risco para a saúde, devido a sua relação com várias complicações metabólicas (*World Health Organization*, 1995).

O Índice de Massa Corporal (IMC) é uma medida para determinar se a pessoa está abaixo, em seu peso ideal ou acima do peso.

O cálculo do IMC, segundo *World Health Organization*, é obtido aplicando a fórmula a seguir:

$$\text{IMC} = \frac{\text{Peso (kg)}}{\text{Altura}^2\ (\text{m}^2)}$$

Exemplo: paciente com peso de 60 kg e altura de 1,67 m.

IMC = 60: $1{,}67^2$ = 60: 2,78 → IMC = 21,5

De acordo com a tabela de IMC, apresentada a seguir, esse paciente situa-se no peso normal e em risco médio de comorbidade.

Tabela IMC – Associação Brasileira para o Estudo da Obesidade

CÁLCULO IMC	*SITUAÇÃO*	*RISCO DE COMORBIDADE*
Abaixo de 18,5	Abaixo do peso ideal	Baixo
Entre 18,5 e 24,9	Peso normal	Médio
Entre 25,0 e 29,9	Acima do seu peso-sobrepeso	Aumentado
Entre 30,0 e 34,9	Obesidade grau I	Moderado
Entre 35,0 e 39,9	Obesidade grau II	Grave
Entre 40,0 e acima	Obesidade grau III	Muito grave

Peso

Conceito É o indicador de alterações do estado nutricional.
Material Balança antropométrica; papel.

PROCEDIMENTOS	*FUNDAMENTAÇÃO*
1. Verificar a prescrição médica/enfermagem.	Certificar-se do procedimento.
2. Explicar ao paciente o que vai ser feito.	Obter colaboração.
3. Forrar o piso da balança com papel.	Prevenir infecção hospitalar.
4. Aferir a balança colocando os massores no ponto zero e verificando se a balança está travada (Fig. 5.1).	Evitar erro na pesagem.

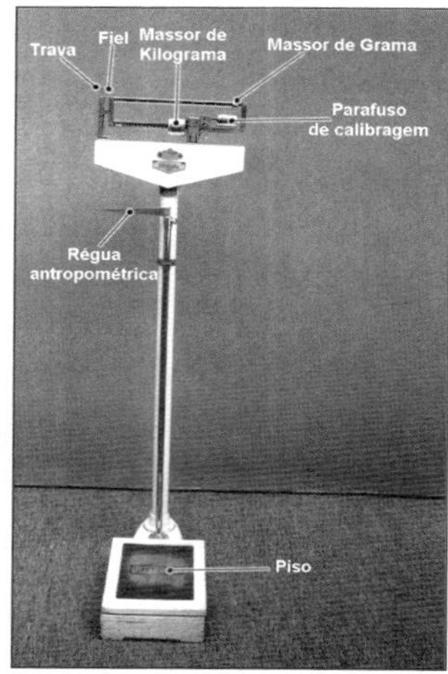

Fig. 5.1

5. Verificar se o paciente está em jejum, se urinou e se evacuou.	Obter valor real do peso.
6. Pedir ao paciente para tirar o calçado e o roupão.	
7. Destravar a balança e pesar o paciente, orientando-o para manter os braços junto ao corpo.	Obter pesagem correta.
8. Identificar o peso, abaixar o pino da trave e retomar os massores ao ponto zero.	
9. Auxiliar o paciente a colocar o calçado e o roupão.	
10. Retirar o papel da balança e deixar em ordem.	
11. Encaminhar o paciente ao leito.	
12. Lavar as mãos.	Evitar infecção hospitalar e proporcionar autoproteção.
13. Anotar o valor obtido no impresso próprio e assinar.	Documentar ações de enfermagem.

Cuidados Importantes

1. Pesar o paciente, sempre que possível, no mesmo horário, usando o mínimo de roupas possível.
2. Pacientes com curativos e bolsas de drenagem devem ser pesados com as mesmas características do dia anterior. anotar alterações.
3. Paciente acamado deve ser pesado, se possível, em cama balança.

Altura

Conceito

É uma medida do grau de nutrição do indivíduo.

PROCEDIMENTOS	*FUNDAMENTAÇÃO*
1. Verificar a prescrição médica/enfermagem.	Certificar-se do procedimento.
2. Explicar ao paciente o que vai ser feito.	Obter a colaboração.
3. Colocar o paciente ereto de costas para a régua antropométrica com os calcanhares unidos, encostados na barra da escala de medida.	Obter altura correta.
4. Travar a régua antropométrica e medir.	
5. Auxiliar o paciente a colocar o calçado.	
6. Retirar o papel da balança e deixar em ordem.	
7. Encaminhar o paciente ao leito.	
8. Anotar o valor obtido no impresso próprio e assinar.	Documentar ações de enfermagem.
9. Lavar as mãos.	Evitar infecção hospitalar. proporcionar autoproteção.

Cuidados Importantes

Para o paciente acamado, a altura deve ser determinada medindo-se o paciente deitado no leito ou medindo a distância entre a chanfradura esternal e as pontas dos dedos das mãos, duplicando-se o resultado.

Na balança que não dispõe de régua antropométrica improvisar com uma fita métrica, medindo do chão até a altura de um metro, demarcando com fita adesiva; em seguida fixar a fita métrica e proceder à medida da altura conforme Figs. 5.2 e 5.3. Ao mensurar a altura do paciente na balança que não dispõe de régua antropométrica, colocar um material de superfície rígida sobre a cabeça (Fig. 5.4), solicitar a descida do paciente da balança, observar e registrar a altura obtida.

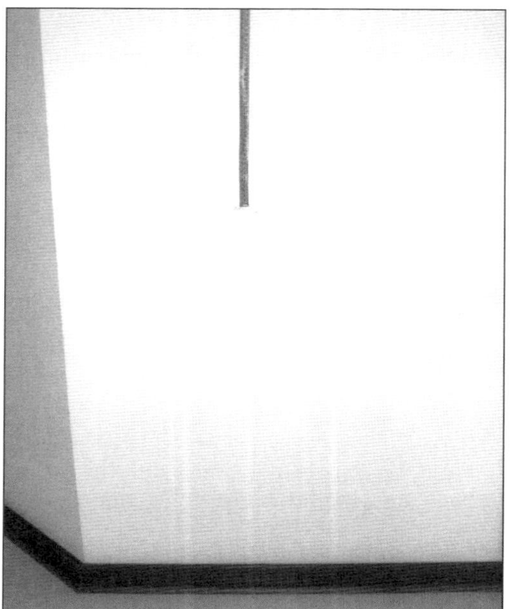

Fig. 5.2: Fita métrica, a um metro do chão, afixada na parede.

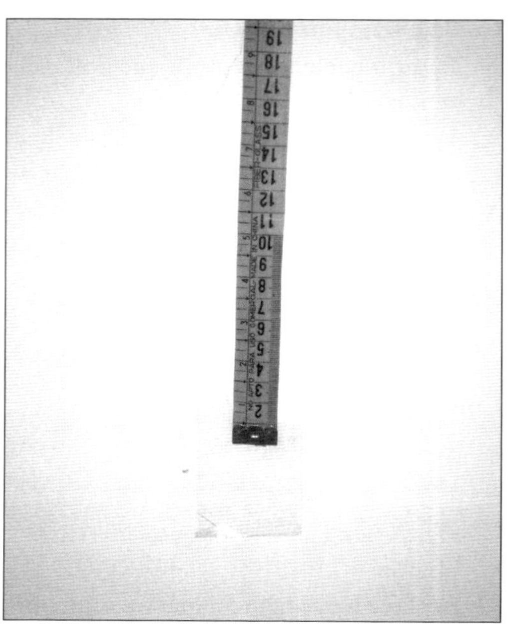

Fig. 5.3: Fita métrica em posição invertida, afixada na parede.

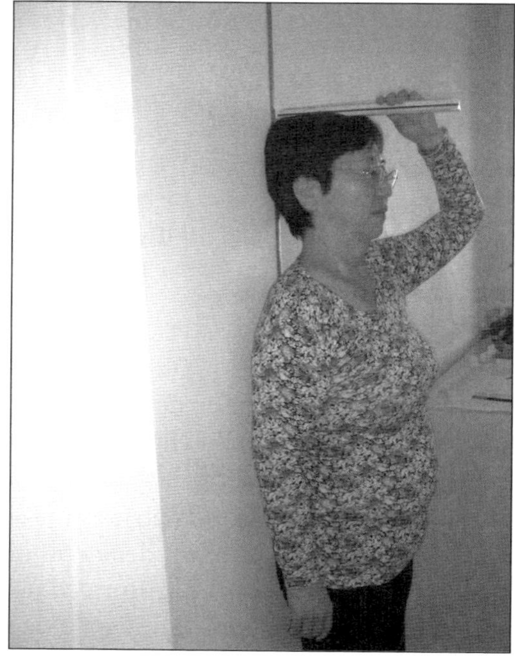

Fig. 5.4: Medida de altura com material rígido sobre a cabeça.

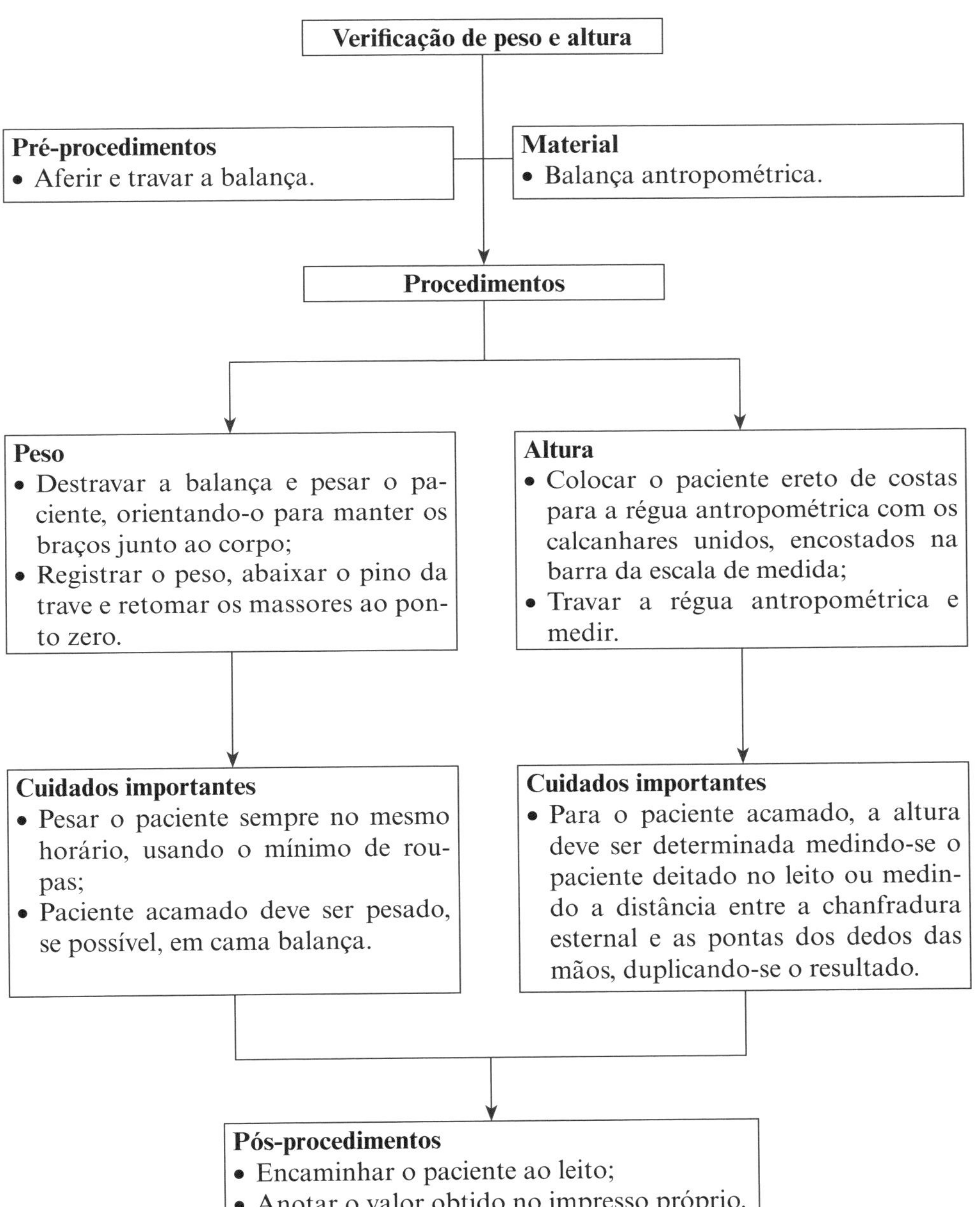
Verificação de peso e altura

Pré-procedimentos
• Aferir e travar a balança.

Material
• Balança antropométrica.

Procedimentos

Peso
• Destravar a balança e pesar o paciente, orientando-o para manter os braços junto ao corpo;
• Registrar o peso, abaixar o pino da trave e retomar os massores ao ponto zero.

Altura
• Colocar o paciente ereto de costas para a régua antropométrica com os calcanhares unidos, encostados na barra da escala de medida;
• Travar a régua antropométrica e medir.

Cuidados importantes
• Pesar o paciente sempre no mesmo horário, usando o mínimo de roupas;
• Paciente acamado deve ser pesado, se possível, em cama balança.

Cuidados importantes
• Para o paciente acamado, a altura deve ser determinada medindo-se o paciente deitado no leito ou medindo a distância entre a chanfradura esternal e as pontas dos dedos das mãos, duplicando-se o resultado.

Pós-procedimentos
• Encaminhar o paciente ao leito;
• Anotar o valor obtido no impresso próprio.

ADMISSÃO, TRANSFERÊNCIA E ALTA DO PACIENTE

capítulo 6

Admissão do Paciente

Conceito

É a entrada e a permanência do paciente no hospital por determinado período.

Objetivos

- Facilitar a adaptação do paciente ao ambiente hospitalar;
- Proporcionar conforto e segurança.

Material

- Esfigmomanômetro e estetoscópio;
- Termômetro clínico;
- Relógio com ponteiro de segundos;
- Canetas;
- Recipiente para lixo;
- Recipiente com bolas de algodão;
- Almotolia com álcool a 70%;
- Balança antropométrica;
- Pijama ou camisola do hospital;
- Se necessário, providenciar toalhas e material de higiene.

PROCEDIMENTOS	*FUNDAMENTAÇÃO*
1. Lavar as mãos.	Evitar infecção hospitalar.
2. Receber o paciente com gentileza, chamando-o pelo nome e apresentar-se.	Facilitar a adaptação do paciente.
3. Verificar se o prontuário está completo e certificar-se do leito a ser ocupado. Informar o nome do médico e enfermeira responsável.	

PROCEDIMENTOS	*FUNDAMENTAÇÃO*
4. Entregar a prescrição ao escriturário para solicitação da dieta, colocação de horário, anotação no censo e livro de registro.	
5. Encaminhá-lo ao quarto e apresentá-lo aos demais pacientes.	Facilitar a interação paciente-paciente.
6. Orientar sobre as normas e rotinas do hospital: horário das refeições, repouso, higienização, visitas médicas e familiares, serviços religiosos e atividade recreativa.	Introduzir o paciente no ambiente hospitalar.
7. Verificar se o paciente faz uso de medicamento, comunicar ao médico responsável e anotar na prescrição.	Dar continuidade ao tratamento.
8. Instruir sobre o uso da campainha e instalações sanitárias.	
9. Encaminhá-lo ao banho, fornecendo-lhe os materiais necessários.	
10. Arrolar roupas e entregá-las preferencialmente aos familiares. Na ausência destes a roupa do paciente deve ser arrolada. Se estiver suja deverá ser encaminhada à lavanderia para ser lavada.	Evitar extravio.
11. Entregar os valores e documentos pessoais preferencialmente aos familiares ou arrolar em envelope próprio, especificando o seu conteúdo na presença do paciente, e levá-los ao Serviço Social.	
12. Verificar temperatura, pulso, respiração, PA, dor, peso e altura.	Avaliar condições do paciente.
13. Preparar o paciente para aos exames ou cirurgias.	
14. Identificar o leito preenchendo os dados de identificação, sinais vitais, peso e altura na prescrição de enfermagem.	
15. Deixar o paciente confortável e a unidade em ordem.	
16. Fazer limpeza/desinfecção dos materiais e guardá-los.	
17. Lavar as mãos.	Prevenir infecção hospitalar e proporcionar autoproteção.

PROCEDIMENTOS	*FUNDAMENTAÇÃO*
18. Anotar na prescrição de enfermagem: hora de admissão, procedência, condições do paciente (estado físico, aparência geral, nível de consciência, sinais e sintomas, queixas, alergias, uso de medicamentos, cuidados especiais e outros), condições de chegada (deambulação, de maca, em cadeiras de roda, com acompanhante, orientações dadas) diagnóstico de internação, destino dos pertences e valores (inclusive prótese dentária superior e inferior) e assinar.	Documentar as ações de enfermagem.

Cuidados Importantes

1. Caso o paciente não queira entregar seus objetos de valor para arrolamento, avisá-lo de que o hospital não se responsabilizará pela perda dos mesmos, registrando a orientação.
2. Investigar se é a primeira internação neste hospital para adequar as orientações.
3. Orientar os familiares sobre a rotina do hospital.
4. Na ausência do escriturário, encaminhar o pedido de dieta, preencher o censo e entregar a prescrição médica ao funcionário responsável pela medicação.
5. Caso o paciente tenha sido internado sem pertences, registrar de modo claro nas anotações.
6. Proceder à admissão de acordo com a norma e rotina de cada Instituição.
7. Orientar o paciente quanto a proibição de fumo na unidade de internação.
8. Caso tenha solicitação de exames, orientá-lo e prepará-lo para o mesmo.
9. Se o paciente faz uso de medicamentos, comunicar ao médico responsável e anotar na prescrição.

Transferência do Paciente

Conceito

Consiste na remoção do paciente de uma unidade para outra dentro do próprio hospital ou de uma clínica para outra dentro de uma unidade.

Objetivos

- Facilitar a adaptação ao novo ambiente;
- Proporcionar conforto e segurança;
- Preservar a integridade da documentação do paciente;
- Evitar problemas de ordem administrativa.

PROCEDIMENTOS	*FUNDAMENTAÇÃO*
1. Certificar-se da transferência com o escriturário (encaminhamento do aviso de transferência, horário e disponibilidade do leito).	
2. Preparar o paciente para a transferência: • Verificar se o paciente recebeu orientação sobre a transferência; • Separar suas roupas e demais pertences.	
3. Observar as medicações administradas antes da transferência, checar o horário e certificar-se dos medicamentos que deverão ser encaminhados com o paciente.	Assegurar a continuidade do tratamento.
4. Na prescrição de enfermagem, anotar hora, condições do paciente, para onde foi transferido e assinar.	Documentar as ações de enfermagem.
5. Transferir o paciente para a unidade que o está aguardando juntamente com o prontuário, roupas e outros pertences.	
6. Informar ao funcionário responsável os cuidados que já foram prestados e os que ainda deverão ser realizados.	
7. Remover as roupas de cama.	
8. Proceder à limpeza terminal da unidade do paciente.	Prevenir infecção hospitalar.

Observação: Os passos a serem seguidos pela unidade que está recebendo o paciente obedecem à técnica de admissão.

Cuidados Importantes

1. Na ausência do escriturário, encaminhar a primeira via e o aviso de transferência ao Serviço Social e anexar a segunda via no prontuário; preencher o censo no item transferência e alterar o número do leito na documentação do paciente.
2. Quando a transferência for apenas entre clínicas dentro da mesma unidade, acompanhar o paciente ao novo quarto com seus pertences e apresentá-lo aos demais pacientes, providenciando a identificação do leito.

Alta do Paciente

Conceito

É a saída do paciente da unidade hospitalar.

Objetivos

- Proporcionar informações seguras para que o paciente possa dar continuidade ao tratamento após a alta;
- Proporcionar segurança no arquivo de documentação do paciente;
- Agilizar o processo de alta.

Tipos de Alta

- Alta hospitalar ou melhorada – é a saída do paciente do hospital, em condições de alta, com autorização médica;
- Alta condicional ou licença médica - é a saída temporária do paciente do hospital, a pedido do paciente ou do médico, com assinatura do termo de responsabilidade, para passar o dia das mães, dos pais e resolver problemas particulares;
- Alta a pedido – é a saída do paciente do hospital, a pedido do paciente.

PROCEDIMENTOS	*FUNDAMENTAÇÃO*
1. Certificar-se da alta com o escriturário, se está assinada pelo médico ou residente com respectivo CRM, com resumo clínico em duas vias, ficha-leito e caso cirúrgico com descrição de cirurgia devidamente assinadas.	Evitar transtornos de ordem administrativa.
2. Verificar se está marcado retorno e se há receita de medicamentos.	Dar continuidade ao tratamento.
3. Informar o paciente sobre a alta.	
4. Verificar se o paciente recebeu orientações de alta.	
5. Verificar as condições do paciente certificando-se de que ele possui meios de locomoção e roupas para sair do hospital.	
6. Auxiliar o paciente a se vestir quando for determinado o horário de sua saída.	
7. Providenciar roupas para o paciente junto ao Serviço Social, caso ele não as possua.	
8. Verificar se há medicamento a ser administrado.	

9. Reunir todos os impressos que estão na enfermaria e anotar na prescrição de enfermagem: hora, condição do paciente, orientações dadas à pessoa que o acompanhou e assinar.	Notificar a equipe de saúde e os familiares. Documentar as ações de enfermagem.
10. Registrar a alta no impresso específico.	
11. Acompanhar o paciente ao Serviço Social e entregar o prontuário completo para que o mesmo receba seus valores, caso possua.	
12. Providenciar a limpeza terminal da unidade do paciente.	Prevenir infecção hospitalar.

Cuidados Importantes

1. As atividades relacionadas à orientação do paciente devem ser efetuadas pelo enfermeiro e/ou equipe médica.
2. Em caso de alta a pedido, o paciente ou responsável deverá assinar um termo de responsabilidade (impresso em duas vias). Em seguida, encaminhar o paciente ao serviço social para as devidas orientações.
3. Auxiliar no transporte do paciente incapacitado de deambular.
4. Na ausência do escriturário, conferir os impressos necessários para a alta, preencher o aviso de alta para ser assinado pela enfermeira e registrar a saída do paciente no censo.
5. Proceder à alta de acordo com a norma e rotina da Instituição.
6. Encaminhar, sempre que possível, formulário de referência e contra referência dos procedimentos efetuados durante a internação para a Unidade de Saúde.
7. O paciente deve ser orientado que o não cumprimento do regulamento interno do hospital poderá acarretar a sua alta hospitalar ou transferência.

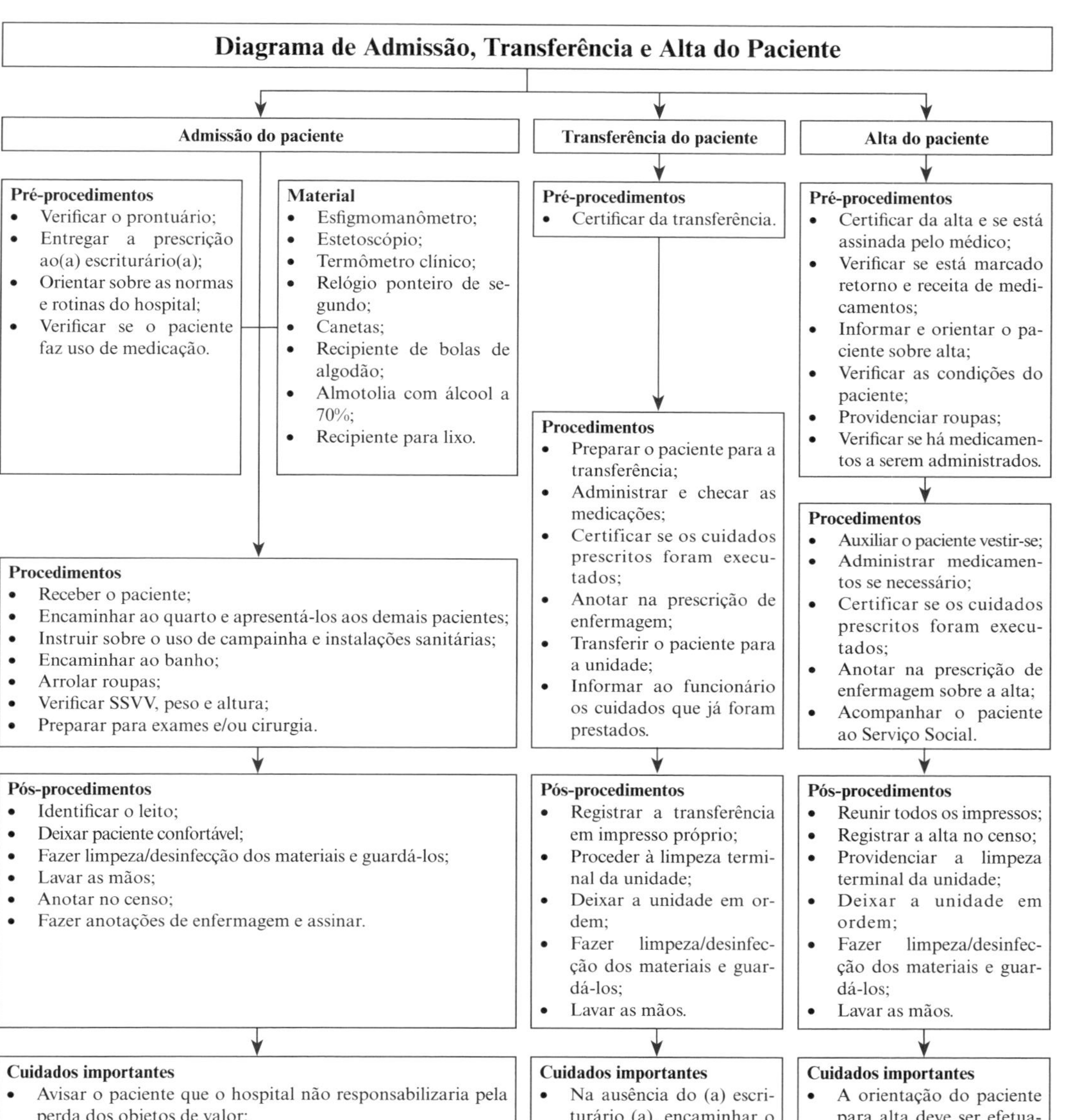

Diagrama de Admissão, Transferência e Alta do Paciente

Admissão do paciente

Pré-procedimentos
- Verificar o prontuário;
- Entregar a prescrição ao(a) escriturário(a);
- Orientar sobre as normas e rotinas do hospital;
- Verificar se o paciente faz uso de medicação.

Material
- Esfigmomanômetro;
- Estetoscópio;
- Termômetro clínico;
- Relógio ponteiro de segundo;
- Canetas;
- Recipiente de bolas de algodão;
- Almotolia com álcool a 70%;
- Recipiente para lixo.

Procedimentos
- Receber o paciente;
- Encaminhar ao quarto e apresentá-los aos demais pacientes;
- Instruir sobre o uso de campainha e instalações sanitárias;
- Encaminhar ao banho;
- Arrolar roupas;
- Verificar SSVV, peso e altura;
- Preparar para exames e/ou cirurgia.

Pós-procedimentos
- Identificar o leito;
- Deixar paciente confortável;
- Fazer limpeza/desinfecção dos materiais e guardá-los;
- Lavar as mãos;
- Anotar no censo;
- Fazer anotações de enfermagem e assinar.

Cuidados importantes
- Avisar o paciente que o hospital não responsabilizaria pela perda dos objetos de valor;
- Investigar se é a primeira internação;
- Orientar os familiares sobre normas e rotinas do hospital;
- Na ausência do(a) escriturário(a), fazer as atribuições do(a) mesmo(a);
- Caso o paciente tenha internado sem pertences, registrar;
- Orientar o paciente quanto a proibição de fumo;
- Preparar e orientá-lo, caso tenha solicitação de exames, cirurgias e outros;
- Se o paciente faz uso de medicamentos, comunicar ao médico responsável.

Transferência do paciente

Pré-procedimentos
- Certificar da transferência.

Procedimentos
- Preparar o paciente para a transferência;
- Administrar e checar as medicações;
- Certificar se os cuidados prescritos foram executados;
- Anotar na prescrição de enfermagem;
- Transferir o paciente para a unidade;
- Informar ao funcionário os cuidados que já foram prestados.

Pós-procedimentos
- Registrar a transferência em impresso próprio;
- Proceder à limpeza terminal da unidade;
- Deixar a unidade em ordem;
- Fazer limpeza/desinfecção dos materiais e guardá-los;
- Lavar as mãos.

Cuidados importantes
- Na ausência do (a) escriturário (a), encaminhar o aviso de transferência ao Serviço Social;
- Se a transferência for entre clínicas, acompanhar o paciente ao novo quarto;
- Orientar o paciente, que se deixar de cumprir o regulamento interno, poderá receber alta ou transferência.

Alta do paciente

Pré-procedimentos
- Certificar da alta e se está assinada pelo médico;
- Verificar se está marcado retorno e receita de medicamentos;
- Informar e orientar o paciente sobre alta;
- Verificar as condições do paciente;
- Providenciar roupas;
- Verificar se há medicamentos a serem administrados.

Procedimentos
- Auxiliar o paciente vestir-se;
- Administrar medicamentos se necessário;
- Certificar se os cuidados prescritos foram executados;
- Anotar na prescrição de enfermagem sobre a alta;
- Acompanhar o paciente ao Serviço Social.

Pós-procedimentos
- Reunir todos os impressos;
- Registrar a alta no censo;
- Providenciar a limpeza terminal da unidade;
- Deixar a unidade em ordem;
- Fazer limpeza/desinfecção dos materiais e guardá-los;
- Lavar as mãos.

Cuidados importantes
- A orientação do paciente para alta deve ser efetuada pelo enfermeiro e ou equipe médica;
- Em caso de alta a pedido, o responsável deverá assinar termo de responsabilidade;
- Encaminhar referência e contra referência;
- Orientar o paciente, que se deixar de cumprir o regulamento interno, poderá receber alta ou transferência;
- A equipe de enfermagem deverá acompanhar o paciente de alta até saída do hospital com cadeira de roda.

PROMOÇÃO DE CONFORTO DO PACIENTE

capítulo 7

Conforto

Conceito

É um estado de prazer isento de ansiedade, dor ou inquietação e bem-estar físico--psicológico-social-espiritual e ambiental.

Tipos de Conforto

- Psicoespiritual;
- Psicológico, ambiental e social;
- Físico e ambiental.

Conforto Psicoespiritual

Conceito

É o conforto que pertence a conscientização interna do eu, incluindo estima, conceito, sexualidade e significado na vida do indivíduo ou ainda abranger um relacionamento do indivíduo com ser superior.

Causas de Desconforto Psicoespiritual

- Medo da morte;
- Dificuldade de ir à igreja;
- Falta de isolamento para fazer suas orações;
- Dificuldade em conversar com alguém sobre aspectos espirituais.

Meios para Proporcionar Conforto Psicoespiritual

- O profissional de saúde deve avaliar as necessidades de conforto psicoespiritual e implementar intervenções;
- O profissional de saúde deve ser responsável, ético, competente, empático, delicado, atencioso, afetuoso e interagir por meio do olhar, do toque, da fala e de demais ações que favoreçam sensações de segurança e conforto;

- Propiciar contato com um conselheiro espiritual, respeitando sua crença;
- Encaminhar o paciente à capela, caso deseje providenciar material para leituras bíblicas;
- Fazer leitura para pacientes que não possam ler;
- Ouvir o paciente a respeito de questões espirituais;
- Esclarecer o paciente sobre horários e locais de atividades religiosas existentes no hospital.

Conforto Psicológico, Ambiental e Social

Conceito

É o conforto que pertence ao cenário externo da experiência humana como a luz, o barulho, o ambiente, a cor, a temperatura e os elementos naturais e sintéticos. E o conforto social: é o conforto que pertence às relações interpessoais, familiares e sociais.

Causas de Desconforto Psicológico, Ambiental e Social

- Saudades da família;
- Solidão;
- Falta de recreação;
- Exposição indevida do corpo;
- Medo da dor;
- Medo da morte;
- Preocupação financeira;
- Restrição da liberdade;
- Mudança repentina de ambiente e hábitos;
- Falta de atenção da equipe de saúde;
- Receio de sua não reabilitação;
- Timidez para expressar suas necessidades;
- Desconhecimento do tratamento e prognóstico de sua patologia;
- Falta de respeito à sua identidade e individualidade;
- Iluminação, cor e temperatura inadequada;
- Pisadas fortes, conversas entre funcionários/acompanhante/colegas da enfermaria no horário de sono e repouso;
- Odores fortes e outros.

Meios de Favorecer a Interação com o Ambiente Hospitalar

- O profissional de saúde deve avaliar as necessidades de conforto psicossocial, ambiental e implementar intervenções;
- O profissional de saúde deve ser responsável, ético, competente, empático, delicado, atencioso, afetuoso e interagir por meio do olhar, do toque, da fala e de demais ações que favoreçam sensações de segurança e conforto;

- Promover sua adaptação no ambiente hospitalar, chamando-o pelo nome, familiarizando-o com a equipe de saúde e os companheiros da enfermaria;
- Respeitar sua individualidade;
- Conversar com o paciente, esclarecê-lo, orientá-lo e encorajá-lo;
- Estimulá-lo a conversar sobre seus temores, problemas e dificuldades, ouvindo-o atentamente;
- Proporcionar atividades recreativas;
- Propiciar a comunicação com seus parentes e companheiros de quarto e evitar deixá-lo sozinho por muito tempo;
- Evitar ruídos desnecessários;
- Orientá-lo sobre as normas e rotinas e apresentá-lo à unidade;
- Evitar exposição indevida do corpo;
- Encaminhar ao psicólogo, caso as medidas anteriormente citadas não amenizem a ansiedade;
- Respeitar os direitos do paciente, previstos em resolução própria, desde que não acarretem prejuízo ao paciente.

Conforto Físico e Ambiental

Conceito

É o conforto que se refere às sensações do corpo.

Causas de Desconforto Físico e Ambiental

- Frio ou calor excessivo;
- Longo tempo em uma mesma posição;
- Posição inadequada no leito;
- Atrito de roupas sobre locais doloridos ou sensíveis, roupa de cama suja, enrugada ou úmida;
- Ambiente desagradável: desordem, ruídos, excesso de luz, odores fortes, falta de conservação do prédio e mobiliário;
- Falta de habilidade e cuidado por parte da equipe de saúde ao prestar assistência ao paciente;
- Ausência de movimentação e exercício físico;
- Dor;
- Falta de higiene corporal.

Meios de Proporcionar Conforto Físico e Ambiental

- O profissional de saúde deve avaliar as necessidades de conforto físico, ambiental e implementar intervenções;
- O profissional de saúde deve ser responsável, ético, competente, empático, delicado, atencioso, afetuoso e interagir por meio do olhar, do toque, da fala e de demais ações que favoreçam sensações de segurança e conforto;

- Manter temperatura corporal adequada, mudar de decúbito periodicamente, fazer exercícios físicos passivos e ativos, estimular e auxiliar na deambulação;
- Manter roupas limpas, sem rugas ou umidades;
- Evitar roupas apertadas e atritos sobre locais doloridos e sensíveis;
- Manipular o paciente com cuidado e atenção;
- Identificar as causas de dor, proporcionando meios para minimizá-la;
- Proporcionar boa higiene corporal;
- Manter o ambiente em condições agradáveis: arejado, limpo, tranquilo, isento de ruídos e odores;
- Proporcionar bom alinhamento musculoesquelético através da utilização de rolos, travesseiros, sacos de areia, sacos de ar e espumas tipo caixa de ovo;
- Aquecer as mãos e proporcionar um toque carinhoso utilizando toda palma da mão procurando promover sensação de segurança e tranquilidade, posicionando o paciente confortavelmente.

Cuidados Importantes

1. Lembrar que o conforto é multidimensional com significados diferentes para pessoas diferentes e diferentes também em situações de saúde e de doença, portanto o profissional de saúde deve conhecer as necessidades de cada paciente para proporcionar o máximo de conforto na área física, espiritual, psicológica, social e ambiental.
2. Como existe relação entre o conforto e o trabalho da enfermagem as ações de enfermagem devem procurar responder as expectativas e necessidades de cada paciente tendo em vista que o significado e as necessidades de conforto variam de acordo com a situação, em diferentes grupos etários e gêneros.

Métodos para Proporcionar Conforto Físico
Rolo

Objetivos

- Evitar que o paciente escorregue da cama, quando em posição *Fowler*;
- Diminuir tensão dos músculos abdominais, quando colocado sob terço médio da coxa.

Material

- Travesseiro ou cobertor;
- Impermeável;
- Lençol;
- Atadura.

Métodos

- Rolo com travesseiro;
- Rolo com cobertor.

Rolo com Travesseiro

Dobrar o lençol em diagonal e nele enrolar o travesseiro, torcendo as extremidades do lençol (Figs. 7.1 e 7.2).

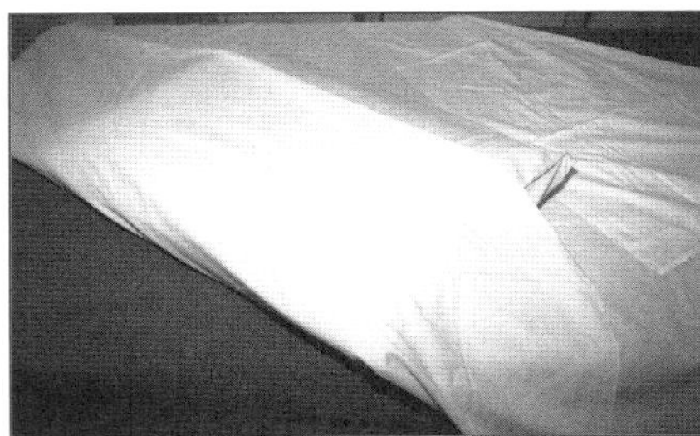

Fig. 7.1

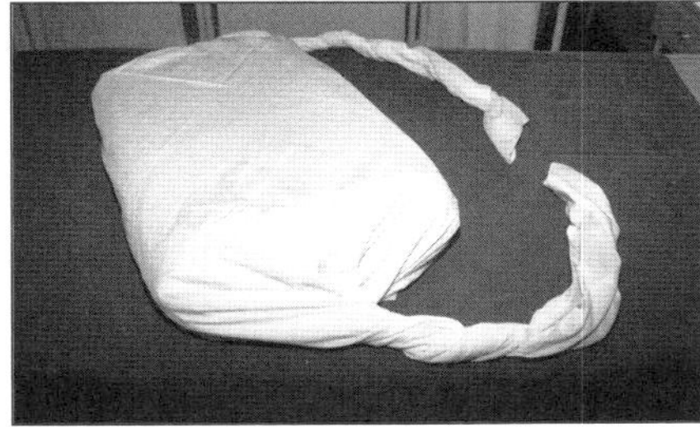

Fig. 7.2

Rolo com Cobertor

1. Dobrar o lençol ao meio e colocar o impermeável sobre o lençol. Em seguida, dobrar o cobertor ao meio e colocá-lo sobre o impermeável (Fig. 7.3).

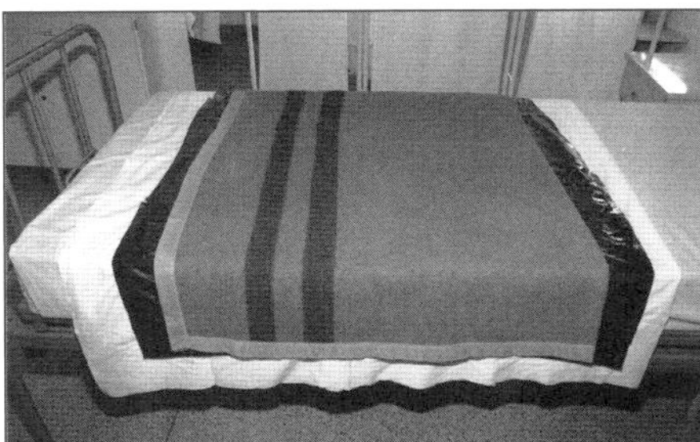

Fig. 7.3

2. Dobrar as extremidades laterais do lençol sobre o cobertor e o impermeável e colocar a atadura aberta no centro do rolo, transversalmente, de modo que as extremidades da mesma fiquem para fora do rolo (Fig. 7.4).

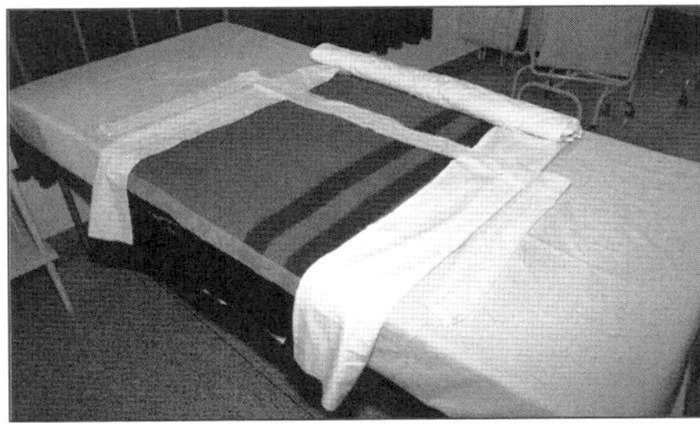

Fig. 7.4

3. Enrolar o lençol, o cobertor e o impermeável, firmemente (Fig. 7.5).

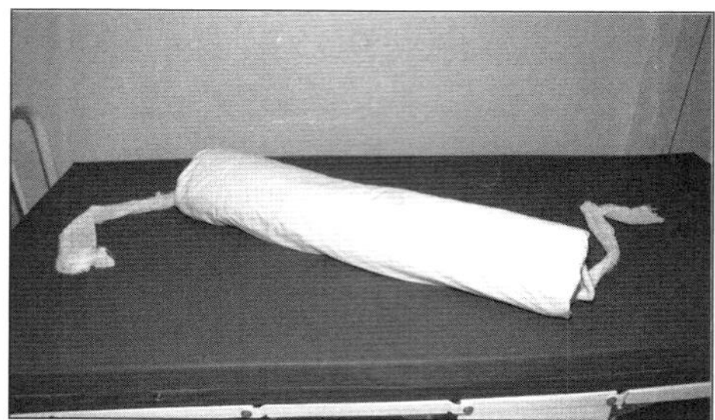

Fig. 7.5

PROCEDIMENTOS	*FUNDAMENTAÇÃO*
1. Verificar a prescrição médica/enfermagem.	Certificar-se do procedimento.
2. Lavar as mãos.	Prevenir infecção hospitalar.
3. Preparar o material.	
4. Explicar ao paciente o que será feito.	Obter colaboração.
5. Flexionar os joelhos do paciente e colocar o rolo sob o terço médio da coxa (Fig. 7.6). **Fig. 7.6**	Diminuir a tensão dos músculos abdominais.
6. Amarrar as pontas do lençol ou atadura no estrado da cama.	
7. Fazer anotações na prescrição médica/enfermagem e assinar.	Documentar as ações de enfermagem.

Observação: O rolo também pode ser colocado entre os pés do paciente e a cama, para evitar que ele deslize e ainda para prevenir formação de pé equino.

Argolas de Algodão

Objetivo

- Diminuir a pressão de regiões com proeminência óssea (cotovelos, calcâneos, joelhos e região occipital).

Material

- Atadura;
- Algodão ortopédico;
- Fita adesiva.

Método

- Fazer uma argola com o algodão ortopédico do tamanho desejado (Fig. 7.7);
- Envolver a argola com a atadura em movimentos circulares, evitando apertar o algodão ortopédico (Fig. 7.8);
- Fixar a extremidade com fita adesiva.

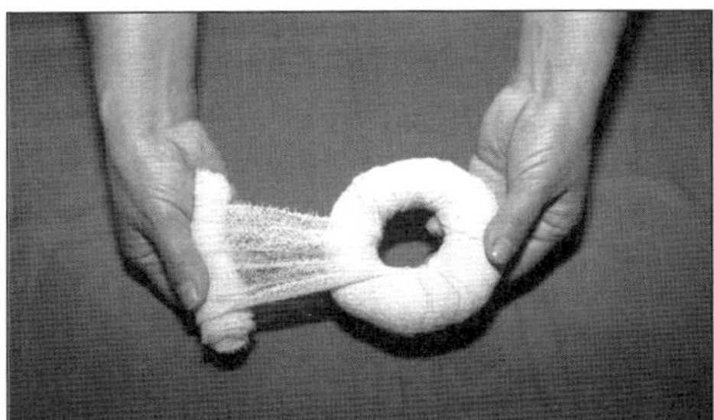

Fig. 7.7

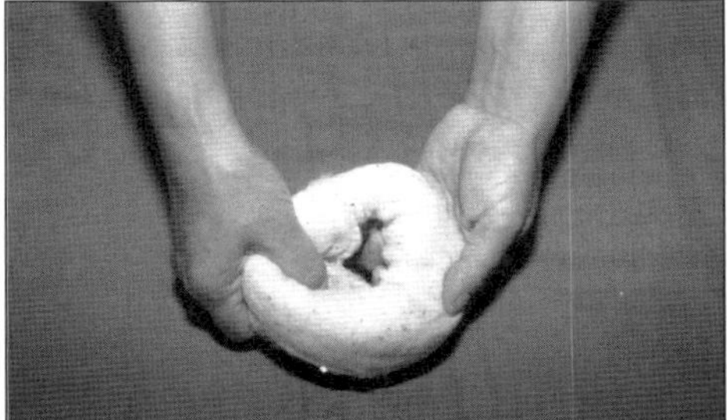

Fig. 7.8

Sacos de Água ou Ar

Objetivo

- Diminuir a pressão sobre áreas de proeminência óssea.

Material

- Sacos de plástico resistentes;
- Fronha.

Método

- Colocar água ou ar no saco plástico, não enchendo em demasia (até 2/3 da capacidade) para evitar desconforto e pressão excessiva.

Travesseiros

Objetivos

- Proporcionar bom alinhamento de todas as partes do corpo;
- Permitir distribuição homogênea do peso sobre todas as partes do corpo, prevenindo úlcera de pressão;
- Proporcionar maior espaço possível para que os órgãos internos se posicionem nas cavidades corporais, facilitando a respiração;

- Manter articulação em posição funcional;
- Proporcionar conforto;
- Facilitar circulação sanguínea;
- Facilitar a drenagem de secreções;
- Prevenir contraturas.

Material

- Travesseiro e fronhas de diversos tamanhos.

POSIÇÕES DE CONFORTO

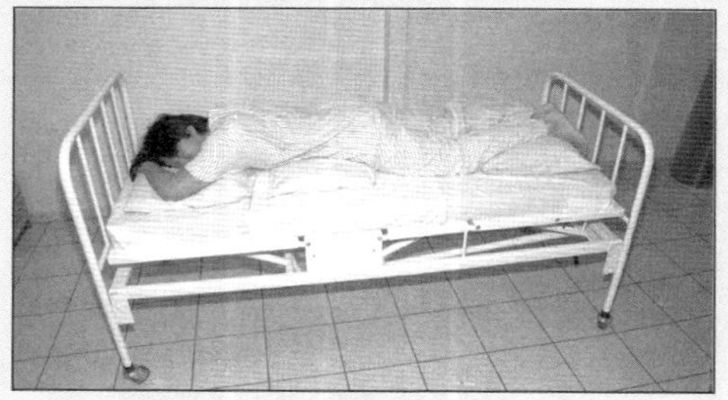

Fig. 7.9: Posição ventral.

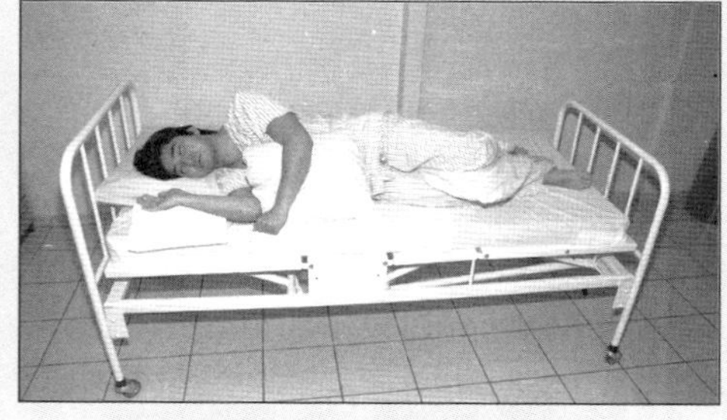

Fig. 7.10: Posição lateral.

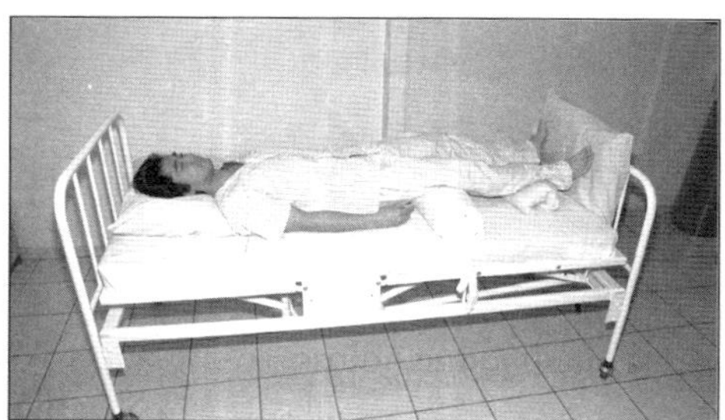

Fig. 7.11: Posição dorsal.

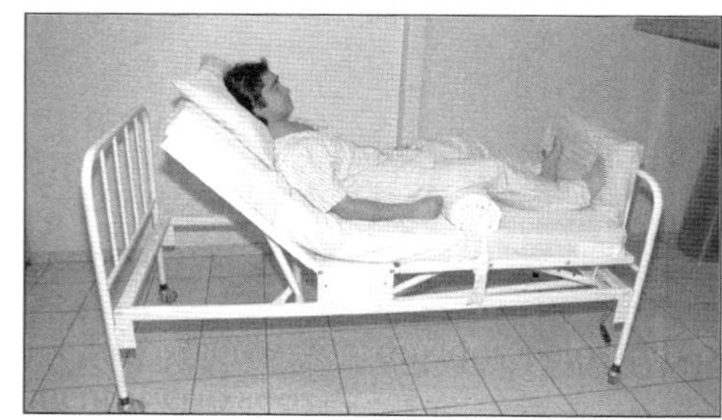

Fig. 7.12: Posição Fowler.

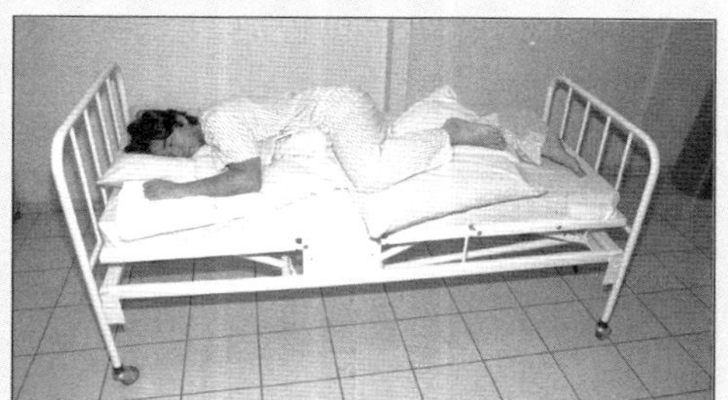

Fig. 7.13: Posição Sims.

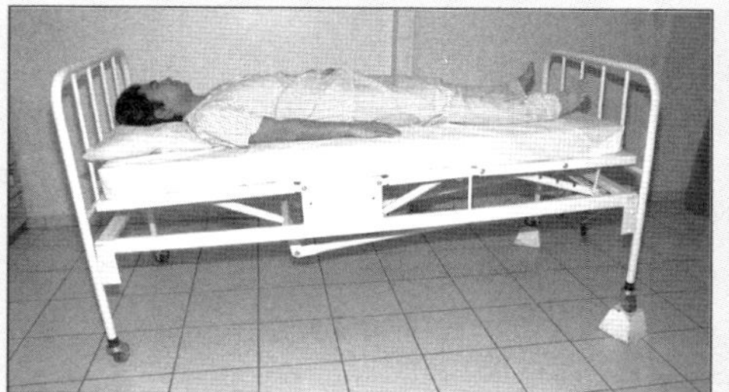

Fig. 7.14: Posição em declive ou Trendelenburg.

PROCEDIMENTOS

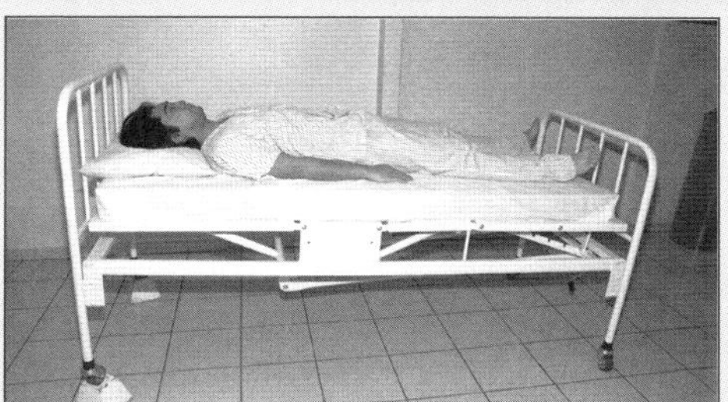

Fig. 7.15: Posição em próclive.

Cuidados Importantes

- Observar, com frequência, as regiões do corpo em contato com os materiais utilizados para posicionamento de conforto.
- Proceder à limpeza e à desinfecção dos materiais utilizados sempre que necessário.

Diagrama de Promoção de Conforto do Paciente

Promoção de conforto do paciente

Causas de desconforto

Psicoespiritual
- Medo da morte;
- Dificuldade de ir à igreja;
- Falta de isolamento para fazer suas orações;
- Dificuldade em conversar com alguém.

Psicológico, ambiental e social
- Saudades da família;
- Solidão;
- Exposição indevida do corpo;
- Medo da dor, de ficar inválido e da morte;
- Preocupação financeira;
- Mudança repentina de ambiente e hábitos;
- Falta de atenção da equipe de saúde;
- Desconhecimento do tratamento e prognóstico de sua patologia;
- Falta de respeito à sua identidade e individualidade;
- Pisadas fortes, conversas entre funcionários/acompanhante/colegas da enfermaria no horário de sono e repouso;
- Ambiente desagradável: desordem, ruídos, excesso de luz, odores fortes, falta de conservação do prédio e mobiliário.

Físico
- Frio ou calor excessivo;
- Longo tempo em uma mesma posição;
- Posição inadequada no leito;
- Atrito de roupas sobre locais doloridos ou sensíveis, roupa de cama suja, enrugada ou úmida;
- Falta de habilidade e cuidado por parte da equipe de saúde;
- Ausência de movimentação e exercício físico;
- Dor;
- Falta de higiene corporal.

Meios de promoção

Psicoespiritual
- Propiciar contato com um conselheiro espiritual;
- Encaminhar o paciente à capela, e fazer leituras bíblicas;
- Esclarecer o paciente sobre horários e locais de atividades religiosas existentes no hospital.

Psicológico, ambiental e social
- Orientar sobre as normas e rotinas e apresentá-lo à unidade;
- Promover sua adaptação no ambiente hospitalar, chamando-o pelo nome;
- Respeitar sua individualidade;
- Manter boa comunicação com o paciente;
- Ouvir atentamente sobre seus temores, problemas e dificuldades;
- Evitar deixá-lo sozinho;
- Proporcionar atividades recreativas;
- Manter a unidade calma, limpa e organizada;
- Orientar sobre as normas e rotinas e apresentá-lo à unidade;
- Esclarecer dúvidas sobre tratamento;
- Evitar exposição indevida do corpo;
- Respeitar os direitos do paciente.

Físico
- Manter temperatura corporal adequada, mudar de decúbito periodicamente, fazer exercícios físicos passivos e ativos, estimular e auxiliar na deambulação;
- Manter boa higiene corporal, roupas limpas, sem rugas ou umidades;
- Evitar roupas apertadas e atritos sobre locais doloridos e sensíveis;
- Identificar e minimizar as causas de dor;
- Manter o ambiente em condições agradáveis;
- Proporcionar bom alinhamento músculo-esquelético utilizando rolos com cobertor/travesseiro, argolas de algodão, travesseiros e outros;
- Ao manipular o paciente aquecer as mãos e utilizar toda palma da mão;
- Realizar mudança de decúbito.

Cuidados importantes
- O profissional de saúde deve ser responsável, ético, competente, empático, delicado, atencioso, afetuoso e interagir por meio do olhar, do toque, da fala e de demais ações que favoreçam sensações de segurança e conforto;
- Lembrar que o conforto tem significados diferentes em situações de saúde e de doença, portanto o profissional de saúde deve conhecer as necessidades de cada paciente para proporcionar o máximo de conforto na área física, espiritual, psicológica, social e ambiental;
- Observar, com frequência, as regiões do corpo em contato com os materiais utilizados para posicionamento de conforto.

PREVENÇÃO DE ÚLCERA DE PRESSÃO

capítulo 8

Úlcera de Pressão

Conceito

Úlcera de pressão é conhecida como escara* ou úlcera de decúbito*. É qualquer lesão na pele e/ou nos tecidos subjacentes, geralmente sobre proeminências ósseas causada por pressão, fricção e cisalhamento, cujo grau de danos é classificado em **estágios I, II, III e IV**.

Estágio I: apresenta pele íntegra mas com presença de eritema que não volta a coloração normal da pele mesmo após alívio da pressão.

Estágio II: é caracterizada pela perda total da pele envolvendo a epiderme, derme ou ambas. A úlcera apresenta como uma abrasão, uma bolha ou uma cratera rasa.

Estágio III: é caracterizada pela perda da pele na sua espessura total apresentando cratera profunda com ou sem necrose do tecido subcutâneo.

Estágio IV: apresenta perda da pele com extensa destruição ou necrose dos músculos e ossos.

Fatores de Risco: Sistêmicos, Locais e Externos

Sistêmicos

- Idade;
- Diabetes *mellitus;*
- Aterosclerose;
- Insuficiência renal e hepática;
- Deficiência de proteína, de vitaminas A, C, B^6, B^{12}, K, zinco e cobre;
- Drogas citotóxicas, anti-inflamatórios, corticoides;
- Instabilidade hemodinâmica;
- Desnutrição;

---

*Termos em desuso.

- Paralisias;
- Obesidade.

Locais

- Infecção local;
- Necrose tecidual;
- Edema;
- Hematoma;
- Tensão na linha de sutura;
- Aplicação de antissépticos tópicos;
- Corpos estranhos;
- Curativos inadequados;
- Aplicação imprópria de aparelhos de gesso.

Externos

- Pressão: se a pressão da perfusão dos capilares excede de 30 a 40 mmHg para os capilares arteriais e 10 a 14 mmHg para os capilares venosos por um tempo prolongado, após duas horas o tecido passa a sofrer alterações celulares da isquemia e de reperfusão;
- Cisalhamento: é resultante de duas forças, da gravidade que empurra o corpo para baixo e da fricção ou resistência entre o paciente e a superfície de suporte. Isto ocorre quando é elevada a cabeceira da cama do paciente, a pele adere ao leito, mas o esqueleto empurra o corpo para baixo, neste momento os vasos sanguíneos são esticados ou acotovelados dificultando ou interrompendo o fluxo sanguíneo podendo resultar em morte tecidual;
- Fricção: é o resultado do atrito entre a pele e o suporte de superfície que danificam a epiderme e derme produzindo uma lesão semelhante a queimadura;
- Umidade: suor e urina provocam alterações na resistência da epiderme à ação das forças externas.

Regiões Propícias (Fig. 8.1)

- Sacrococcígea;
- Ilíaca;
- Trocanter;
- Escapular;
- Joelhos;
- Maléolos;
- Calcâneo;
- Occipital;
- Orelhas;
- Cotovelos;
- Entre duas superfícies (axilas, mamas).

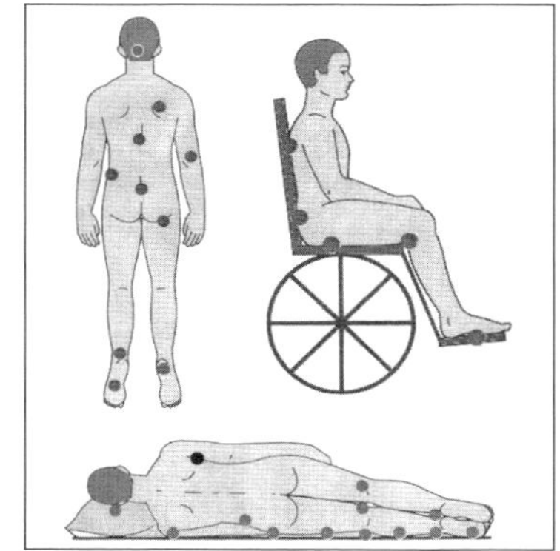

Fig. 8.1
Fonte: Caliri (2000, p.7).

Objetivos

- Evitar áreas isquêmicas;
- Manter integridade cutânea;
- Estimular a circulação sanguínea.

Cuidados na Prevenção de Úlcera de Pressão

- Realizar exame físico com iluminação natural, em ambiente privativo.
- Esclarecer o paciente sobre o procedimento e sua finalidade.
- Durante o exame físico expor somente a área a ser examinada protegendo o paciente com lençol.
- Avaliar paciente em risco para úlcera de pressão, aquele restrito ao leito ou na cadeira que apresentam imobilidade, incontinência, ingestão dietética inadequada ou alteração do estado nutricional fazendo inspeção sistemática da pele a cada mobilização em especial às regiões vulneráveis a formação de úlcera de pressão e registrar os resultados da inspeção da pele no prontuário. Se presenciar alterações na pele não deixar o paciente sentar ou deitar encima da região afetada e procurar descobrir a causa do problema para que não agrave.
- Uma avaliação sistemática de risco pode ser conseguida usando um instrumento de avaliação de risco como a escala de Braden. Na escala de Braden são considerados em risco pacientes adultos com pontuação igual ou menor que 16 ou idosos com pontuação igual ou menor que 17 a pontuação total. A escala irá predizer o risco do paciente para a úlcera e nortear as medidas preventivas necessárias. (Vide Quadro Escala de Braden).
- Minimizar a exposição da pele à umidade logo após eliminações por meio de higienização, enxugando a pele sem esfregar. Se o paciente tem incontinência urinária usar fraldas descartáveis ou absorventes. Aplicar agentes tópicos como cremes, películas protetoras ou óleos que agem como barreira para umidade.
- Evitar massagem nas proeminências ósseas, este procedimento reduz o fluxo sanguíneo e diminui significativamente a temperatura da pele e provoca dano tecidual.
- Melhorar a tolerância dos tecidos a pressão protegendo a pele com algodão ortopédico nas regiões em que houver contato com aparelhos.
- Pele ressecada deve ser hidratada com o intuito de melhorar a elasticidade, a tolerância à fricção e à pressão. Para diminuir a fricção entre a pele e superfície em contato deve utilizar protetores cutâneos como filmes transparentes, protetores de silicone, ou tecido macio.
- Posicionar adequadamente o paciente, utilizando técnicas corretas para transferência e mudança de decúbito. Recomenda-se que os pacientes sejam erguidos durante a movimentação com auxílio do lençol móvel para reduzir a força de cisalhamento e nunca "arrastados".
- Aliviar área de pressão, manter o alinhamento corporal e proteger as proeminências ósseas utilizando travesseiros ou coxins, preferencialmente protetores de silicone.

- Em pacientes restrito a cadeira deve reposicioná-los a cada uma hora e utilizar almofada gel para reduzir a pressão na região sacral, tendo o cuidado de posicionar os pés de modo que evite pressão excessiva na perna. Evitar uso de almofada com centro vazado que aumentam a pressão sacral e consequentemente a diminuição do fluxo sanguíneo.
- Realizar mudança de decúbito programada, no mínimo, de duas em duas horas; evitar pressão exagerada sobre qualquer ponto do corpo, particularmente sobre proeminências ósseas, esta medida além de prevenir a úlcera de pressão, auxilia na mobilização de secreções e exercita membros e ainda proporciona conforto. Ao reposicionar o paciente evitar superposição de membro colocando travesseiros entre os mesmos.
- Paciente acamado não deve ficar muito tempo com a cabeceira da cama elevada, esta posição aumenta a pressão nas nádegas, o que leva ao desenvolvimento da úlcera de pressão.
- Na medida do possível, minimizar a dor por meio de reposicionamento, uso de medicação e diminuição de atrito.
- Utilizar colchão de espuma tipo "caixa de ovos" para melhorar o conforto ou colchão de ar para prevenir a formação de úlcera de pressão. Para a pessoa que já tem a úlcera recomenda-se o uso de colchão de ar ou água.
- Realizar a troca de curativos de feridas, de drenos e de ostomias sempre que necessária.
- Implementar plano de suporte nutricional aos indivíduos com deficiência nutricional.
- Encaminhar a reabilitação fisioterápica para a manutenção do nível atual de atividade, mobilidade e amplitude de movimentos.
- Registrar todas as intervenções de enfermagem e resultados no prontuário do paciente e assinar.

QUADRO - ESCALA DE BRADEN				
Paciente:_________**Registro:** _______ **Leito:**______ **Tradução feita por Dra. Maria Helena Larcher Caliri (EERP – USP), autorizada pela autora Barbara Braden.**				
	1 PONTO	*2 PONTOS*	*3 PONTOS*	*4 PONTOS*
Percepção Sensorial: Habilidade de responder significativamente à pressão relacionada com o desconforto	**Completamente Limitado**: não responde a estímulo doloroso (não geme, não se esquiva ou agarra-se), devido a diminuição do nível de consciência ou sedação, ou devido a limitação da habilidade de sentir dor na maior parte da superfície corporal.	**Muito Limitado**: responde somente a estímulos dolorosos, Não consegue comunicar o desconforto a não ser por gemidos ou inquietação, ou tem um problema sensorial que limita a habilidade de sentir dor ou desconforto em mais da metade do corpo.	**Levemente Limitado**: responde aos comandos verbais, porém nem sempre consegue comunicar o desconforto ou a necessidade de ser mudado de posição. Ou tem algum problema sensorial que limita a sua capacidade de sentir dor ou desconforto em uma ou duas extremidades.	**Nenhuma Limitação**: responde aos comandos verbais. Não tem problemas sensoriais que poderiam limitar a capacidade de sentir ou verbalizar dor ou desconforto.
Umidade: Grau ao qual a pele está exposta à umidade	**Constantemente Úmida**: a pele é mantida úmida/molhada quase constantemente por suor, urina, etc. a umidade é percebida cada vez que o paciente é movimentado ou posicionado.	**Muito Úmida**: a pele está muitas vezes, mas nem sempre úmida/molhada. A roupa de cama precisa ser trocada pelo menos uma vez durante o plantão.	**Ocasionalmente Úmida**: a pele está ocasionalmente durante o dia úmida/molhada, necessitando de uma troca de roupa de cama uma vez por dia aproximadamente.	**Raramente Úmida**: a pele geralmente está seca, a roupa de cama só é trocada nos horários de rotina.
Atividade Física: Grau de atividade física	**Acamado**: mantém-se sempre no leito.	**Restrito à cadeira**: a habilidade de caminhar está severamente limitada ou inexistente. Não aguenta o próprio peso e/ou precisa ser ajudado para sentar-se na cadeira ou cadeira de roda.	**Caminha Ocasionalmente**: caminha ocasionalmente durante o dia, porém por distâncias bem curtas, com ou sem assistência. Passa a maior parte do tempo na cama ou cadeira	**Caminha Frequentemente**: caminha fora do quarto pelo menos duas vezes por dia e dentro do quarto pelo menos a cada duas horas durante as horas que está acordado.

	1 PONTO	*2 PONTOS*	*3 PONTOS*	*4 PONTOS*
Mobilidade: Habilidade de mudar e controlar as posições corporais	**Completamente Imobilizado**: não faz nenhum movimento do corpo por menor que seja ou das extremidades sem ajuda.	**Muito Limitado**: faz pequenas mudanças ocasionais na posição do corpo ou das extremidades no entanto é incapaz de fazer mudanças frequentes ou significativas sem ajuda.	**Levemente Limitado**: faz mudanças frequentes, embora pequenas, na posição do corpo ou das extremidades, sem ajuda.	**Nenhuma Limitação**: faz mudanças grandes e frequentes na posição sem assistência.
Nutrição: Padrão usual de ingestão alimentar	**Muito Pobre**: nunca come toda a refeição. É raro quando come mais de 1/3 de qualquer comida oferecida. Come 2 porções ou menos de proteína (carne ou derivados do leite) por dia. Toma pouco líquido. Não toma nenhum suplemento dietético líquido. Está em jejum ou mantido em dieta de líquidos claros ou hidratação EV por mais de cinco dias.	**Provavelmente Inadequado**: raramente faz uma refeição completa e geralmente come somente metade de qualquer alimento oferecido. A ingestão de proteína inclui somente 3 porções de carne ou derivados de leite. De vez em quando toma um suplemento alimentar. Ou recebe menos do que a quantidade ideal de dieta líquida ou alimentação por sonda.	**Adequado**: come mais da metade da maior parte das refeições. Ingere um total de 4 porções de proteína (carne, derivados do leite) por dia. Ocasionalmente recusa uma refeição mas, usualmente, irá tomar um suplemento dietético oferecido. Ou está recebendo dieta por sonda ou Nutrição Parenteral Total, que provavelmente atende a maior parte das suas necessidades nutricionais.	**Excelente**: come a maior parte de cada refeição. Nunca recusa a alimentação. Come geralmente um total de 4 ou mais porções de carne e derivados do leite. De vez em quando come entre as refeições. Não necessita de suplemento alimentar.

	1 PONTO	*2 PONTOS*	*3 PONTOS*	*4 PONTOS*
Fricção e Cisalhamento	**Problema**: necessita assistência moderada ou assistência máxima para mover-se. É impossível levantar-se completamente sem esfregar-se contra os lençóis. Escorrega frequentemente na cama ou cadeira, necessitando assistência máxima para frequente reposição do corpo. Espasmos, contrações leva a uma fricção constante.	**Potencial para Problema**: movimenta-se livremente ou necessita uma assistência mínima. Durante o movimento a pele provavelmente esfrega-se em alguma extensão contra os lençóis, cadeiras, ou restrições ou outros equipamentos. A maior parte do tempo mantém relativamente uma boa posição na cadeira ou na cama, porém de vez em quando escorrega para baixo.	**Nenhum Problema Aparente**: movimenta-se independentemente na cama ou cadeira e tem força muscular suficiente para levantar o corpo completamente durante o movimento. Mantém o tempo todo, uma boa posição na cama ou cadeira.	
Total de Pontos				

Diagrama de Prevenção de Úlcera de Pressão

Prevenção de úlcera de pressão

Fatores de risco

- **Sistêmicos**: idade; diabetes; aterosclerose; desnutrição; paralisias e obesidade.
- **Locais**: infecção; necrose tecidual; edema; hematoma; aplicação imprópria de aparelhos de gesso.
- **Externos:** pressão; cisalhamento; fricção; umidade.

Classificação

- **Estágio I:** pele intacta com presença de eritema.
- **Estágio II:** perda total da pele envolvendo a epiderme/derme.
- **Estágio III:** perda da pele na sua espessura total.
- **Estágio IV:** apresenta perda da pele com destruição.

Regiões propícias

- Sacrococcígea; ilíaca; trocanter; escapular; joelhos; maléolos; calcâneo; occipital; orelhas; cotovelos; entre duas superfícies (axilas, mamas).

Cuidados na prevenção de úlcera de pressão

Pré-procedimentos

- Providenciar ambiente privativo com iluminação natural para o exame físico;
- Esclarecer o paciente sobre o procedimento e sua finalidade;
- Proteger o paciente com lençol durante o exame físico.

Procedimentos

- Avaliar paciente de risco para úlcera de pressão por meio da escala de Braden, fazendo inspeção sistemática da pele a cada mobilização;
- Realizar limpeza imediata de urina e evacuação enxugando a pele sem friccionar;
- Proteger a pele com algodão ortopédico nas regiões em que houver contato com aparelhos;
- Aplicar cremes, películas protetoras ou óleos que agem como barreira para umidade;
- Se o paciente tem incontinência urinária usar fraldas descartáveis ou absorventes;
- Posicionar paciente utilizando técnicas corretas de transferência e mudança de decúbito;
- Recomenda-se não arrastar paciente durante a movimentação para reduzir a força de cisalhamento;
- Realizar mudança de decúbito programada no mínimo duas em duas horas utilizando os dispositivos de redução da pressão sobre qualquer ponto do corpo;
- Utilizar colchão de espuma tipo "caixa de ovos" para melhorar o conforto;
- Providenciar colchão de ar para prevenir a formação de úlcera de pressão;
- Implementar o plano de suporte nutricional;
- Encaminhar a reabilitação fisioterápica sempre que necessário.

Pós-procedimentos

- Registrar todas as intervenções de enfermagem e resultados no prontuário do paciente e assinar.

Cuidados importantes

- Os pacientes adultos com pontuação igual ou menor que 16 ou idosos com pontuação igual ou menor que 17 na escala de Braden são considerados em risco para úlcera;
- Evitar massagem nas proeminências ósseas, este procedimento provoca dano tecidual;
- Aliviar a pressão utilizando preferencialmente protetores de silicone;
- Pacientes restritos a cadeira utilizar almofada gel evitando uso de almofada com centro vazado;
- Não deixar o paciente acamado por muito tempo com a cabeceira da cama elevada para evitar pressão nas nádegas;
- Para paciente que já tem a úlcera recomenda-se o uso de colchão de ar ou água.

MOVIMENTAÇÃO E TRANSPORTE DO PACIENTE

capítulo 9

Movimentação e Transporte

Conceito

É mover e levantar ou transportar o paciente para um determinado local através da utilização de movimentos planejados e sincronizados.

Objetivos

- Proporcionar conforto e segurança ao paciente;
- Evitar esforço desnecessário e lesões corporais;
- Aliviar a pressão de determinada área.

Decúbito Dorsal para Lateral Direito

1º Método: duas pessoas com lençol

PROCEDIMENTOS	*FUNDAMENTAÇÃO*
1. Verificar prescrição médica/enfermagem.	Certificar-se do procedimento.
2. Lavar as mãos.	Prevenir infecção hospitalar.
3. Orientar o paciente sobre o procedimento.	Obter colaboração.
4. Dobrar em leque a colcha e o lençol de cima até a altura dos pés.	
5. Posicionar uma pessoa de cada lado do paciente.	
6. Soltar o lençol móvel ou lençol.	
7. Enrolar as extremidades laterais do lençol bem próximas do paciente.	Evitar esforço desnecessário.
8. Executar a técnica da seguinte maneira: ambos seguram o lençol na altura do ombro e do terço superior da coxa.	Evitar esforço desnecessário, prevenindo lesões corporais.

PROCEDIMENTOS	FUNDAMENTAÇÃO
9. Colocar o paciente para o lado esquerdo da cama com movimentos sincronizados (Fig. 9.1). 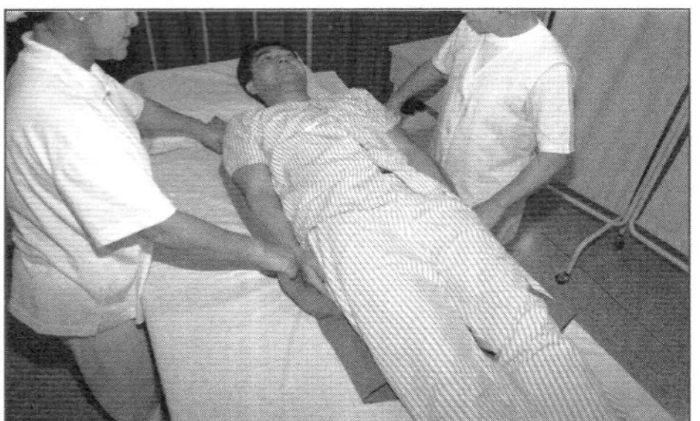 Fig. 9.1	
10. Colocar o braço esquerdo do paciente sobre o tórax, o direito semiflexionado e abduzido sobre o leito e flexionar o joelho esquerdo.	
11. Colocar uma das mãos no ombro e a outra no quadril do paciente e virá-lo delicadamente para o lado direito.	
12. Colocar um travesseiro apoiando a cabeça, pescoço e ombros, outro amparando as costas e outro entre os membros inferiores (Fig. 9.2). 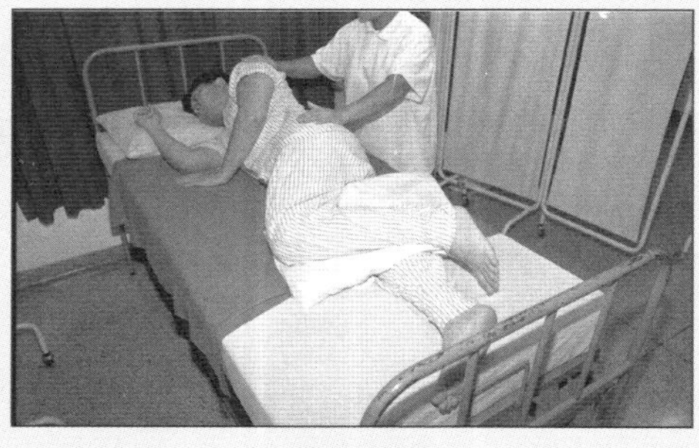 Fig. 9.2	Proporcionar conforto.
13. Colocar o braço esquerdo de modo que não pressione o tórax.	Facilitar a respiração.
14. Prender o lençol.	
15. Cobrir o paciente.	
16. Deixar a unidade em ordem.	

PROCEDIMENTOS	*FUNDAMENTAÇÃO*
17. Lavar as mãos.	Prevenir infecção hospitalar e proporcionar autoproteção.
18. Fazer anotações na prescrição médica/enfermagem e assinar. *Checar* a prescrição de enfermagem.	Documentar as ações de enfermagem

Observação: Para movimentar o paciente do decúbito dorsal para lateral esquerdo seguir as mesmas regras, mudando o posicionamento do paciente.

2º Método: duas pessoas sem lençol

PROCEDIMENTOS	*FUNDAMENTAÇÃO*
1. Verificar prescrição médica/enfermagem.	Certificar-se do procedimento.
2. Lavar as mãos.	Prevenir infecção hospitalar.
3. Orientar o paciente sobre o procedimento.	Obter colaboração.
4. Dobrar em leque a colcha e o lençol de cima até a altura dos pés.	
5. Executar a técnica da seguinte maneira: as duas pessoas devem posicionar-se ao lado esquerdo do paciente: • Primeira pessoa: colocar o braço direito sob o ombro do paciente, apoiando a cabeça, e o braço esquerdo sob a região lombar. • Segunda pessoa: colocar o braço direito sob a região lombar e o esquerdo sob o terço superior da coxa.	
6. Colocar o paciente para o lado esquerdo da cama com movimentos sincronizados (Fig. 9.3). 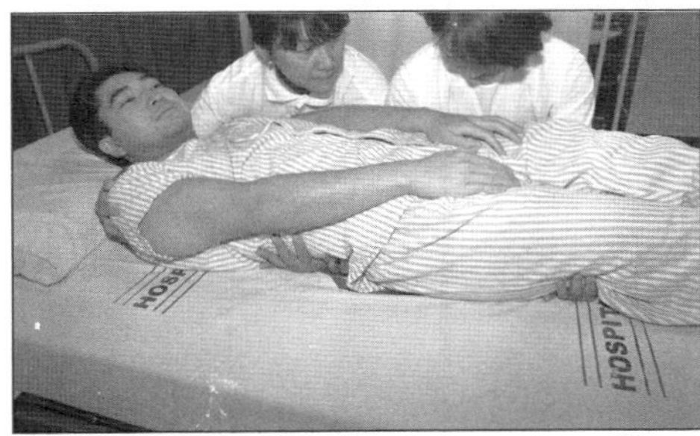 **Fig. 9.3**	
7. Colocar o braço esquerdo do paciente sobre o tórax, o direito semiflexionado e abduzido sobre o leito e flexionar o joelho esquerdo.	

PROCEDIMENTOS	*FUNDAMENTAÇÃO*
8. Colocar uma das mãos no ombro e a outra no quadril do paciente e virá-lo delicadamente para o lado direito.	
9. Colocar um travesseiro apoiando a cabeça, pescoço e ombro, outro amparando as costas e um terceiro entre os membros inferiores (Fig. 9.2).	Proporcionar conforto e mantê-lo na posição.
10. Posicionar o braço esquerdo do paciente de modo que não pressione o tórax.	Facilitar a respiração.
11. Cobrir o paciente.	
12. Deixar a unidade em ordem.	
13. Lavar as mãos.	Prevenir infecção hospitalar e proporcionar autoproteção.
14. Fazer anotações na prescrição médica/enfermagem e assinar. Checar a prescrição de enfermagem.	Documentar as ações de enfermagem.

Observação: Na mudança de decúbito para o lado esquerdo seguir os mesmos passos, mudando o posicionamento dos executantes e do paciente.

Decúbito Ventral

PROCEDIMENTOS
Seguir a mesma técnica anterior, apenas posicionando os braços e as pernas em extensão e mantendo os membros superiores junto ao corpo. Após posicionamento em decúbito ventral, lateralizar a cabeça e colocar o paciente no meio do leito, de acordo com a técnica já descrita (Figs. 9.4 e 9.5).

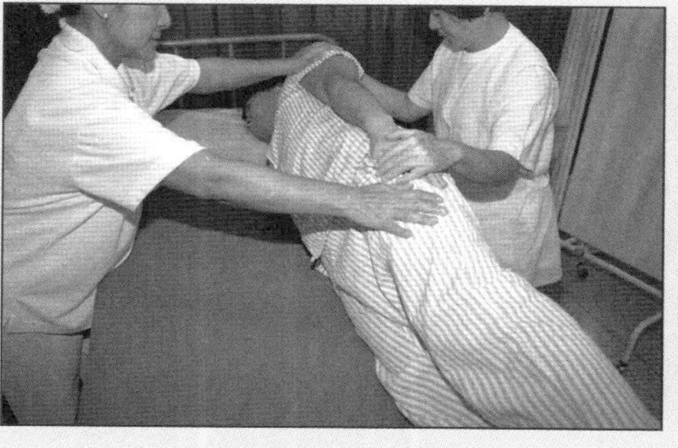

Fig. 9.4

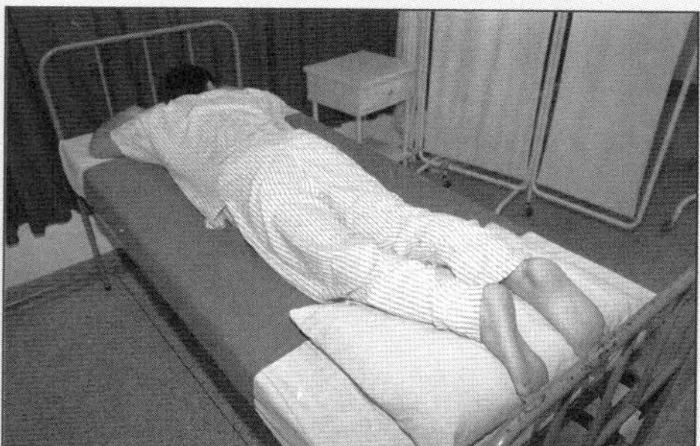

Fig. 9.5

Movimentação do Paciente para a Cabeceira

1º Método: quando o paciente auxilia

PROCEDIMENTOS	*FUNDAMENTAÇÃO*
1. Verificar prescrição médica/enfermagem.	Certificar-se do procedimento.
2. Lavar as mãos.	Prevenir infecção hospitalar.
3. Orientar o paciente sobre o procedimento.	Obter colaboração
4. Dobrar a colcha e o lençol de cima em leque até a altura dos pés.	
5. Proteger a grade da cabeceira com travesseiro.	Evitar traumatismo.
6. Solicitar ao paciente que flexione os joelhos, apoiando firmemente as mãos e os pés no colchão (Fig. 9.6). 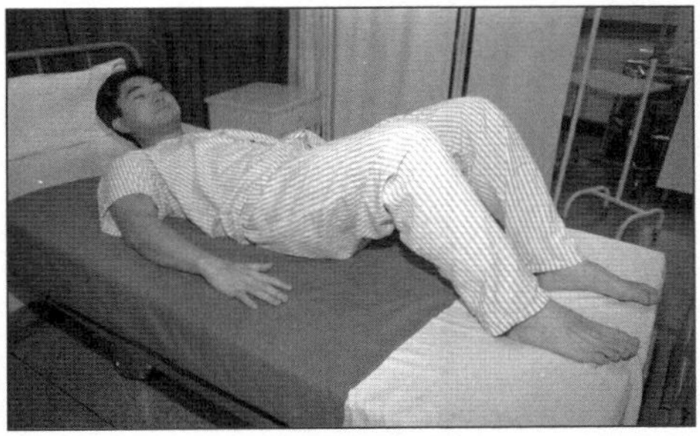 **Fig. 9.6**	
7. Apoiar o ombro e a coxa do paciente com as mãos.	
8. Orientar o paciente para dar um impulso com os pés no sentido da cabeceira.	
9. Colocar o travesseiro e arrumar a cama.	
10. Cobrir o paciente e deixar a unidade em ordem.	
11. Lavar as mãos.	Prevenir infecção hospitalar e proporcionar autoproteção.
12. Fazer anotações na prescrição médica/enfermagem e assinar. *Checar a* prescrição de enfermagem.	Documentar as ações de enfermagem.

2º Método: quando o paciente não auxilia

Duas pessoas com lençol

PROCEDIMENTOS	*FUNDAMENTAÇÃO*
1. Verificar prescrição médica/enfermagem.	Certificar-se do procedimento.
2. Lavar as mãos.	Prevenir infecção hospitalar.
3. Orientar o paciente sobre o procedimento.	Obter colaboração.
4. Dobrar a colcha e o lençol de cima em leque até a altura dos pés.	
5. Proteger a grade da cabeceira com o travesseiro.	Evitar traumatismo.
6. Ficar uma pessoa de cada lado do paciente.	
7. Soltar o lençol.	
8. Enrolar as extremidades laterais do lençol bem próximas do paciente.	Evitar esforço desnecessário, prevenindo as lesões corporais.
9. Executar a técnica da seguinte maneira: ambas as pessoas seguram o lençol na altura do ombro e na região coxofemoral – nádega (Fig. 9.7). 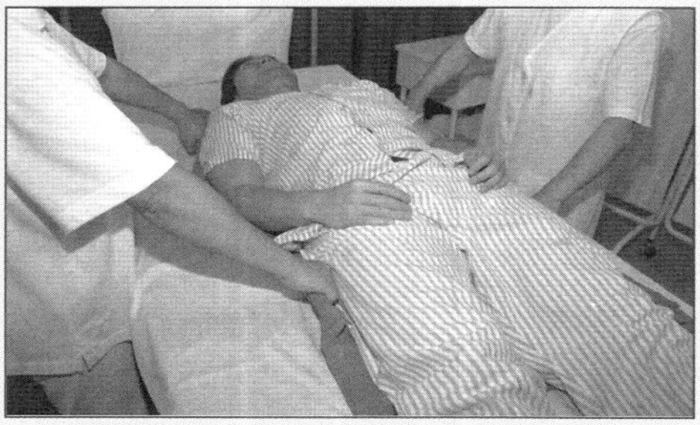 **Fig. 9.7**	
10. Deslocar o paciente para a cabeceira da cama com movimentos sincronizados.	Evitar esforço desnecessário.
11. Colocar o travesseiro e arrumar a cama.	
12. Cobrir o paciente e deixar a unidade em ordem.	
13. Lavar as mãos.	Prevenir infecção hospitalar e proporcionar autoproteção.
14. Fazer anotações na prescrição médica/ enfermagem e assinar. *Checar* a prescrição de enfermagem.	Documentar as ações de enfermagem.

Transporte do Paciente da Cama para a Maca

Método: quatro pessoas com lençol

PROCEDIMENTOS	*FUNDAMENTAÇÃO*
1. Verificar prescrição médica/enfermagem.	Certificar-se do procedimento.
2. Lavar as mãos.	Prevenir infecção hospitalar.
3. Orientar o paciente sobre o procedimento.	Obter colaboração.
4. Desprender as roupas de cama.	
5. Dobrar a colcha e o cobertor em leque até os pés.	
6. Posicionar duas pessoas à direita e duas pessoas à esquerda do paciente.	
7. Enrolar as extremidades laterais do lençol bem próximas ao paciente.	Evitar esforço desnecessário, prevenindo lesões corporais.
8. Executar a técnica da seguinte maneira: as duas pessoas mais próximas à cabeceira seguram o lençol próximo ao pescoço e região lombar do paciente; as outras duas pessoas que estão mais próximas à região do quadril seguram o lençol próximo à região lombar e terço superior da coxa (Fig. 9.8).	Facilitar a movimentação. Evitar esforço desnecessário.
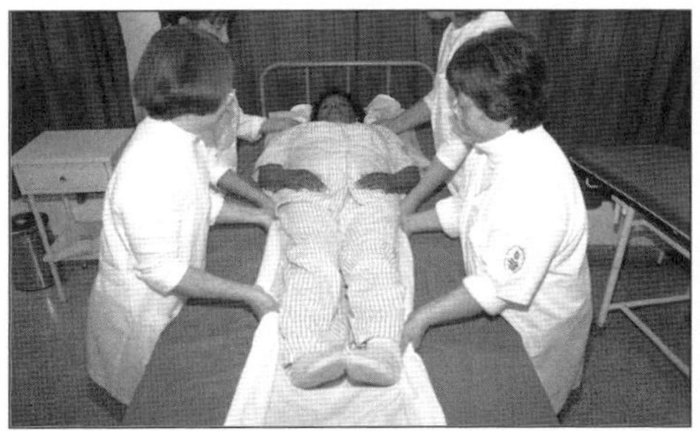 **Fig. 9.8**	
9. Passar o paciente para a borda da cama com movimentos simultâneos.	
10. Colocar a maca paralela ao leito, próxima do paciente.	

PROCEDIMENTOS	*FUNDAMENTAÇÃO*
11. Efetuar a contagem dos movimentos em voz alta (1, 2, 3) e transportar o paciente da cama para a maca em um só movimento (Fig. 9.9).	Evitar esforço desnecessário. Proporcionar segurança.

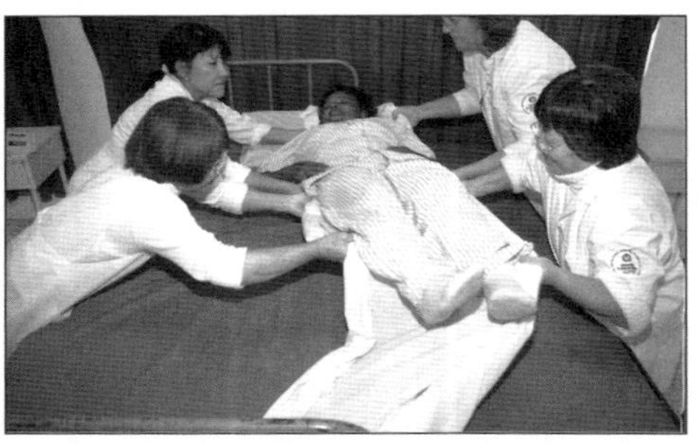

Fig. 9.9

12. Afastar a maca da cama, arrumar as roupas e levantar as grades laterais.	
13. Deixar o paciente confortável e a unidade em ordem.	
14. Lavar as mãos.	Prevenir infecção hospitalar e proporcionar autoproteção.
15. Fazer anotações na prescrição médica/enfermagem e assinar. *Checar* a prescrição de enfermagem.	Documentar as ações de enfermagem.

Da Cama para a Cadeira de Rodas

Método: duas pessoas

PROCEDIMENTOS	*FUNDAMENTAÇÃO*
1. Verificar prescrição médica/enfermagem.	Certificar-se do procedimento.
2. Lavar as mãos.	Prevenir infecção hospitalar.
3. Orientar o paciente sobre o procedimento.	Obter colaboração.
4. Levantar a cabeceira da cama cerca de 45°. Observar sinais de vertigem, palidez, sudorese e outros.	Prevenção de acidentes.
5. Colocar a cadeira de rodas, previamente forrada com lençol, paralela ao leito, próxima à cabeceira, mantendo-a travada.	Facilitar o transporte.

PROCEDIMENTOS	*FUNDAMENTAÇÃO*
6. Executar a técnica da seguinte maneira: as duas pessoas devem ficar no mesmo lado em que está posicionada a cadeira de rodas, sendo uma atrás da cadeira, abraçando firmemente o tórax anterior posterior e regiões axilares, e a outra segurando os joelhos (Fig. 9.10). 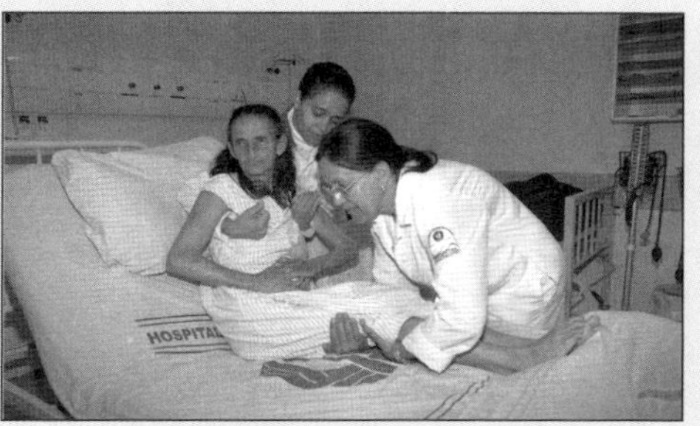 **Fig. 9.10**	Facilitar o transporte. Evitar esforço desnecessário.
7. Transportar o paciente com movimentos sincronizados para a cadeira de rodas. Posicionar o paciente o mais confortavelmente possível (Fig. 9.11). 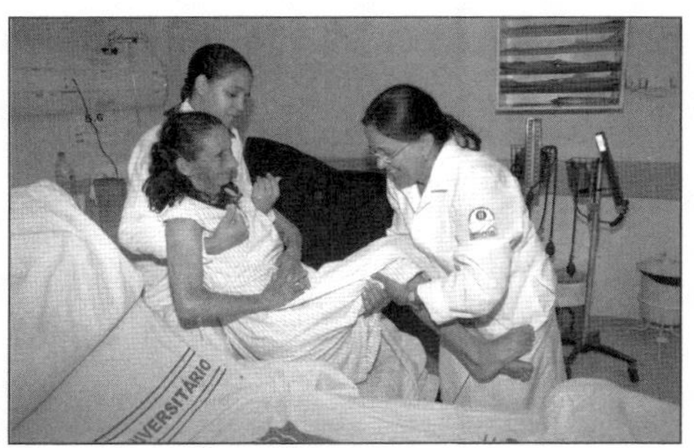 **Fig. 9.11**	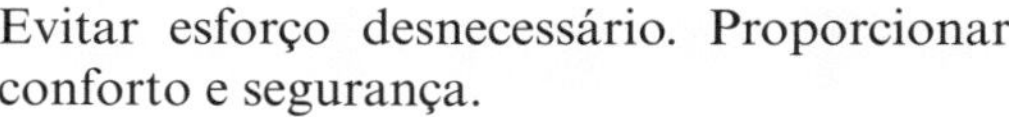 Evitar esforço desnecessário. Proporcionar conforto e segurança.

PROCEDIMENTOS	*FUNDAMENTAÇÃO*
8. Proteger o paciente e calçar-lhe os chinelos (Fig. 9.12).	

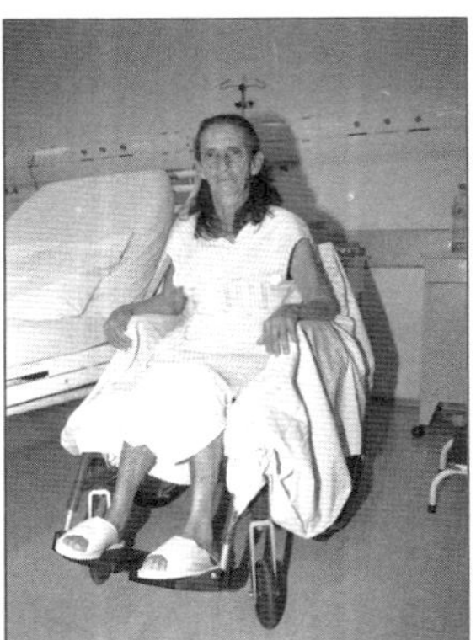

Fig. 9.12

9. Deixar a unidade em ordem.	
10. Fazer anotações na prescrição médica/ enfermagem e assinar. Checar a prescrição de enfermagem.	Documentar as ações de enfermagem.

Cuidados Importantes

1. Fazer a desinfecção concorrente da maca e cadeira de rodas após cada transporte.
2. Utilizar corretamente a mecânica corporal a fim de evitar lesões corporais e desgaste desnecessário.
3. Ao descer a rampa, movimentar a cadeira de rodas com o paciente de costas para o executante, para sua maior segurança e conforto (Fig. 9.13).
4. O executante deve conduzir a cadeira de rodas no elevador de ré para facilitar a saída do mesmo.
5. Agasalhar o paciente nos dias frios.
6. Transportar o paciente de maca, mantendo os pés para frente, de modo que o mesmo possa visualizar o percurso. Orientar o paciente a fechar os olhos durante o percurso para amenizar sensação de tontura, se necessário.
7. Conduzir a maca no elevador de modo que a cabeceira seja introduzida primeiramente.
8. Se necessário, transportar o paciente com auxílio do lençol, tendo o cuidado de enrolar e segurar o lençol o mais próximo possível do paciente.
9. O executante da cabeceira deverá ser preferencialmente o mais alto e o mais forte e deverá sustentar o quadril, pois esta região concentra o maior peso corporal.

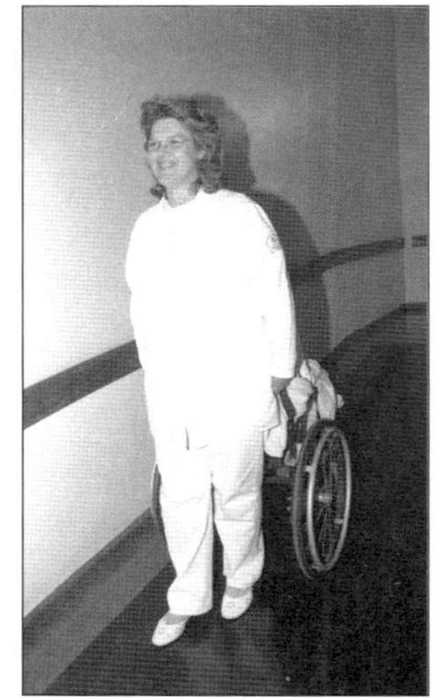

Fig. 9.13

Diagrama de Movimentação e Transporte

Movimentação e transporte

Pré-procedimentos
- Verificar a prescrição médica/enfermagem
- Lavar as mãos.
- Orientar o paciente sobre o procedimento.
- Dobrar em leque a colcha e o lençol de cima até a altura dos pés.

Procedimentos

Decúbito dorsal para lateral direito

Duas pessoas com lençol
- Posicionar uma pessoa de cada lado;
- Enrolar o lençol e segurá-lo na altura do ombro e no terço superior da coxa;
- Colocar o paciente para o lado esquerdo da cama e virá-lo para o lado direito;
- Colocar o paciente em posição confortável.

Duas pessoas sem lençol
- As duas pessoas posicionam do mesmo lado;
- Uma pessoa: coloca um braço sob o ombro a cabeça e o outro sob a região lombar;
- A outra pessoa coloca um braço sob a região lombar e outro sob o terço superior da coxa.

Decúbito ventral
- Seguir a mesma técnica de decúbito lateral, após posicionamento, lateralizar a cabeça e colocar o paciente no meio do leito.

Movimentação para a cabeceira

Paciente que auxilia
- Proteger a grade da cabeceira com travesseiro;
- Solicitar ao paciente que flexione os joelhos e apoiar as mãos no colchão;
- Solicitar ao paciente para dar um impulso com os pés.

Paciente que não auxilia
- Ficar uma pessoa de cada lado da cama;
- Enrolar as extremidades do lençol bem próximas do paciente, segurando o lençol na altura do ombro e na região coxofemoral;
- Deslocar o paciente para a cabeceira da cama.

Transporte da cama para a maca
- Posicionar duas pessoas de cada lado da cama;
- Enrolar o lençol e as duas pessoas seguram o lençol próximo ao pescoço e região lombar do paciente e as outras duas seguram à região lombar e terço superior da coxa;
- Passar o paciente para a borda da cama e transportar o paciente da cama para a maca.

Transporte da cama para a cadeira de rodas
- Levantar a cabeceira da cama;
- Colocar a cadeira de rodas;
- Duas pessoas no mesmo lado da cadeira de rodas, uma abraçando firmemente o tórax e a outra segurando os joelhos e transportar o paciente para cadeira de rodas.

Pós-procedimentos
- Proteger o paciente, deixá-lo confortável e a unidade em ordem;
- Lavar as mãos;
- Se necessário proceder as anotações de enfermagem e assinar.

Cuidados importantes
- Ao descer a rampa, movimentar a cadeira de rodas com o paciente de costas para o executante;
- Transportar o paciente de maca, mantendo os pés para frente;
- Conduzir a maca no elevador de modo que a cabeceira seja introduzida primeiramente;
- Sempre ter o cuidado de enrolar e segurar o lençol o mais próximo possível do paciente;
- Utilizar corretamente a mecânica corporal e transportar o paciente usando movimentos sincronizados;
- O executante deve entrar com cadeira de rodas no elevador de ré.

capítulo 10

RESTRIÇÃO DE MOVIMENTOS

Conceito

É a contenção ou imobilização dos movimentos.

Objetivos

- Proteger pacientes debilitados, inconscientes ou agitados contra acidentes;
- Moderar ou conter excesso de movimentos sempre que a segurança do paciente depender da limitação de movimentos;
- Conter os movimentos para assegurar a manutenção da sonda, cateteres, curativos e soros em pacientes que não colaboram.

Meios Usados

- Lençóis (quantos forem necessários);
- Ataduras;
- Algodão ortopédico.

Restrição de Ombros

PROCEDIMENTOS	*FUNDAMENTAÇÃO*
1. Verificar a prescrição médica/enfermagem.	Certificar-se do procedimento.
2. Lavar as mãos.	Evitar infecção hospitalar.
3. Explicar o procedimento ao paciente.	Obter colaboração.
4. Dobrar o lençol em diagonal formando uma faixa de aproximadamente 25 cm de largura.	Evitar pressão e garroteamento.

PROCEDIMENTOS	*FUNDAMENTAÇÃO*
5. Colocar a faixa de lençol sob as costas do paciente, de modo que fique o mesmo comprimento em ambos os lados (Fig. 10.1).	

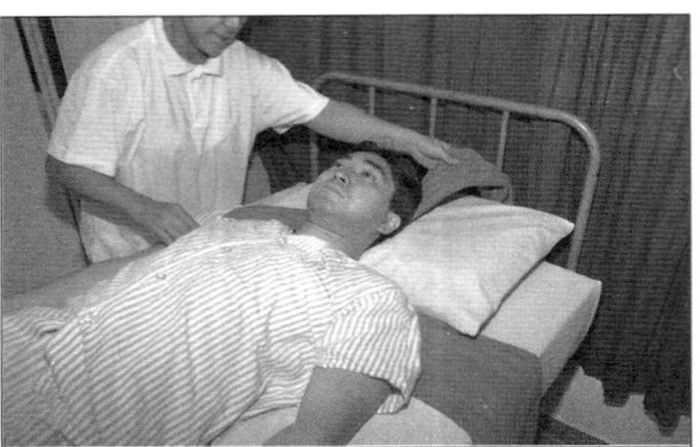

Fig. 10.1

6. Passar a faixa pelas axilas e sobre o ombro.	
7. Cruzar a faixa sob o travesseiro e amarrá-la nas grades de cabeceira da cama (Fig. 10.2).	

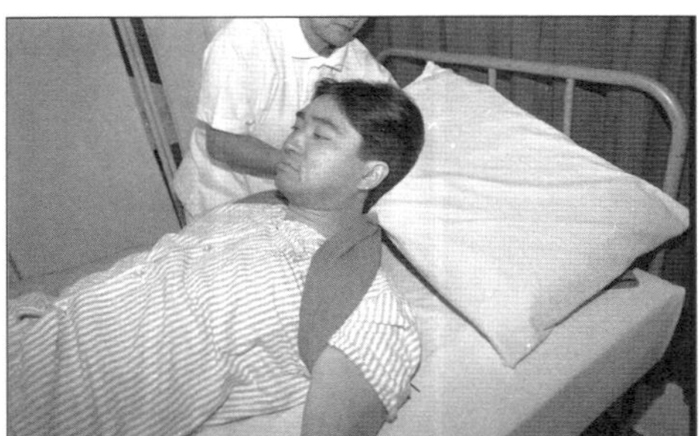

Fig. 10.2

8. Deixar o paciente confortável e a unidade em ordem.	
9. Lavar as mãos.	Evitar infecção hospitalar e proporcionar autoproteção.
10. Na prescrição de enfermagem anotar o horário, a reação do paciente e a finalidade da restrição e assinar.	Documentar as ações de enfermagem.

Observação: Na restrição de ombros pode-se optar pelo método a seguir: a) colocar a faixa de lençol sobre o tórax do paciente; b) passar pelas axilas e sob o ombro; c) cruzar a faixa sob o travesseiro e amarrá-la nas grades da cabeceira da cama.

Restrição de Quadril

PROCEDIMENTOS	*FUNDAMENTAÇÃO*
1. Verificar a prescrição médica/enfermagem.	Certificar-se do procedimento.
2. Lavar as mãos.	Evitar infecção hospitalar.
3. Explicar o procedimento ao paciente.	Obter colaboração.
4. Dobrar dos lençóis em diagonal, formando uma faixa de aproximadamente 25 cm de largura.	Evitar pressão e garroteamento.
5. Colocar um dos lençóis sobre o quadril do paciente (Fig. 10.3). 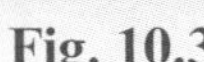 **Fig. 10.3**	
6. Passar outro lençol sob a região quadril (mesma altura do lençol superior).	
7. Torcer juntas as pontas dos lençóis e amarrá-las no estrado da cama (Fig. 10.4). 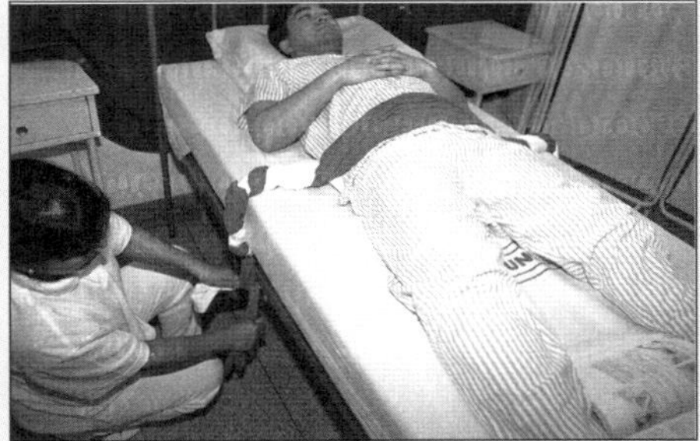 **Fig. 10.4**	
8. Deixar o paciente confortável e a unidade em ordem.	
9. Lavar as mãos.	Evitar infecção hospitalar e proporcionar autoproteção.
10. Na prescrição de enfermagem anotar o horário, a reação do paciente e a finalidade da restrição e assinar.	Documentar as ações de enfermagem.

Restrição de Joelhos

PROCEDIMENTOS	*FUNDAMENTAÇÃO*
1. Verificar a prescrição médica/enfermagem.	Certificar-se do procedimento.
2. Lavar as mãos.	Evitar infecção hospitalar.
3. Explicar o procedimento ao paciente.	Obter colaboração.
4. Dobrar um lençol em diagonal formando uma faixa de aproximadamente 25 cm.	Evitar pressão e garroteamento.
5. Colocar uma das pontas do lençol sobre o joelho direito e a outra sob o joelho esquerdo (Fig. 10.5). 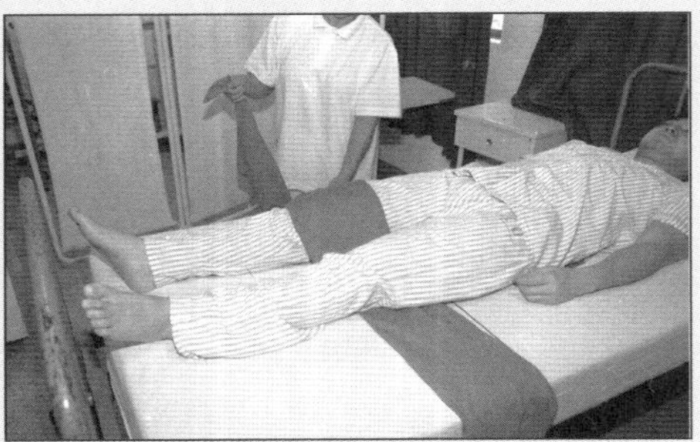 **Fig. 10.5**	
6. Passar a ponta do lençol que está sobre o joelho direito, sob os dois joelhos (Fig. 10.6). 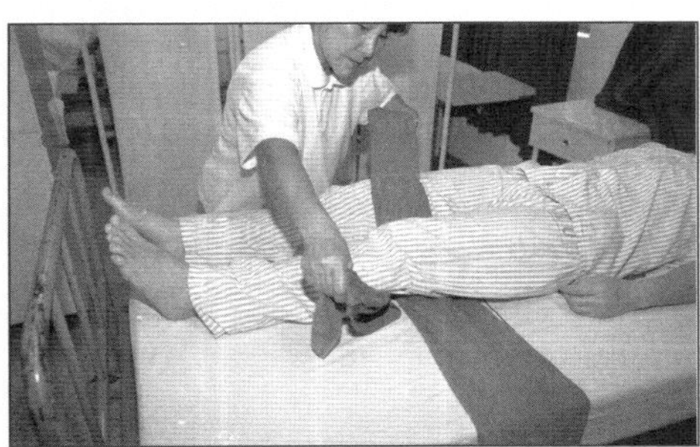 **Fig. 10.6**	Evitar compressão.

PROCEDIMENTOS	*FUNDAMENTAÇÃO*
7. Passar a ponta esquerda do lençol sobre o joelho esquerdo e sob o joelho direito (Fig. 10.7). 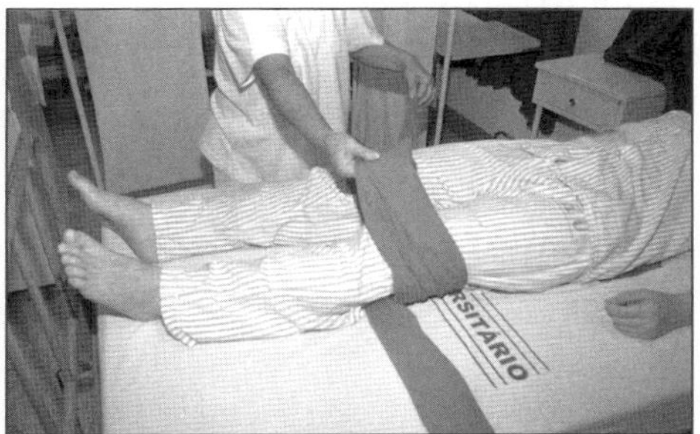 **Fig. 10.7**	Evitar compressão.
8. Amarrar as pontas nas laterais da cama (Fig. 10.8). 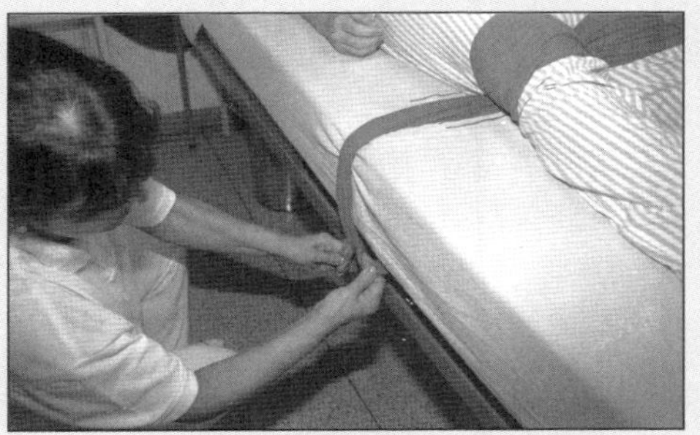 **Fig. 10.8**	
9. Deixar o paciente confortável e a unidade em ordem.	
10. Lavar as mãos.	Prevenir infecção hospitalar e proporcionar autoproteção.
11. Na prescrição de enfermagem anotar o horário, a reação do paciente e a finalidade da restrição e assinar.	Documentar as ações de enfermagem.

Restrição de Membros Superiores e Inferiores (Punho e Tornozelo)

PROCEDIMENTOS	*FUNDAMENTAÇÃO*
1. Verificar a prescrição médica/enfermagem.	Certificar-se do procedimento.
2. Lavar as mãos.	Evitar infecção hospitalar.
3. Explicar o procedimento ao paciente.	Obter colaboração.
4. Envolver o punho, ou tornozelo, com algodão ortopédico, dando aproximadamente cinco voltas (Fig. 10.9).	Proporcionar conforto. Evitar garroteamento.

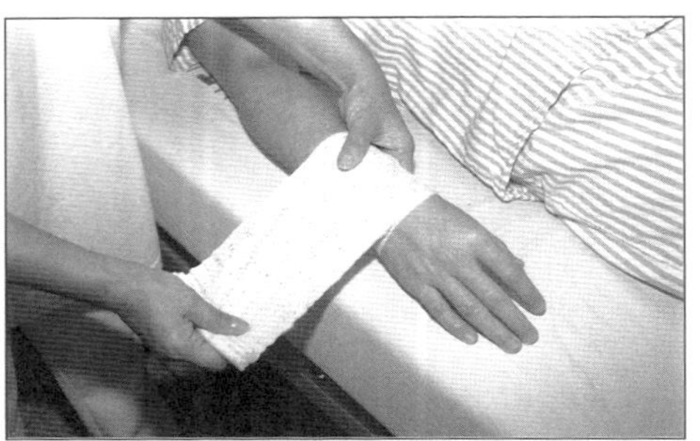

Fig. 10.9

5. Enfaixar com atadura (três voltas) a área envolvida pelo algodão ortopédico.
6. Desenrolar aproximadamente 60 cm de atadura. Com uma mão dobrá-la ao meio, retornando com o rolo ao membro enfaixado, formando assim uma faixa dupla de 30 cm, aproximadamente (Fig. 10.10).

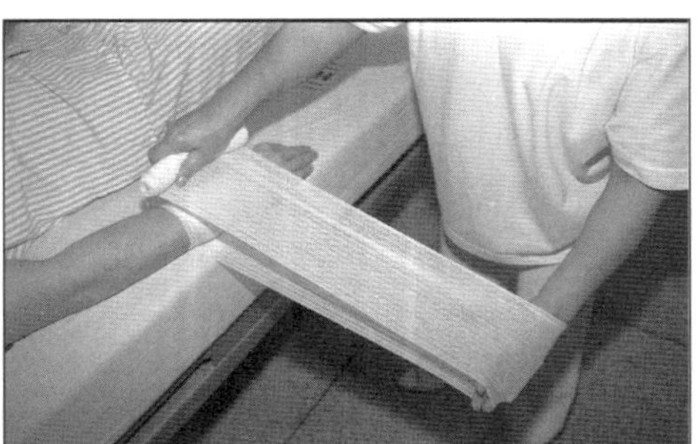

Fig. 10.10

PROCEDIMENTOS	*FUNDAMENTAÇÃO*
7. Contornar o membro com a atadura e dar um laço com a faixa dupla na lateral do membro, observando que seja mantido o espaço de um dedo, aproximadamente, entre o membro e o laço (Figs. 10.11, 10.12 e 10.13).	Proporcionar conforto. Evitar garroteamento.

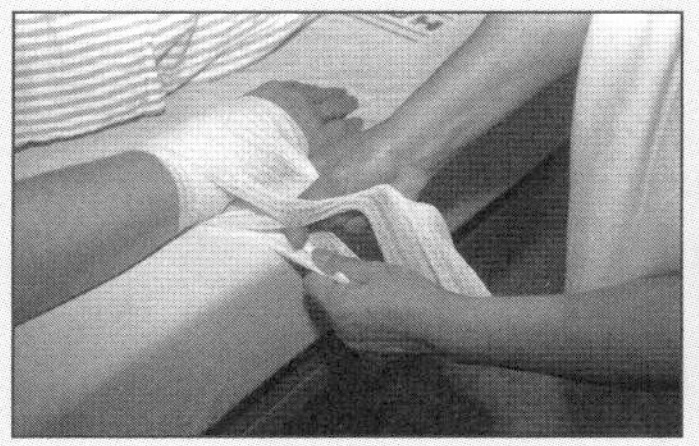

Fig. 10.11

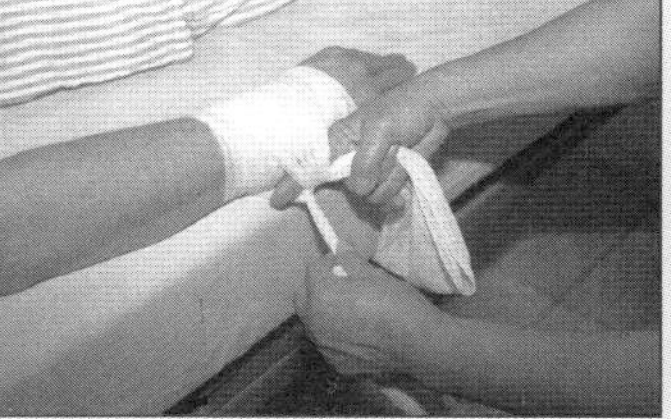

Fig. 10.12

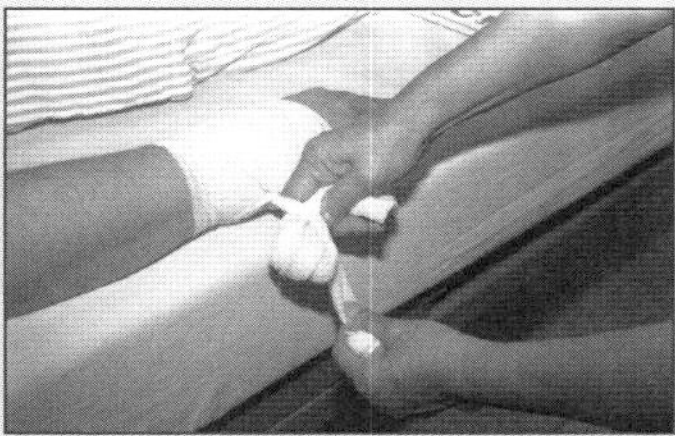

Fig. 10.13

8. Amarrar a extremidade da atadura no estrado da cama (Fig. 10.14).	

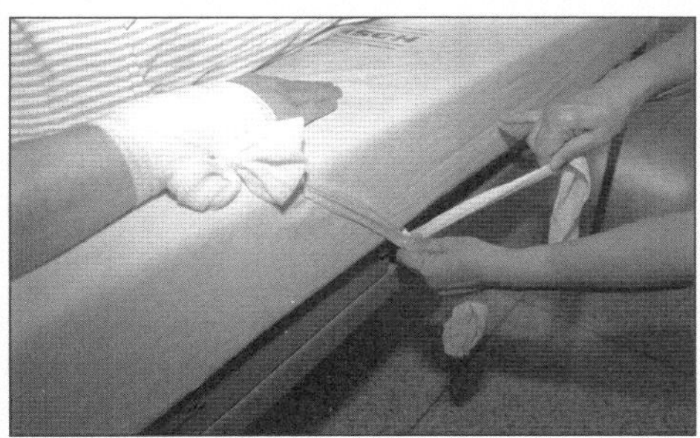

Fig. 10.14

9. Deixar o paciente confortável e a unidade em ordem.	
10. Lavar as mãos.	Prevenir infecção hospitalar e proporcionar autoproteção.
11. Na prescrição de enfermagem anotar o horário, a reação do paciente e a finalidade da restrição e assinar.	Documentar as ações de enfermagem.

Cuidados Importantes

1. Ao restringir ombro deve fazer a contenção também do quadril, para garantir a restrição e evitar lesão das axilas.
2. Deixar como última alternativa a restrição de ombros, para evitar lesões axilares.
3. Na contenção do quadril, evitar ajustar o lençol sobre a região abdominal.
4. Verificar com freqüência o local da restrição, a fim de evitar compressão nervosa e vascular no local.

5. Nas restrições de punho, tornozelo e ombro, trocá-las no mínimo três vezes ao dia, massageando o local.
6. Identificar problemas circulatórios como edema, cianose, dor e outros, verificando e observando o pulso e a perfusão do membro restrito com restrição.
7. Não fixar restrição de mãos à cabeceira da cama ou em grades móveis, para evitar lesões e desconforto.
8. Evitar fazer pressão sobre vasos, fratura, queimadura ou lesão da pele.

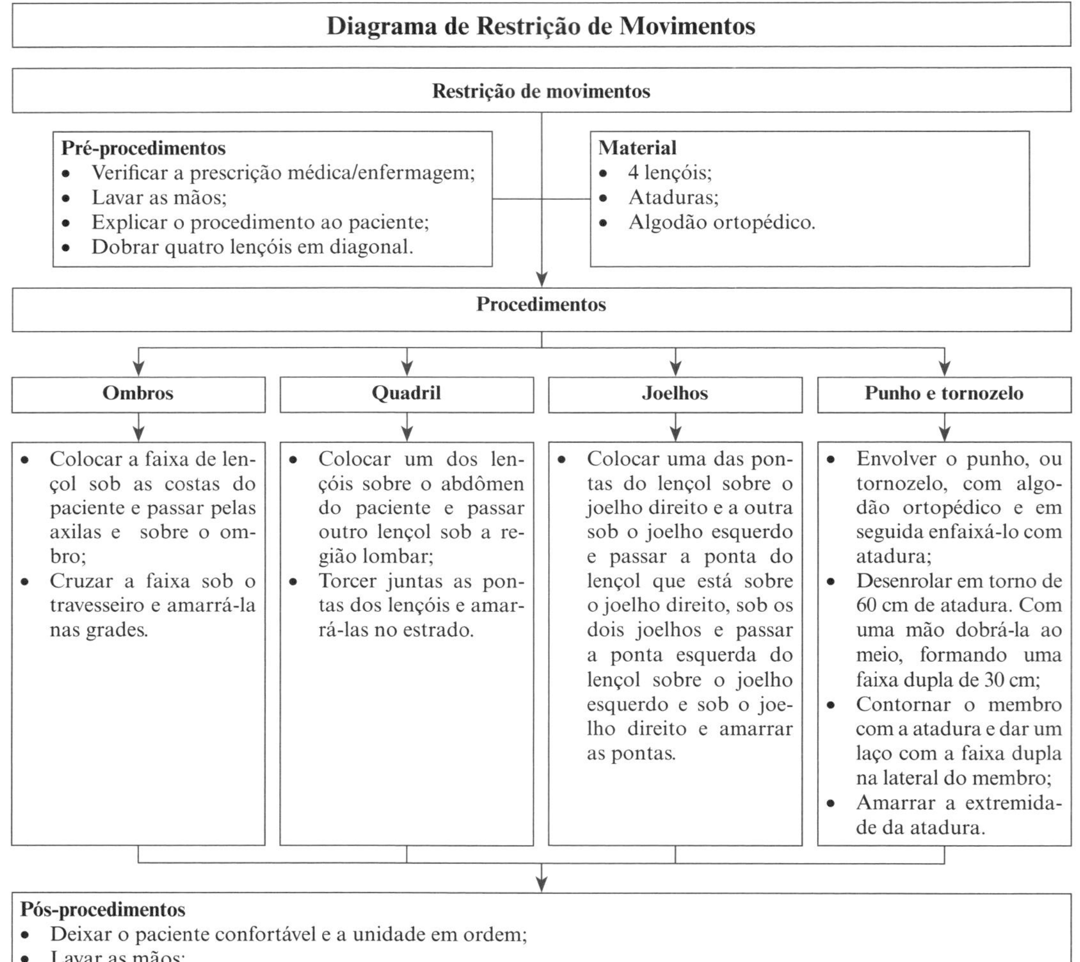

HIGIENE CORPORAL

Conceito

É o conjunto de cuidados para manter a vida saudável. Consiste na higiene: oral, das mãos, dos pés, dos cabelos, íntima feminina e masculina e banho no leito.

Objetivos

- Promover conforto e autoestima;
- Estimular a circulação sanguínea;
- Remover gorduras, secreções e células epiteliais descamativas;
- Prevenir infecções.

Higiene Oral

Conceito

É a limpeza da cavidade oral, ou seja, dentes, gengivas, palato, língua e lábios.

Objetivos

- Promover conforto e bem-estar;
- Prevenir cárie dentárias;
- Evitar halitose;
- Prevenir infecções bucais, digestivas e respiratórias;
- Conservar a boca livre de resíduos alimentares.

Paciente que Pode se Cuidar

Material

- Escova de dente ou espátula e gaze;
- Creme dental ou similar;
- Copo com água cuba-rim ou similar;
- Toalha de rosto.

PROCEDIMENTOS	*FUNDAMENTAÇÃO*
1. Explicar ao paciente o procedimento e observar as condições da cavidade oral.	Obter colaboração.
2. Lavar as mãos.	Prevenir infecção hospitalar.
3. Preparar o material.	
4. Elevar a cabeceira da cama ou solicitar ao paciente que se sente.	Facilitar a execução do procedimento; promover conforto ao paciente; evitar aspiração.
5. Fornecer a toalha de rosto para que proteja o tórax.	
6. Dispor o material junto ao paciente.	
7. Solicitar ao paciente que escove a face anterior e posterior dos dentes, no sentido gengiva-dente, inclusive a língua.	Evitar retração da gengiva. Remover sujidades.
8. Orientar o paciente para que deixe escorrer a água na cuba-rim por um dos cantos da boca, enxaguando bem a cavidade oral.	Evitar que molhe a roupa. Remover sujidades.
9. Solicitar ao paciente que enxugue a boca com a toalha de rosto.	
10. Orientar o paciente para enxaguar, secar e guardar a escova de dentes em um recipiente adequado.	Evitar contaminação.
11. Deixar o paciente confortável e a unidade em ordem.	
12. Fazer limpeza/desinfecção dos materiais e guardá-los.	
13. Lavar as mãos.	Prevenir infecção hospitalar e proporcionar autoproteção.
14. Na prescrição de enfermagem, anotar horário, condições da cavidade oral e assinar.	Documentar as ações de enfermagem.

Paciente Impossibilitado de Cuidar de Si Próprio

Material

- Escova de dente ou espátula e gaze;
- Copo com água;
- Canudinho;
- Creme dental ou similar;
- Cuba-rim ou similar;
- Toalha de rosto;
- Lubrificante, se necessário.

PROCEDIMENTOS	*FUNDAMENTAÇÃO*
1. Verificar a prescrição médica/enfermagem.	Certificar-se do procedimento.
2. Orientar o paciente sobre o procedimento, observando as condições da cavidade oral.	Obter colaboração.
3. Lavar as mãos.	Prevenir infecção hospitalar.
4. Preparar o material.	
5. Erguer a cabeceira da cama e solicitar ao paciente para sentar-se.	Facilitar a execução do procedimento; promover conforto ao paciente; evitar aspiração.
6. Colocar a toalha de rosto sobre o tórax do paciente.	Evitar que as roupas se molhem. Facilitar o procedimento.
7. Colocar a cuba-rim próximo ao rosto do paciente.	
8. Umedecer a escova na água e colocar quantidade suficiente de creme dental. Na falta de escova, umedecer a gaze envolta na espátula com solução antisséptica a aproximadamente 25%.	
9. Escovar a face anterior e posterior dos dentes no sentido gengiva-dente.	Remover resíduos e evitar retração das gengivas.
10. Escovar a língua evitando feri-la e provocar náuseas.	Remover resíduos e evitar saburra.
11. Oferecer água para o paciente bochechar e enxaguar a boca; se necessário, usar canudinho.	
12. Orientar o paciente para que deixe escorrer a água na cuba-rim, por um dos cantos da boca.	Evitar que as roupas se molhem.
13. Retirar a cuba-rim e enxugar a boca com a toalha de rosto.	
14. Lubrificar os lábios, se necessário.	Prevenir e tratar ressecamento.
15. Enxaguar a escova de dente, secá-la e guardá-la.	Evitar contaminação.
16. Deixar o paciente confortável e a unidade em ordem.	
17. Fazer limpeza/desinfecção dos materiais e guardá-los.	
18. Lavar as mãos.	Prevenir infecção hospitalar e proporcionar autoproteção.
19. Na prescrição de enfermagem, anotar horário, condições da cavidade oral e assinar.	Documentar as ações de enfermagem.

Higiene Oral em Paciente Inconsciente

Material

- Uma espátula e gaze;
- Copo com solução antisséptica (solução bicarbonatada: para cada 01 colher de chá de bicarbonato de sódio a 2% adicionar 500 mL de água);
- Recipiente para lixo;
- Toalha de rosto;
- Lubrificante (vaselina líquida);
- Luvas de procedimento.

PROCEDIMENTOS	*FUNDAMENTAÇÃO*
1. Verificar a prescrição médica/enfermagem.	Certificar-se do procedimento.
2. Informar ao paciente sobre o procedimento, observando as condições da cavidade oral.	
3. Lavar as mãos.	Prevenir infecção hospitalar.
4. Preparar o material.	
5. Lateralizar a cabeça do paciente ou elevar a cabeceira, se não houver contraindicação.	Evitar aspiração.
6. Colocar a toalha de rosto sobre o tórax do paciente.	Evitar que molhe as roupas. Facilitar o procedimento.
7. Calçar luvas de procedimento.	
8. Envolver a gaze na espátula e umedecê-la com solução antisséptica.	
9. Abrir a boca do paciente com o auxílio da mão enluvada e, delicadamente, friccionar a espátula envolta em gaze nos dentes, gengiva e língua.	Remover resíduos sem provocar lesões na mucosa oral. Evitar saburra na língua.
10. Repetir a limpeza, quantas vezes for necessário, trocando as gazes.	
11. Secar os lábios e lubrificá-los.	Prevenir fissura labial.
12. Retirar a toalha de rosto, deixar o paciente confortável e a unidade em ordem.	
13. Fazer limpeza/desinfecção dos materiais e guardá-los.	
14. Lavar as mãos.	Prevenir infecção hospitalar e autoproteção.
15. Na prescrição de enfermagem, anotar horário, reação do paciente, condições da cavidade bucal e assinar.	Documentar as ações de enfermagem.

Cuidados Importantes

1. Deve preferencialmente passar fio dental entre os dentes, antes da escovação.
2. Orientar ou fazer a higiene oral no mínimo três vezes ao dia, realizando a escovação durante pelo menos dois minutos.
3. Cuidados com a prótese dentária:
   - Proceder à limpeza das próteses;
   - Orientar ou fazer a higiene oral e recolocar a prótese;
   - Qualquer anormalidade observada na cavidade oral (cáries, aftas, moniliases), comunicar ao enfermeiro.
4. Em pacientes inconscientes, lateralizar a cabeça e/ou utilizar o aparelho de sucção para evitar aspiração do líquido.
5. No caso de pacientes (inconscientes, com fratura mandibular ou traumatismo facial) que necessitam permanecer sem a prótese, a mesma deverá ser mantida em solução antisséptica em recipiente identificado. Efetuar a troca da solução antisséptica diariamente.
6. Em pacientes neurológicos com lesão cervical, não deve mobilizar a cabeça.

Higiene das Mãos

Conceito

É a limpeza das mãos e das unhas.

Objetivos

- Proporcionar conforto e segurança;
- Evitar infecção;
- Eliminar sujidades.

Material

- Bacia;
- Balde;
- Jarro com água morna;
- Tesoura;
- Toalha de rosto;
- Papel toalha;
- Sabonete;
- Cuba-rim.

PROCEDIMENTOS	*FUNDAMENTAÇÃO*
1. Lavar as mãos.	Prevenir infecção hospitalar.
2. Preparar o material; colocar o balde no chão sobre o papel toalha.	

PROCEDIMENTOS	FUNDAMENTAÇÃO
3. Explicar o procedimento ao paciente.	Obter colaboração.
4. Colocar a toalha sob a mão do paciente.	
5. Mergulhar uma das mãos do paciente na bacia, ensaboar, limpar as unhas e cortá-las, enxaguando-as depois.	Facilitar a remoção de sujidades.
6. Retirar a bacia e desprezar a água no balde.	
7. Proceder à limpeza da outra mão, da mesma maneira.	
8. Deixar o paciente confortável e a unidade em ordem.	
9. Fazer limpeza/desinfecção dos materiais e guardá-los.	
10. Lavar as mãos.	Prevenir infecção hospitalar e proporcionar autoproteção.
11. Na prescrição de enfermagem, anotar horário, condições das mãos, unhas e assinar.	Documentar as ações de enfermagem.

Cuidados Importantes

1. Se necessário, hidratar as mãos do paciente.

Higiene dos Pés

Conceito

É a limpeza dos pés e das unhas.

Objetivos

- Proporcionar conforto e segurança;
- Evitar infecção.

Material

- Bacia;
- Balde;
- Jarro com água morna;
- Tesoura;
- Papel toalha;
- Sabonete e cuba-rim;
- Impermeável ou similar;
- Toalha de banho;
- Hidratante e atadura de crepe, se necessário.

PROCEDIMENTOS	*FUNDAMENTAÇÃO*
1. Lavar as mãos.	Prevenir infecção hospitalar.
2. Orientar o paciente sobre o procedimento.	Obter colaboração.
3. Preparar o material; colocar o balde vazio no chão sobre o papel toalha.	
4. Dobrar a colcha, o cobertor e o lençol de cima até os joelhos, protegendo as coxas do paciente com os mesmos.	Respeitar a privacidade.
5. Colocar o impermeável ou similar, forrado com a toalha de banho, sob as pernas e os pés do paciente.	
6. Colocar um dos pés na bacia e irrigá-lo.	
7. Ensaboar o pé e limpar as unhas.	Remover sujidades.
8. Cortar as unhas dentro da bacia e limpá-las novamente.	
9. Enxaguar e enxugar o pé.	
10. Repetir o tratamento no outro pé do paciente.	
11. Retirar a bacia.	
12. Massagear a planta dos pés com hidratante.	
13. Deixar o paciente confortável e a unidade em ordem.	
14. Fazer limpeza/desinfecção dos materiais e guardá-los.	
15. Lavar as mãos.	Prevenir infecção hospitalar e proporcionar autoproteção.
16. Na prescrição de enfermagem, anotar horário, condições dos pés e assinar.	Documentar as ações de enfermagem.

Cuidados Importantes

1. Fazer a troca de água quando esfriar ou se estiver suja.
2. Caso não haja contraindicação, aplicar hidratante e envolver os pés com atadura quando o paciente apresentar calosidades e/ou rachaduras; se necessário, repetir o tratamento.
3. Lavar e enxugar bem entre os dedos (interdígitos) para evitar proliferação de microrganismos.
4. Cortar as unhas retas para evitar encravamento das mesmas, principalmente para os pacientes diabéticos.

Higiene dos Cabelos

Conceito

É a limpeza do couro cabeludo e dos cabelos do paciente acamado.

Objetivos

- Proporcionar conforto;
- Estimular a circulação do couro cabeludo;
- Proteger o couro cabeludo.

Material

- Bacia e impermeável ou rolo de cobertor e impermeável (na forma de um funil);
- Toalha de banho e rosto;
- Sabonete e cuba-rim;
- Duas bolas de algodão;
- Cotonetes;
- Recipientes para lixo;
- Jarro com água morna;
- Balde;
- Papel toalha.

1º Método: Lavagem de cabelos na bacia

PROCEDIMENTOS	*FUNDAMENTAÇÃO*
1. Lavar as mãos.	Prevenir infecção hospitalar.
2. Explicar o procedimento ao paciente.	Obter colaboração.
3. Preparar o material.	
4. Preparar o ambiente: fechar janelas e esvaziar a mesa de cabeceira.	Facilitar a execução da técnica.
5. Forrar o travesseiro com o impermeável e sobre ele colocar a toalha de banho.	
6. Colocar a toalha de rosto nos ombros do paciente.	
7. Colocar o travesseiro sob os ombros do paciente.	Facilitar o procedimento.
8. Colocar a bacia sob a cabeça do paciente.	
9. Colocar as bolas de algodão nos ouvidos do paciente.	Evitar penetração de água.
10. Irrigar, ensaboar e massagear o couro cabeludo com a polpa dos dedos.	Evitar lesões no couro cabeludo.
11. Enxaguar a cabeça retirando todo o sabão.	
12. Retirar a bacia, desprezando a água.	

PROCEDIMENTOS	*FUNDAMENTAÇÃO*
13. Repetir os itens 10, 11 e 12, quantas vezes forem necessárias.	
14. Enxugar a cabeça com a toalha de rosto e retirar as bolas de algodão dos ouvidos.	
15. Colocar o travesseiro no lugar.	
16. Limpar os ouvidos externos com cotonetes.	
17. Pentear os cabelos.	
18. Retirar o impermeável e a toalha de banho do travesseiro.	
19. Deixar o paciente confortável e a unidade em ordem.	
20. Fazer limpeza/desinfecção dos materiais e guardá-los.	
21. Lavar as mãos.	Prevenir infecção hospitalar e proporcionar autoproteção.
22. Na prescrição de enfermagem, anotar horário, reações do paciente, condições do couro cabeludo e assinar.	Documentar as ações de enfermagem.

2° Método: Lavagem de cabelos com o funil

Confecção de um Funil com Cobertor e Impermeável

1. Dobrar o cobertor ao centro, no sentido diagonal (Fig. 11.1).
2. Enrolar e entrelaçar suas extremidades de modo a formar um círculo (Fig. 11.2).

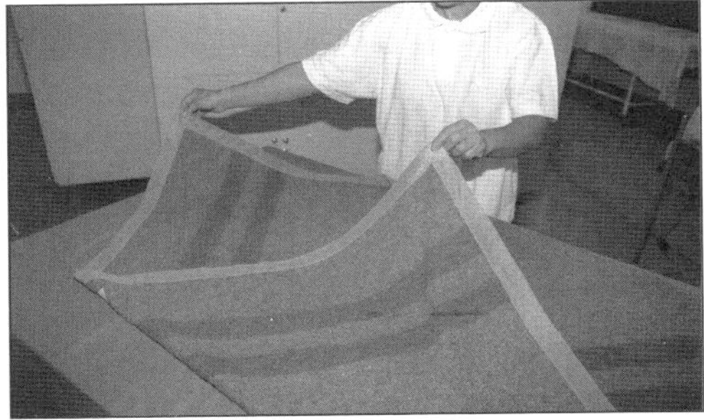

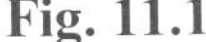

Fig. 11.1

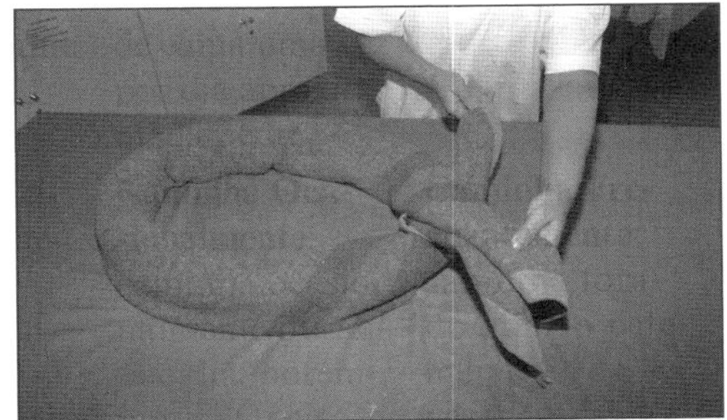

Fig. 11.2

3. Dobrar o impermeável no sentido diagonal de modo que uma de suas extremidades fique afunilada (Fig. 11.3).
4. Passar a extremidade mais fina do funil (bico) pelo centro do cobertor enrolado, deixando a extremidade sobreposta virada para cima (Fig. 11.4).

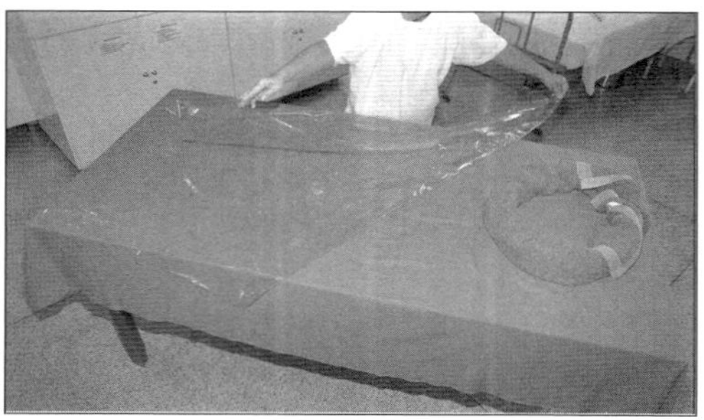
Fig. 11.3

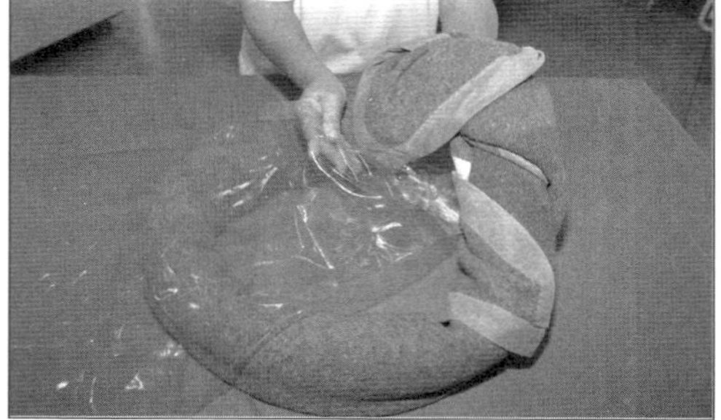
Fig. 11.4

5. Envolver o cobertor com a extremidade maior do **funil confeccionado** com o impermeável (Fig.11.5).

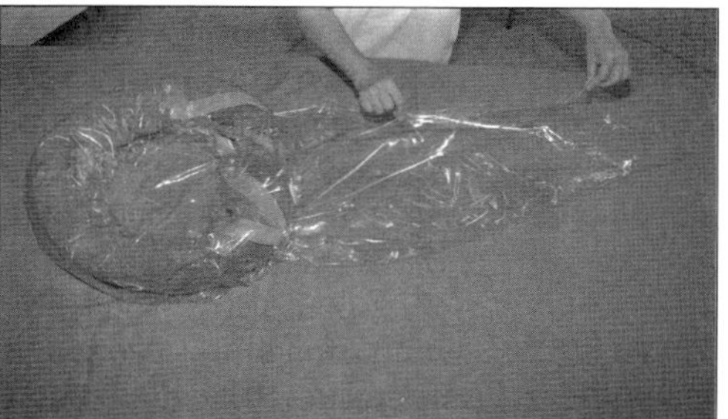
Fig. 11.5

Observação: **Na falta de impermeável** para a confecção do funil, o mesmo poderá ser feito com saco plástico de 100 litros.

Procedimentos

No caso de utilização do funil, executar os mesmos procedimentos do primeiro método, alterando-se os itens 8 e 12, conforme descrição abaixo:

1. Colocar o funil sob a cabeça do paciente:
   - Aproximar a escadinha na cabeceira da cama. Forrá-la com papel toalha e colocar o balde em cima dela;
   - Introduzir a extremidade do funil no balde;
2. Retirar o impermeável do rolo com cuidado para não molhar o cobertor.

Cuidados Importantes

1. Observar condições do couro cabeludo (lesões, lêndeas, pedículos e outros).
2. Evitar que escorra água e sabão nos olhos do paciente.
3. Pentear os cabelos no sentido pontas-raiz.
4. Preferencialmente, essas técnicas devem ser executadas por duas pessoas.

5. Ao limpar o ouvido externo com cotonete, fazê-lo com delicadeza, para evitar que o cerume seja introduzido no conduto.
6. Lembrar que a queda de aproximadamente 70 a 100 fios de cabelos por dia é considerada normal.

Higiene Íntima Feminina

Conceito

É o ato de lavar a região genital e perianal.

Objetivos

- Proporcionar conforto;
- Prevenir infecções;
- Auxiliar no tratamento de infecções.

Material

- Biombo;
- Comadre forrada;
- Jarro com água morna;
- Toalha de banho ou rosto;
- Sabonete;
- Cuba-rim ou similar;
- Luva de banho;
- Bolas de algodão;
- Luvas de procedimento;
- Se necessário, papel higiênico e recipiente para lixo.

PROCEDIMENTOS	*FUNDAMENTAÇÃO*
1. Lavar as mãos.	Prevenir infecção hospitalar.
2. Orientar a paciente sobre o procedimento, observando as condições de higiene.	Obter colaboração.
3. Preparar o material.	
4. Preparar o ambiente cercando o leito com o biombo.	Respeitar a privacidade.
5. Dispor o material de modo que facilite o procedimento.	
6. Dobrar a roupa de cama até a altura dos joelhos.	
7. Colocar a toalha transversalmente sobre a região pubiana.	
8. Calçar as luvas de procedimento.	Proporcionar autoproteção.

PROCEDIMENTOS	FUNDAMENTAÇÃO
9. Colocar a parte mais achatada da comadre forrada sob as nádegas (Fig. 11.6).	Proporcionar conforto.

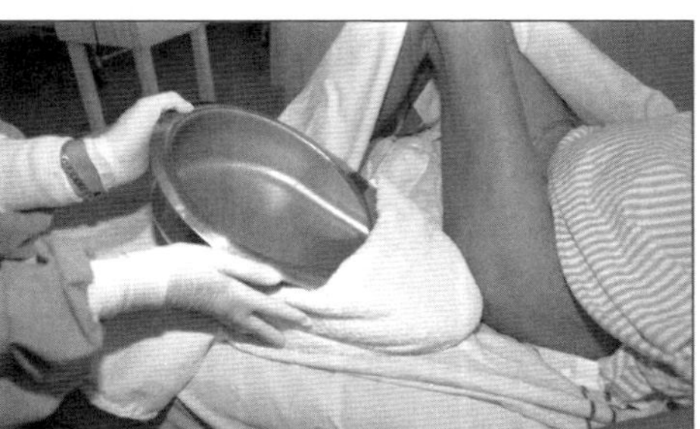

Fig. 11.6

PROCEDIMENTOS	FUNDAMENTAÇÃO
10. Pedir à paciente para flexionar as pernas, mantendo-as separadas, e protegidas com o lençol.	Respeitar a privacidade. Facilitar a execução do procedimento.
11. Irrigar a face interna das coxas, genital e perianal.	
12. Com a luva de banho, ensaboar a face interna das coxas e a região genital e perianal.	
13. Enxaguar as regiões citadas anteriormente.	
14. Separar com uma das mãos os grandes lábios, ensaboando-os com auxílio de algodão, fazendo movimentos de cima para baixo.	Evitar traumatismo e contaminação ascendente do aparelho geniturinário.
15. Utilizar outra bola de algodão para proceder à limpeza do vestíbulo vaginal, observando as condições do clitóris e dos orifícios (meato uretral, vaginal e glândulas) (Fig. 11.7).	Evitar traumatismo e contaminação ascendente do aparelho geniturinário.

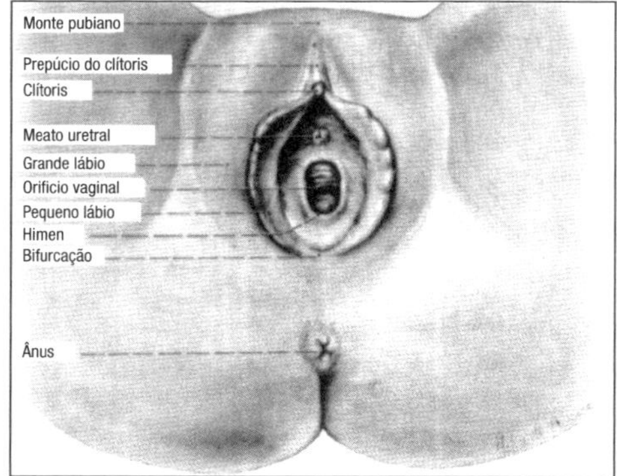

Fig. 11.7: Genital feminino.
Fonte:Jacob e Francone (1976,p.541).

16. Lavar o ânus e região perianal por último. Utilizar movimentos delicados e trocar as bolas de algodão, quantas vezes forem necessárias.	Evitar traumatismo e contaminação ascendente do aparelho geniturinário.
17. Enxaguar irrigando.	
18. Retirar a comadre e enxugar com a toalha.	
19. Deixar a paciente confortável e a unidade em ordem.	
20. Fazer limpeza/desinfecção dos materiais e guardá-los.	
21. Lavar as mãos.	Prevenir infecção hospitalar e proporcionar autoproteção.
22. Na prescrição de enfermagem, anotar horário, condições dos genitais, queixas da paciente e assinar.	Documentar as ações de enfermagem.

Observação: Na higiene íntima masculina, mudam apenas os itens 14 e 15, em lugar dos quais se deve proceder da seguinte maneira: afastar o prepúcio e ensaboar com bolas de algodão no sentido meato uretral–raiz do pênis–bolsa escrotal, enxaguar e voltar o prepúcio à posição normal.

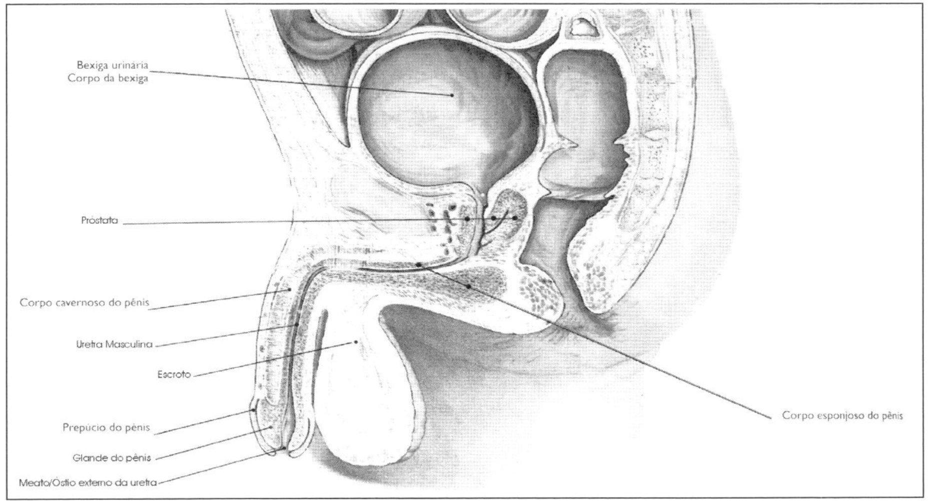

Fig. 11.8: Genital masculino.

Fonte: Wolf Heidegger (2000, p. 232).

Cuidados Importantes

1. Retirar todo o sabão ao enxaguar e enxugar corretamente para evitar irritação da pele.
2. Sempre que possível, orientar e estimular o paciente a auxiliar na higiene.

3. Manter o diálogo constante e respeitar a privacidade.
4. Perguntar ao paciente a preferência da higiene íntima, quanto ao uso de sabão ou não e a temperatura da água.
5. Sempre que possível a higiene íntima deve ser realizada por pessoas do sexo análogo (do mesmo sexo) ao do paciente.
6. Na higiene íntima remover esmegma.
7. Fazer limpeza no sentido meato uretral, vagina e perianal.

Banho no Leito

Conceito

É a higiene corporal realizada no leito.

Objetivos

- Limpar e proteger a pele;
- Estimular a circulação;
- Proporcionar conforto;
- Possibilitar o exame físico;
- Realizar educação em saúde.

Tipo de Banho

- Banho no leito – é o banho realizado no leito;
- Banho de aspersão – é o banho de chuveiro;
- Banho de imersão – é o banho na banheira;
- Banho de ablução – é o banho realizado jogando pequenas porções de água sobre o corpo ou de parte dele.

Material

- Biombo;
- Roupa de cama;
- Toalhas de banho e rosto;
- Camisola ou pijama;
- Quatro luvas de banho;
- Luvas de procedimento;
- Sabonete;
- Cuba-rim ou similar;
- Cotonetes;
- Duas bacias;
- Dois baldes: um com água morna e outro para desprezar a água utilizada;
- Jarro com água morna;
- Hidratante;

- Comadre forrada;
- Material para desinfecção concorrente;
- Recipiente para lixo;
- Pente;
- Material para higiene íntima;
- Material para higiene oral.

PROCEDIMENTOS	*FUNDAMENTAÇÃO*
1. Verificar a prescrição médica/enfermagem.	Certificar-se do procedimento.
2. Lavar as mãos.	Prevenir infecção hospitalar.
3. Orientar o paciente, observando as condições de higiene.	Obter colaboração.
4. Preparar o material.	
5. Preparar o ambiente: colocar biombo e fechar as janelas, se necessário.	Respeitar a privacidade. Evitar corrente de ar.
6. Afastar a mesa de cabeceira e retirar o material da mesma.	Facilitar a execução do procedimento.
7. Colocar o material de modo que facilite a execução do procedimento.	
8. Colocar a roupa de cama no espaldar da cadeira. Fronha, camisola e toalhas no assento da mesma.	
9. Soltar as roupas de cama.	
10. Improvisar *hamper*, evitando colocar as roupas no chão.	Prevenir infecção hospitalar.
11. Fazer higiene oral conforme técnica descrita anteriormente.	
12. Desamarrar as tiras da camisola.	
13. Fazer a higiene do rosto. • Lavar os olhos sem sabão. • Ensaboar, enxaguar e enxugar o rosto, orelhas e pescoço anterior e posterior. • Limpar ouvido externo e nariz com cotonetes.	Evitar irritação dos olhos.
14. Tirar a camisola ou pijama sem expor o paciente.	Respeitar a privacidade.

PROCEDIMENTOS	*FUNDAMENTAÇÃO*
15. Proteger o tórax com a toalha de banho no sentido transversal (Fig. 11.9), colocar os membros superiores sobre a mesma e dobrar o lençol em leque até a cintura.	Respeitar a privacidade. Facilitar a execução do procedimento. Evitar resfriamento.

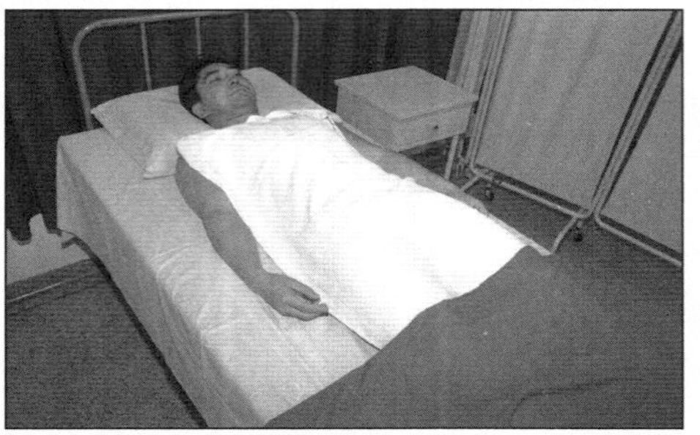

Fig. 11.9

PROCEDIMENTOS	*FUNDAMENTAÇÃO*
16. Ensaboar, enxaguar e enxugar o antebraço, braço, ombro e, por último, a axila.	Ativar a circulação sanguínea.
17. Mergulhar as mãos na bacia, ensaboar, enxaguar e enxugá-las.	
18. Abaixar o lençol em leque até o joelho, sem expor o paciente.	Respeitar a privacidade.
19. Colocar a toalha de banho, no sentido longitudinal, do tórax até o joelho (Fig. 11.10). Ensaboar, enxaguar e enxugar o tórax, abdômen, coxa anterior e lateral até os joelhos.	Garantir a proteção e conforto.

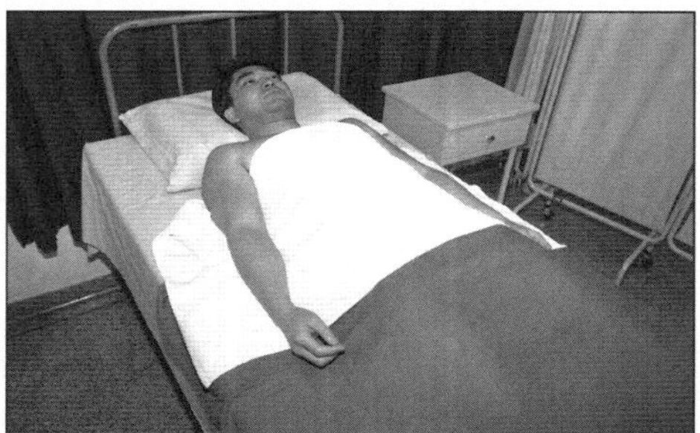

Fig. 11.10

PROCEDIMENTOS	*FUNDAMENTAÇÃO*
20. Colocar a toalha de banho, no sentido transversal, sob os membros inferiores.	
21. Fletir um dos membros inferiores e colocá-lo na bacia. Ensaboar, enxaguar e enxugar perna e pé.	

PROCEDIMENTOS	*FUNDAMENTAÇÃO*
22. Proceder da mesma maneira com o outro membro inferior e desprezar a luva.	
23. Fazer higiene íntima conforme técnica descrita anteriormente.	
24. Desprezar a luva e a toalha de rosto.	
25. Retirar a comadre e posicionar o paciente em decúbito lateral.	
26. Proteger o lençol com a toalha de banho. Ensaboar e enxugar as costas, coxa posterior, glúteos e interglúteos.	
27. Massagear com hidratante as costas, coxa posterior e glúteos, no sentido do retorno venoso.	Ativar a circulação sanguínea.
28. Trocar a roupa de cama fazendo a limpeza concorrente.	Prevenir infecções.
29. Massagear com hidratante os membros superiores e inferiores, no sentido do retorno venoso.	Ativar a circulação sanguínea.
30. Colocar a camisola ou pijama e pentear os cabelos.	
31. Deixar o paciente confortável e a unidade em ordem.	
32. Fazer limpeza/desinfecção dos materiais e guardá-los.	
33. Lavar as mãos.	Prevenir infecção hospitalar e proporcionar autoproteção.
34. Na prescrição de enfermagem, anotar horário, condições da pele (sinais de úlcera de pressão, pele ressequida, lesões), da cavidade bucal, do couro cabeludo e assinar.	Documentar as ações de enfermagem.

Cuidados Importantes

1. É importante assegurar a humanização na assistência, respeitando o pudor e mantendo a privacidade, bem como considerar as preferências e costumes do paciente para proporcionar assistência individualizada.
2. Manter o diálogo constante durante todo o procedimento.
3. Sempre que possível, orientar e estimular o paciente a auxiliar na higienização.
4. Antes de iniciar a higienização, remover evacuação, vômito ou outra sujidade.
5. Esvaziar/trocar bolsas de colostomia e/ou drenos antes de iniciar o banho.
6. Em todas as etapas a higiene deve ser realizada da região mais limpa para a mais suja.

7. Retirar o sabão ao enxaguar e enxugar corretamente para evitar irritações na pele.
8. Para proporcionar sensação de bem-estar, o enxágue das áreas ensaboadas deve ser feito, se possível, com irrigação, utilizando água em abundância.
9. A troca de água durante o banho deve ser realizada sempre que necessária, evitando o uso de água suja e fria.
10. A secagem deve ser criteriosa, principalmente nas pregas cutâneas, espaços interdigitais e genitais, evitando, assim, umidade na pele, a qual propicia proliferação de microrganismos.
11. Utilizar hidratante em pele seca.
12. Caso haja apenas uma luva de banho, realizar a higiene íntima por último.
13. Sempre que possível a higiene íntima deve ser realizada por pessoas do sexo análogo (do mesmo sexo) ao do paciente.
14. Paciente com incontinência urinária utilizar absorventes, calças plásticas especiais ou URUPEN nos homens.
15. Se as condições do paciente permitir, deve encorajá-lo e encaminhá-lo ao banho de aspersão (chuveiro) por proporcionar sensações de limpeza e de conforto.

Diagrama de Higiene Oral

Higiene oral

Pré-procedimentos
- Verificar a prescrição médica/enfermagem;
- Orientar o paciente sobre o procedimento;
- Lavar as mãos;
- Preparar o material e o ambiente;
- Posicionar o paciente.

Material

Paciente que pode cuidar de si
- Escova de dente;
- Creme dental;
- Copo com água;
- Cuba-rim;
- Toalha de rosto.

Paciente impossibilitado de cuidar de si.
- Escova de dentes ou espátula e gaze;
- Copo com água;
- Canudinho;
- Creme dental;
- Cuba-rim;
- Toalha de rosto;
- Lubrificante.

Paciente inconsciente
- Espátula e gaze;
- Copo com solução antisséptica;
- Lubrificante;
- Toalha de rosto;
- Luva de procedimento;
- Gazes.

Procedimentos

Paciente que pode cuidar de si
- Solicitar ao paciente que escove os dentes;
- Orientar o paciente a enxaguar e deixar escorrer água na cuba--rim;
- Enxugar e secar a boca.

Paciente impossibilitado de cuidar de si
- Posicionar o paciente;
- Colocar toalha de rosto;
- Umedecer a escova e colocar creme dental;
- Escovar os dentes, gengivas e língua;
- Enxaguar e secar a boca;
- Lubrificar os lábios.

Paciente inconsciente
- Posicionar o paciente;
- Colocar toalha de rosto;
- Calçar luvas de procedimento;
- Envolver a gaze na espátula e umedecê-la;
- Abrir a boca do paciente, friccionar os dentes, gengivas e língua;
- Repetir a limpeza, quantas vezes forem necessárias;
- Secar os lábios e lubrificá-los;
- Retirar a toalha.

Pós-procedimentos
- Orientar e ou limpar a escova de dente e guardá-la;
- Deixar o paciente confortável e a unidade em ordem;
- Fazer limpeza/desinfecção dos materiais e guardá-los;
- Lavar as mãos;
- Anotar na prescrição de enfermagem.

Cuidados importantes
- Antes da escovação passar o fio dental;
- Fazer higiene oral no mínimo três vezes ao dia;
- Em pacientes inconscientes, lateralizar a cabeça ou utilizar o aparelho de sucção;
- Em pacientes neurológicos com lesão cervical, não deve mobilizar a cabeça.

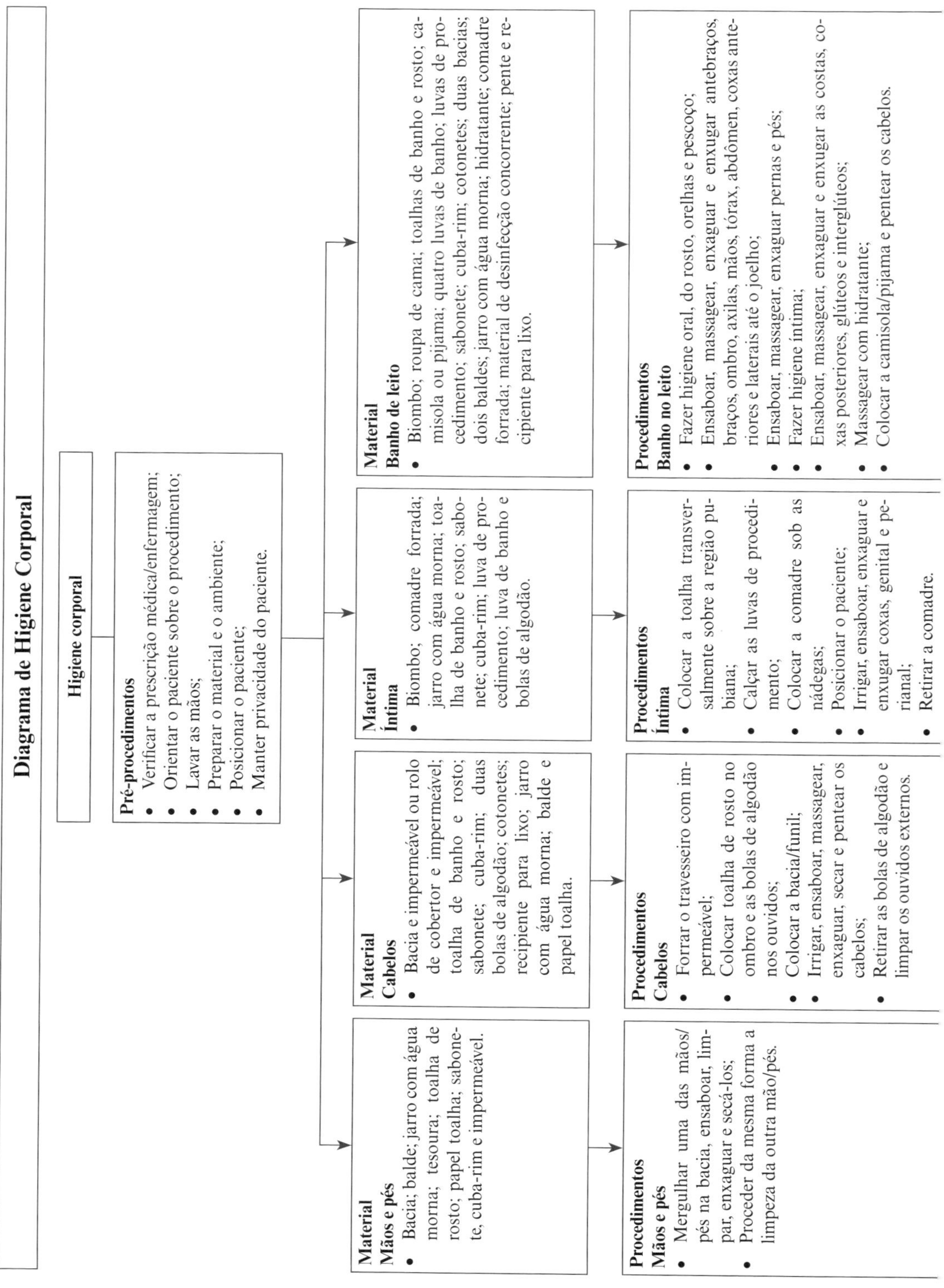
Diagrama de Higiene Corporal
Higiene corporal
Pré-procedimentos
• Verificar a prescrição médica/enfermagem;
• Orientar o paciente sobre o procedimento;
• Lavar as mãos;
• Preparar o material e o ambiente;
• Posicionar o paciente;
• Manter privacidade do paciente.
Material
Mãos e pés
• Bacia; balde; jarro com água morna; tesoura; toalha de rosto; papel toalha; sabonete, cuba-rim e impermeável.
Material
Cabelos
• Bacia e impermeável ou rolo de cobertor e impermeável; toalha de banho e rosto; sabonete; cuba-rim; duas bolas de algodão; cotonetes; recipiente para lixo; jarro com água morna; balde e papel toalha.
Material
Íntima
• Biombo; comadre forrada; jarro com água morna; toalha de banho e rosto; sabonete; cuba-rim; luva de procedimento; luva de banho e bolas de algodão.
Material
Banho de leito
• Biombo; roupa de cama; toalhas de banho e rosto; camisola ou pijama; quatro luvas de banho; luvas de procedimento; sabonete; cuba-rim; cotonetes; duas bacias; dois baldes; jarro com água morna; hidratante; comadre forrada; material de desinfecção concorrente; pente e recipiente para lixo.
Procedimentos
Mãos e pés
• Mergulhar uma das mãos/pés na bacia, ensaboar, limpar, enxaguar e secá-los;
• Proceder da mesma forma a limpeza da outra mão/pés.
Procedimentos
Cabelos
• Forrar o travesseiro com impermeável;
• Colocar toalha de rosto no ombro e as bolas de algodão nos ouvidos;
• Colocar a bacia/funil;
• Irrigar, ensaboar, massagear, enxaguar, secar e pentear os cabelos;
• Retirar as bolas de algodão e limpar os ouvidos externos.
Procedimentos
Íntima
• Colocar a toalha transversalmente sobre a região pubiana;
• Calçar as luvas de procedimento;
• Colocar a comadre sob as nádegas;
• Posicionar o paciente;
• Irrigar, ensaboar, enxaguar e enxugar coxas, genital e perianal;
• Retirar a comadre.
Procedimentos
Banho no leito
• Fazer higiene oral, do rosto, orelhas e pescoço;
• Ensaboar, massagear, enxaguar e enxugar antebraços, braços, ombro, axilas, mãos, tórax, abdômen, coxas anteriores e laterais até o joelho;
• Ensaboar, massagear, enxaguar pernas e pés;
• Fazer higiene íntima;
• Ensaboar, massagear, enxaguar e enxugar as costas, coxas posteriores, glúteos e interglúteos;
• Massagear com hidratante;
• Colocar a camisola/pijama e pentear os cabelos.

Pós-procedimentos
- Retirar os materiais da cama;
- Deixar o paciente confortável e a unidade em ordem;
- Fazer limpeza/desinfecção dos materiais e guardá-los;
- Lavar as mãos;
- Anotar na prescrição de enfermagem.

Cuidados importantes
Mãos e pés
- Hidratar as mãos do paciente, se necessário;
- Lavar e enxugar bem os interdígitos dos dedos para evitar proliferação de microrganismos;
- Cortar reta as unhas dos pés para evitar encravamento das mesmas.

Cabelos
- Observar condições do couro cabeludo;
- Pentear os cabelos no sentido pontas-raiz;
- Ao limpar o ouvido externo, fazê-lo com delicadeza.

Íntima
- Retirar todo o sabão ao enxaguar e enxugar para evitar irritação da pele;
- Respeitar a privacidade;
- Manter o diálogo constante;

Banho no leito
- É importante assegurar a humanização na assistência, respeitando o pudor e mantendo a privacidade;
- Evitar corrente de ar;
- Manter o diálogo constante;
- Remover evacuação, vômito ou outra sujidade, antes de iniciar a higienização;
- Sempre que possível o banho deve ser realizado por pessoas do sexo análogo ao do paciente.

TRATAMENTO DE PEDICULOSE

capítulo 12

Conceito

É a eliminação de parasitas (*pedículus humanus var capitis*), conhecidos popularmente por piolhos. São encontrados no couro cabeludo e regiões pilosas do corpo. O principal sintoma é caracterizado por prurido intenso no couro cabeludo.

Objetivos

- Evitar a propagação de infestações;
- Prevenir a infecção secundária;
- Proporcionar higiene e conforto.

Material

- Solução tópica para pediculose;
- Toalha de banho ou similar;
- Fita adesiva;
- Bolas de algodão;
- Saco plástico;
- Luvas de procedimento;
- Recipiente para lixo.

PROCEDIMENTOS	*FUNDAMENTAÇÃO*
1. Verificar prescrição médica/enfermagem.	Certificar-se do procedimento.
2. Lavar as mãos.	Prevenir infecção hospitalar.
3. Explicar o procedimento ao paciente.	Obter colaboração.
4. Preparar o material.	
5. Desocupar a mesa de cabeceira.	
6. Forrar o travesseiro com a toalha de banho.	

PROCEDIMENTOS	*FUNDAMENTAÇÃO*
7. Aplicar a solução tópica para pedículos, mecha por mecha – com auxílio de algodão, umedecendo todo o cabelo e o couro cabeludo.	
8. Envolver a cabeça do paciente com a toalha de banho, fixando-a com fita adesiva, de maneira que todo o cabelo permaneça coberto durante o tempo determinado para cada medicamento.	Facilitar a remoção dos parasitas adultos. Evitar disseminação dos parasitas no lençol.
9. Trocar a roupa de cama e colocá-la dentro do saco plástico, lacrando-o com identificação de pedículos (piolhos).	Evitar disseminação dos parasitas.
10. Deixar o paciente confortável e a unidade em ordem.	
11. Fazer limpeza/desinfecção dos materiais e guardá-los.	
12. Lavar as mãos.	Prevenir infecção hospitalar e proporcionar autoproteção.
13. Na prescrição de enfermagem, anotar horário, reação do paciente, se houver, presença de lesões no couro cabeludo e assinar.	Documentar as ações de enfermagem.

Cuidados Importantes

1. No caso de pedículos nos pelos da região pubiana, convém fazer a tricotomia na área, conforme a técnica descrita nas páginas 133 e 134.
2. Proceder ao tratamento de pediculose e lêndeas por três dias consecutivos e repeti-lo uma semana após o primeiro dia de tratamento (devido o seu período de incubação ser de sete dias até três semanas),para assegurar o extermínio total dos parasitas.
3. Após o término do tempo de ação do medicamento, realizar a higiene dos cabelos prosseguindo posteriormente com o tratamento de lêndeas, conforme a técnica padronizada.
4. Evitar que a solução atinja os olhos.
5. Caso o paciente concorde, cortar os cabelos.
6. A transmissão dos pedículos se dá de forma direta e indireta, portanto deve orientar o paciente para evitar contato com a pessoa infectada ou com objetos utilizados por esta.

Remoção de Lêndeas

Conceito

É o extermínio de ovos dos pedículos localizados nos fios de cabelo.

Objetivo

- Exterminar e remover as lêndeas.

Material

- Vinagre puro aquecido;
- Chumaço de algodão;
- Toalha de rosto;
- Luvas de procedimento;
- Recipiente de lixo.

PROCEDIMENTOS	*FUNDAMENTAÇÃO*
1. Verificar prescrição médica/enfermagem.	Certificar-se do procedimento.
2. Lavar as mãos.	Prevenir infecção hospitalar.
3. Explicar o procedimento ao paciente.	Obter colaboração.
4. Preparar material e cercar o ambiente com um biombo.	Respeitar a privacidade
5. Forrar o travesseiro com a toalha de rosto ou, caso o paciente esteja sentado, colocá-la nos ombros.	
6. Embeber o algodão no vinagre aquecido. Aplicar ao longo dos cabelos, mecha por mecha, tendo o cuidado para não escorrer na face.	Evitar irritação da pele.
7. Deixar o vinagre nos cabelos por, no mínimo, meia hora.	Facilitar desidratação das cápsulas protetoras das lêndeas.
8. Encaminhar e/ou fazer higiene dos cabelos, conforme a técnica descrita nas páginas 114, 115 e 116.	
9. Trocar a roupa de cama. Colocá-la dentro do saco plástico e lacrá-lo com identificação de pedículos (piolhos).	Evitar disseminação dos parasitas.
10. Deixar o paciente confortável e a unidade em ordem.	
11. Fazer limpeza/desinfecção dos materiais e guardá-los.	
12. Lavar as mãos.	Prevenir infecção hospitalar e proporcionar autoproteção.
13. Na prescrição de enfermagem, anotar horário, reações do paciente, lesões no couro cabeludo, se houver e assinar.	Documentar as ações de enfermagem.

Cuidados Importantes

1. Fazer aplicação de vinagre durante três dias consecutivos.
2. Repetir o tratamento uma semana após o primeiro dia do tratamento.

Diagrama de Tratamento de Pedículos e Remoção de Lêndeas

Tratamento de pediculose

Pré-procedimentos
- Verificar a prescrição médica/enfermagem;
- Lavar as mãos;
- Explicar sobre o procedimento;
- Preparar o material.

Material
- Solução tópica para pediculose;
- Toalha de banho ou similar;
- Fita adesiva;
- Bolas de algodão;
- Saco de lixo;
- Recipiente para lixo;
- Luvas de procedimento.

Procedimentos
- Forrar o travesseiro com a toalha de banho;
- Aplicar a solução tópica para pediculose;
- Envolver a cabeça do paciente com a toalha de banho;
- Deixar o tempo necessário conforme indicação.

Pós-procedimentos
- Trocar a roupa de cama;
- Deixar o paciente confortável e a unidade em ordem;
- Fazer limpeza/desinfecção dos materiais e guardá-los;
- Lavar as mãos;
- Fazer anotações na prescrição de enfermagem.

Remoção de lêndeas

Pré-procedimentos
- Verificar a prescrição médica/enfermagem;
- Lavar as mãos;
- Explicar o procedimento ao paciente;
- Preparar o material e cercar o ambiente com biombo.

Material
- Vinagre puro aquecido;
- Chumaço de algodão;
- Toalha de rosto;
- Recipiente de lixo;
- Luvas de procedimento.

Procedimentos
- Forrar o travesseiro com a toalha de rosto;
- Embeber o algodão no vinagre aquecido, aplicar ao longo dos cabelos;
- Deixar o vinagre nos cabelos por trinta minutos;
- Encaminhar e/ou fazer higiene dos cabelos.

Pós-procedimentos
- Trocar a roupa de cama e colocar dentro do saco plástico com identificação de "piolho";
- Deixar o paciente confortável e a unidade em ordem;
- Fazer limpeza/desinfecção dos materiais e guardá-los;
- Lavar as mãos;
- Fazer anotações de enfermagem.

Cuidados importantes: tratamento de pediculose e remoção de lêndeas
- Fazer o tratamento de lêndeas e pediculose, por três dias consecutivos;
- Repetir uma semana após o primeiro dia de tratamento;
- Evitar que a solução atinja os olhos.

capítulo 13

TRICOTOMIA

Conceito

É a retirada de pelos de uma determinada área do corpo.

Objetivos

- Preparar uma área para cirurgias ou exames;
- Facilitar a higiene.

Material

- Aparelho de barbear novo;
- Lâmina nova;
- Cuba de antissepsia;
- Água morna;
- Recipiente com sabão;
- Gazes;
- Luvas de procedimento;
- Papel higiênico;
- Recipiente para lixo e biombos;
- Se necessário, toalha, impermeável, tesoura e foco auxiliar.

PROCEDIMENTOS	*FUNDAMENTAÇÃO*
1. Verificar prescrição médica/enfermagem.	Certificar-se do procedimento.
2. Lavar as mãos.	Prevenir infecção hospitalar.
3. Comunicar o procedimento e sua finalidade ao paciente.	Obter colaboração.
4. Preparar o material.	
5. Cercar a cama com biombo, se necessário.	Respeitar a privacidade.
6. Proteger a cama com impermeável, se necessário.	

PROCEDIMENTOS	*FUNDAMENTAÇÃO*
7. Colocar o paciente em posição confortável e expor apenas a área a ser tricotomizada.	
8. Colocar luvas de procedimento.	Proporcionar autoproteção.
9. Ensaboar as gazes, aplicando-as na pele em pequenas áreas de cada vez.	Evitar desconforto para o paciente.
10. Esticar a pele com uma das mãos e, com a outra, raspar seguindo a direção do crescimento dos pelos.	Facilitar o deslizamento do aparelho, evitar escoriações e foliculite.
11. Retirar o excesso de pelos do aparelho com papel higiênico e/ou com a água da cuba.	
12. Remover os pelos soltos com papel higiênico.	
13. Revisar a área tricotomizada e refazer a raspagem nos pontos necessários.	
14. Encaminhar o paciente ao chuveiro ou lavar e enxugar a área.	
15. Deixar o paciente confortável e a unidade em ordem.	
16. Proceder à limpeza/desinfecção do material conforme rotina e desprezar a lâmina no recipiente de material cortante.	
17. Lavar as mãos.	Prevenir infecção hospitalar e proporcionar autoproteção.
18. Na prescrição de enfermagem, anotar horário, área tricotomizada e assinar.	Documentar as ações de enfermagem.

Cuidados Importantes

1. A tricotomia deve ser feita somente em circunstância estritamente necessária. Quando necessária deve ser feita imediatamente antes da cirurgia ou exame para evitar o desenvolvimento de microrganismos presentes na pele.
2. Utilizar preferencialmente barbeador elétrico ou tricotomizador.
3. Fazer a tricotomia em local específico, sempre que possível.
4. Cortar os pelos longos, com tesoura antes de iniciar a raspagem.
5. Limpar a cicatriz umbilical, quando se fizer tricotomia abdominal.
6. Nas proeminências ósseas e/ou nas regiões com depressões cuidar para não lesar o paciente.
7. Na tricotomia ciliar, lubrificar a tesoura (curva, de preferência) com vaselina para que os pelos fiquem retidos na mesma.

Diagrama de Tricotomia

Tricotomia

Pré-procedimentos
- Verificar a prescrição médica/enfermagem
- Lavar as mãos;
- Comunicar o procedimento e sua finalidade ao paciente;
- Preparar o material;
- Cercar a cama com biombo;
- Proteger a cama com impermeável;
- Colocar o paciente em posição confortável;
- Colocar luvas de procedimento.

Material
- Aparelho de barbear novo;
- Lâmina nova;
- Cuba de antissepsia;
- Água morna;
- Recipiente com sabão;
- Gazes esterilizadas;
- Luvas de procedimento;
- Papel higiênico;
- Recipiente para lixo;
- Biombo;
- Impermeável.

Procedimentos
- Aplicar as gazes ensaboadas em pequenas áreas de cada vez;
- Esticar a pele com uma das mãos e, com a outra, raspar seguindo a direção do crescimento dos pelos;
- Retirar o excesso de pelos do aparelho com papel higiênico;
- Revisar a área tricotomizada e refazer a raspagem se necessário.

Pós-procedimentos
- Encaminhar o paciente ao chuveiro ou enxugar a área;
- Deixar o paciente confortável e a unidade em ordem;
- Proceder à limpeza/desinfecção dos materiais e guardá-los;
- Desprezar a lâmina no recipiente de material cortante;
- Lavar as mãos;
- Fazer anotações de enfermagem.

Cuidados importantes
- A tricotomia quando necessária deve ser feita imediatamente antes da cirurgia ou exame;
- Na tricotomia utilizar preferencialmente barbeador elétrico ou tricotomizador;
- Fazer a tricotomia em local específico;
- Cortar os pelos longos;
- Limpar bem a cicatriz umbilical;
- Nas proeminências ósseas/ou nas regiões com depressões cuidar para não lesar;
- Na tricotomia ciliar, lubrificar a tesoura;
- Esticar e ensaboar pequenas áreas.

capítulo 14

SONDAGEM NASOGÁSTRICA

Conceito

É a introdução de uma sonda, através do nariz ou da cavidade bucal, passando pelo esôfago até o estômago.

Objetivos

- Alimentar os pacientes impossibilitados de ingerir nutrientes;
- Examinar o conteúdo gástrico;
- Administrar medicamentos;
- Preparar o paciente para cirurgias;
- Aliviar distensão abdominal;
- Realizar lavagem gástrica.

Material

- Sonda nasogástrica;
- Cuba-rim;
- Toalha de rosto;
- Anestésico local tópico;
- Gaze;
- Seringa de 20 mL com bico;
- Estetoscópio;
- Esparadrapo;
- Cotonetes;
- Luvas de procedimento;
- Recipiente para lixo.

Observação: O número e o tipo da sonda nasogástrica dependem da finalidade a que se destina, geralmente, nº 14 a 18 para o adulto.

Tipos de Sondas e o Tempo de Permanência

- De plástico polietileno – o tempo de permanência no paciente é de 72 horas.
- De silicone e látex – o tempo de permanência no paciente é de seis meses.

PROCEDIMENTOS	*FUNDAMENTAÇÃO*
1. Verificar a finalidade da sondagem na prescrição de enfermagem.	Certificar-se do procedimento.
2. Lavar as mãos.	Prevenir infecção hospitalar.
3. Preparar o material.	
4. Explicar o procedimento ao paciente. Informando que não é dolorosa, mas desconfortável, podendo provocar náusea e lacrimejamento durante a introdução da sonda.	Obter colaboração.
5. Posicionar o paciente em *Fowler* ou sentado ou decúbito dorsal horizontal com a cabeça lateralizada.	Facilitar a execução do procedimento.
6. Limpar as narinas com cotonete.	Manter a permeabilidade e prevenir infecção.
7. Avaliar alterações de trajeto para escolha da via apropriada a introdução da sonda.	Verificar a probabilidade de desvio de septo e possibilidade de escolha da narina.
8. Cobrir o tórax com toalha de rosto. Colocar a cuba-rim próximo ao rosto do paciente.	
9. Cortar o esparadrapo para fixação e para marcar a sonda.	
10. Medir a sonda iniciando da asa do nariz, passando pelo lóbulo da orelha até o apêndice xifoide. Acrescentar mais 10 cm ou 4 dedos do paciente e marcar com esparadrapo (Figs. 14.1, 14.2 e 14.3).	Obter a localização correta. E favorece a verificação da mobilização da sonda.

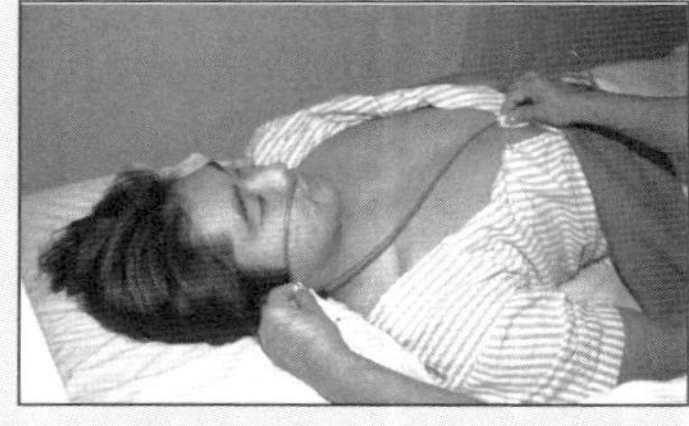
Fig. 14.1

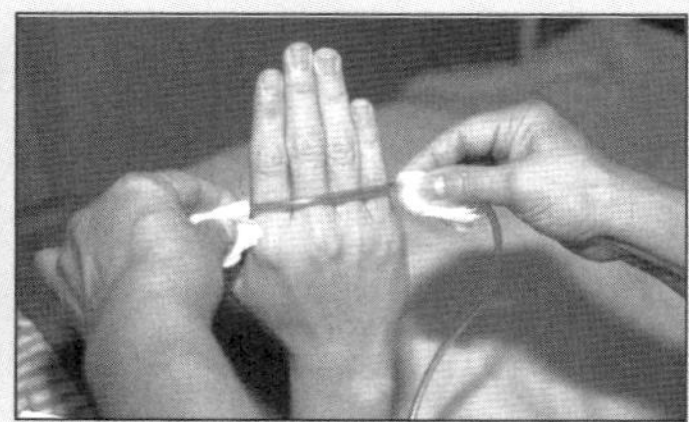
Fig. 14.2

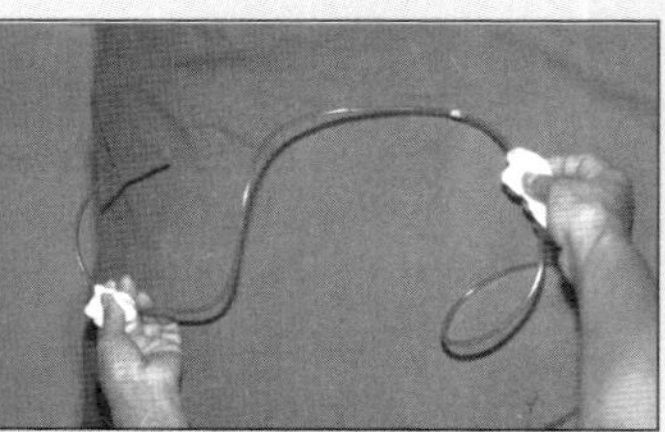
Fig. 14.3

11. Calçar luvas de procedimento.	
12. Lubrificar aproximadamente os últimos 10 cm da sonda com anestésico local tópico com auxílio de gaze.	Facilitar a introdução da sonda, reduzindo o atrito entre a mucosa e a superfície da sonda e evita lesões.

PROCEDIMENTOS	*FUNDAMENTAÇÃO*
13. Introduzir a sonda aberta lentamente, sem forçar.	Evitar traumatismos.
14. Pedir ao paciente para deglutir e respirar profundamente, enquanto a sonda é introduzida quando possível. Tal procedimento deve ser feito delicadamente, até a marca do esparadrapo.	Favorecer o fechamento da epiglote e facilita a progressão da sonda.
15. Fletir a cabeça do paciente para frente, colocando o queixo na região hioide, quando a sonda ultrapassar o obstáculo da parede nasofaríngea, caso o paciente esteja impossibilitado de deglutir (Fig. 14.4). **Fig. 14.4**	Evitar traumatismos e facilitar a progressão da sonda.
16. Verificar se a sonda está no estômago por meio dos seguintes procedimentos: a) colocar o estetoscópio na região epigástrica: introduzir 10 mL de ar pela sonda com auxílio de seringa. O ar introduzido produzirá ruídos hidroaéreos que serão auscultados com o estetoscópio, confirmando a localização correta da sonda. b) aspirar secreção ou suco gástrico por meio de uma seringa de 20 mL.	Certificar-se da localização correta.
17. Fixar a sonda com esparadrapo, de modo que fique segura, evitando a compressão da asa do nariz ou da face interna da narina. (Figs. 14.5 e 14.6).	Evitar lesão na narina. Evitar a saída acidental da sonda.

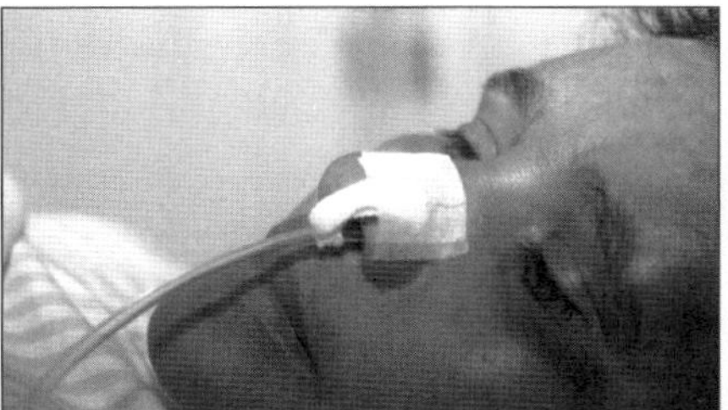

Fig. 14.5: Fixação com cordonê/cadarço.

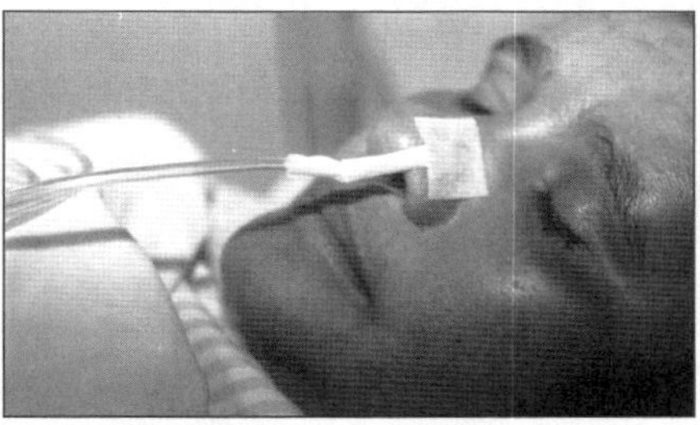

Fig. 14.6: Fixação com esparadrapo.

PROCEDIMENTOS	FUNDAMENTAÇÃO
18. Deixar o paciente confortável e a unidade em ordem.	
19. Proceder a limpeza/desinfecção dos materiais e guardá-los.	
20. Lavar as mãos.	Evitar infecção hospitalar. Proporcionar autoproteção.
21. Na prescrição de enfermagem, anotar horário, nº da sonda e reações do paciente e assinar.	Documentar as ações de enfermagem.

Sondagem Nasoenteral

Conceito

É a passagem da sonda pelo nariz até o duodeno e o jejuno. A sonda utilizada é denominada *Dubbhoff*, trata-se de uma sonda longa, maleável, radiopaca e cuja extremidade possui peso de tungstênio, também radiopaco, que permite a progressão da sonda até o duodeno e o jejuno.

Objetivos

- Administrar nutrição enteral;
- Administrar medicamentos.

Material

- Sonda enteral com mandril/fio guia;
- Cuba-rim;
- Toalha de rosto;
- Anestésico local tópico;
- Gaze;
- Seringa de 20 mL com bico;
- Estetoscópio;
- Esparadrapo;
- Cotonetes;
- Luvas de procedimento;
- Recipiente para lixo.

PROCEDIMENTOS	FUNDAMENTAÇÃO
1. Lavar as mãos.	Prevenir infecção hospitalar.
2. Verificar na prescrição de enfermagem a finalidade da sondagem.	Certificar-se do procedimento.
3. Preparar o material.	

PROCEDIMENTOS	*FUNDAMENTAÇÃO*
4. Explicar o procedimento ao paciente.	Obter colaboração.
5. Posicionar o paciente em *Fowler* ou sentado.	Facilitar a execução do procedimento.
6. Limpar as narinas com cotonete.	
7. Cobrir o tórax com toalha de rosto. Colocar a cuba-rim próxima ao rosto do paciente.	
8. Cortar o esparadrapo para fixação e para marcar a sonda.	
9. Medir a sonda da distância da ponta do nariz ao lóbulo da orelha correspondente à narina escolhida e do lóbulo da orelha ao apêndice xifoide; acrescentar a medida de 15 a 20 cm. O comprimento externo da sonda não deve ultrapassar 55 cm no adulto.	Obter a localização correta.
10. Calçar luvas de procedimento.	
11. Lubrificar o mandril/fio guia antes de colocá-lo na sonda; em seguida, lubrificar a sonda.	Evitar aderência e facilitar a retirada do mandril após a passagem da sonda. Facilitar a introdução da sonda.
12. Introduzir a sonda aberta lentamente e sem forçar até o local marcado com esparadrapo. Ao ultrapassar o primeiro obstáculo deve flexionar a cabeça do paciente, ou solicitar para o paciente fazer movimento de deglutição enquanto a sonda é introduzida.	Identificar o conteúdo gástrico e ar. Evitar traumatismos. Facilitar a progressão da sonda.
13. Remover o mandril/fio guia do interior da sonda e proceder à confirmação da localização gástrica por meio dos seguintes procedimentos: a. Colocar 15 mL de ar na seringa e adaptá-la à sonda; b. Colocar o estetoscópio no quadrante superior esquerdo do abdômen e introduzir o ar, auscultando os respectivos ruídos hidroaéreos; aspirar o conteúdo gástrico, se necessário.	Certificar-se da localização correta.
14. Fixar a sonda com esparadrapo, sem comprimir a narina, de modo que fique segura (Figs. 14.5 e 14.6).	Evitar lesão na narina. Evitar a saída acidental da sonda.
15. Deixar o paciente confortável e a unidade em ordem.	

PROCEDIMENTOS	FUNDAMENTAÇÃO
16. Proceder a limpeza/desinfecção dos materiais e guardá-los.	Evitar infecção hospitalar.
17. Lavar as mãos.	Evitar infecção hospitalar. Proporcionar autoproteção.
18. Na prescrição de enfermagem, anotar horário, nº da sonda e reações do paciente e assinar.	Documentar as ações de enfermagem.

Observação: Deve iniciar a administração da dieta após a confirmação da localização radiológica.

Cuidados Importantes

1. Caso o paciente apresente tosse durante a introdução da sonda, interromper o procedimento até cessar o estado tussígeno. Se a tosse persistir, retirar totalmente a sonda.
2. Caso o paciente apresente náuseas ou vômito decorrente da estimulação do nervo vago, deve interromper temporariamente a sondagem.
3. Na passagem da sonda, se não houver contra indicação, oferecer água ao paciente, pois a deglutição facilita a progressão da mesma.
4. Observar sinais de hiperemia, isquemia, dor e/ou lesão na área de atrito da sonda com a mucosa nasal.
5. As sondas passadas com a finalidade de drenagem devem ser mantidas abertas e anotadas o volume e aspecto da secreção drenada.
6. Limpar as narinas, duas vezes ao dia, com cotonete.
7. Trocar e alternar diariamente o tipo de fixação, massageando as narinas para evitar lesão.
8. Cercar a cama com biombo, na passagem da sonda, se necessário.
9. A sonda nasogástrica deve ser lubrificada com solução hidrossolúvel antes de sua introdução. Isso facilita a manobra e evita traumatismo e menor risco de complicação se a sonda deslizar acidentalmente para a via respiratória.
10. Preferencialmente manter o posicionamento do paciente no leito no ângulo maior que 30 graus.
11. Restringir as mãos dos pacientes confusos e agitados para manutenção da sonda.
12. A medida da sonda nasogástrica pode ser feita, a partir do lóbulo da orelha sentido apêndice xifoide mais a distância compreendida do apêndice xifoide ao umbigo (Malta, 2003).

Gavagem

Conceito

É a introdução de alimentos através de uma sonda nasogástrica.

Objetivo

- Administrar dieta em pacientes inconscientes e impossibilitados de alimentar por via oral.

Material

- Seringa de 20 mL com bico;
- Pacote de gaze;
- Copo com água;
- Recipiente para lixo;
- Estetoscópio;
- Recipiente com alimentos;
- Bolas de algodão;
- Almotolia com álcool a 70%;
- Equipo específico.

PROCEDIMENTOS	*FUNDAMENTAÇÃO*
1. Verificar a prescrição médica/enfermagem.	Certificar-se do procedimento.
2. Lavar as mãos.	Prevenir infecção hospitalar.
3. Preparar o material.	
4. Conferir as especificações do rótulo com a prescrição médica/enfermagem.	Evitar administração incorreta de alimento.
5. Orientar o paciente sobre o procedimento.	Obter colaboração.
6. Elevar a cabeceira da cama, se não houver contraindicação.	Prevenir pneumonia aspirativa. Facilitar a introdução de alimentos.
7. Verificar se a sonda está no estômago, conforme técnica da sondagem nasogástrica.	
8. Observar aspecto e temperatura do alimento (próxima à temperatura corporal).	
9. Limpar a extremidade da sonda com bola de algodão embebida em álcool a 70%.	
10. Adiar a administração da dieta por uma hora, se o volume aspirado for igual ou superior a 10% da dieta introduzida anteriormente. Na persistência desse volume, suspender a mesma neste horário.	Verificar estase gástrica, prevenindo vômitos.
11. Aspirar o alimento com a seringa.	
12. Introduzir o alimento lentamente.	Evitar desconforto.
13 Repetir o procedimento até o término, evitando a introdução de ar, ou administrar a dieta por sifonagem (colocar a extremidade da sonda dentro do recipiente da dieta e elevá-lo para obter a ação da gravidade).	
14. Injetar 40 a 50 mL de água e fechar a sonda.	Evitar obstrução da sonda. Remover os resíduos alimentares.

PROCEDIMENTOS	*FUNDAMENTAÇÃO*
15. Limpar a extremidade da sonda novamente com álcool a 70%.	
16. Deixar o paciente confortável e a unidade em ordem.	
17. Proceder à limpeza dos materiais.	
18. Lavar as mãos.	Prevenir infecção hospitalar e proporcionar autoproteção.
19. Na prescrição de enfermagem, anotar horário, tipo e quantidade de alimento e intercorrência, se houver e assinar.	Documentar as ações de enfermagem.

Cuidados Importantes

1. Utilizar frasco e equipo específico para gavagem a fim de evitar infusão da dieta por outras vias. E proceder a troca dos mesmos seguindo a norma preconizada pela CCIH e Vigilância Sanitária.
2. Observar a frequência, consistência, odor e quantidade das evacuações. A presença de diarreia pode significar: a) concentração, volume e velocidade de administração inadequados da dieta; b) contaminação da dieta.
3. A verificação da estase gástrica antes da gavagem é importante para evitar náuseas, vômitos, regurgitação ou distensão abdominal. A não observância desse cuidado poderá acarretar risco de aspiração para a árvore traqueobrônquica.
4. Se a administração da dieta for contínua, manter o frasco da dieta com a presilha aberta, em uma altura de 45 cm da região epigástrica, o que permitirá gotejamento regular e adequado evitando diarreia e favorecendo a melhor absorção do alimento.
5. Nos intervalos das dietas administrar água, para hidratar o paciente, conforme a prescrição.
6. Manter a permeabilidade da sonda injetando água com uma seringa após aspiração do conteúdo gástrico e a cada dieta administrada e entre as medicações
7. Caso a sonda permaneça fechada, devido a pausa alimentar, proceder a lavagem da mesma uma vez a cada seis horas.
8. Monitorar a velocidade de infusão da dieta.
9. Caso utilize bomba de infusão de dieta, controlar o horário e gotejamento da dieta.
10. Monitorar frequência, odor, consistência e quantidade da evacuação. Presença de diarreia pode ser indício de alteração na concentração, velocidade de administração inadequada ou contaminação da dieta.
11. Lavar as sondas nasogástricas ou nasoentéricas, de gastrostomias ou jejunostomias com 20 mL de água ao término da dieta, antes e após a administração de medicamentos, e todas as vezes que parar a infusão e após administrar frascos de água com fibras.

Lavagem Gástrica

Conceito

É a limpeza do estômago realizada através de uma sonda nasogástrica ou orogástrica.

Objetivos

- Remover substâncias tóxicas ou irritantes;
- Preparar pacientes para cirurgias e/ou exames;
- Auxiliar no tratamento de hemorragia gástrica.

Material

O mesmo material usado na sondagem nasogástrica, acrescido de:

- Solução fisiológica 0,9% (gelada para hemorragia digestiva);
- Dois baldes.

PROCEDIMENTOS	*FUNDAMENTAÇÃO*
1. Verificar prescrição médica/enfermagem	Certificar-se do procedimento
2. Lavar as mãos.	Prevenir infecção hospitalar.
3. Preparar os materiais.	
4. Orientar o paciente sobre o procedimento.	Obter colaboração.
5. Colocar o paciente em posição de *Fowler* ou decúbito lateral.	
6. Executar técnica de sondagem nasogástrica.	
7. Adaptar a seringa com solução fisiológica 0,9% na sonda e introduzi-la lentamente.	
8. Desconectar a seringa da sonda e deixar fluir o líquido no balde.	
9 Proceder dessa forma quantas vezes forem necessárias ou até obter retorno de líquido infundido claro e sem resíduos	
10. Verificar se o paciente deverá permanecer com a sonda após a lavagem.	
11. Deixar o paciente confortável e organizar o ambiente.	
12. Fazer limpeza/desinfecção dos materiais e guardá-los	
13. Lavar as mãos.	Prevenir infecção hospitalar e proporcionar autoproteção.
14. Na prescrição de enfermagem, anotar horário, volume infundido e drenado, aspecto do líquido drenado e reações do paciente e assinar.	Documentar as ações de enfermagem.

Cuidados Importantes

1. Caso tenha pedido de requisição de material gástrico para exame laboratorial, deve-se realizar a coleta antes da lavagem gástrica.
2. Para realizar lavagem gástrica em crianças recomenda-se a utilização de soro fisiológico 0,9% aquecido em torno de 38 °C para evitar hipotermia, se não houver contra indicação.
3. Verificar se o líquido infundido é o mesmo do drenado.
4. Pode-se infundir o soro fisiológico conectando-se o equipo da solução na sonda gástrica e infundir lentamente. E após toda introdução da solução deixar fluir o soro injetado por sifonagem ou desconectar o equipo da sonda permitindo desta forma a drenagem do conteúdo no recipiente.

Retirada da Sonda Nasogástrica

Material

- Gaze;
- Benzina;
- Recipiente para lixo;
- Toalha de rosto;
- Cotonetes;
- Luvas de procedimento.

PROCEDIMENTOS	*FUNDAMENTAÇÃO*
1. Verificar a prescrição médica/enfermagem.	Certificar-se do procedimento.
2. Lavar as mãos.	Prevenir infecção hospitalar.
3. Preparar o material.	Facilitar a execução do procedimento.
4. Explicar o procedimento ao paciente e da possibilidade de apresentar sensação de náusea.	Obter colaboração.
5. Colocar o paciente em posição de *Fowler* ou semi-*Fowler* se não houver contra indicação.	
6. Colocar a toalha sobre o tórax do paciente.	
7 Retirar o esparadrapo que fixa a sonda com auxílio de gaze e benzina.	
8. Calçar luvas de procedimento.	
9. Introduzir 10 mL de água ou ar na sonda para que não tenha conteúdo gástrico na sonda e em seguida fechar a sonda.	Evitar saída de conteúdo gástrico pela sonda.
10. Fechar a sonda.	Evitar entrada de líquido na traqueia.

11. Retirar a sonda lentamente com auxílio de uma gaze em movimento contínuo e pedir ao paciente para conter a respiração.	Assegurar o fechamento da epiglote.
12. Proceder à limpeza das narinas com auxílio de cotonete.	
13. Manter o paciente em posição de *Fowler* ou semi-*Fowler* durante 30 minutos	Prevenir aspiração, caso apresente episódio de vomito.
14. Deixar o paciente confortável e a unidade em ordem.	
15. Fazer limpeza/desinfecção dos materiais e guardá-los.	
16. Lavar as mãos.	Prevenir infecção hospitalar e proporcionar autoproteção.
17. Na prescrição de enfermagem, anotar horário, motivo e reações do paciente e assinar.	Documentar as ações de enfermagem.

Cuidados Importantes

Observar se o paciente apresenta alterações gastrintestinais, vômitos, diarreia, distensão abdominal ou intolerância aos alimentos e comunicar o médico.

Diagrama de Sondagem e Retirada de Sonda Nasogástrica

Sondagem nasogástrica

Pré-procedimentos
- Lavar as mãos;
- Verificar a finalidade da sondagem;
- Explicar sobre o procedimento ao paciente e família;
- Preparar o material;
- Posicionar o paciente em *Fowler* ou sentado;
- Limpar as narinas com cotonetes;
- Proteger o tórax com a toalha;
- Cortar o esparadrapo.

Material
- Sonda nasogástrica;
- Anestésico local tópico;
- Luvas de procedimento;
- Seringa de 20 mL com bico;
- Estetoscópio;
- Esparadrapo;
- Gaze;
- Toalha de rosto;
- Cuba-rim;
- Recipiente para lixo.

Procedimentos
- Medir a sonda a partir na narina, estendendo até o lóbulo da orelha, do lóbulo até o apêndice xifoide, acrescentando a medida 10 cm ou 4 dedos do paciente e marcar com esparadrapo;
- Caçar a luva de procedimento;
- Lubrificar a sonda com anestésico local tópico;
- Introduzir a sonda aberta, lentamente sem forçar;
- Pedir para o paciente deglutir e respirar profundamente, enquanto a sonda é introduzida, quando possível;
- Caso o paciente tenha dificuldade de deglutição, deve flexionar a cabeça do paciente para frente, colocando o queixo na região hioide, quando a sonda ultrapassar o obstáculo da parede nasofaríngea;
- Continuar introduzindo a sonda até a marca do esparadrapo;
- Verificar se a sonda está no estômago;
- Fixar a sonda

Retirada de sonda nasogástrica

Pré-procedimentos
- Lavar as mãos;
- Preparar o material: gaze, benzina, recipiente para lixo, toalha de rosto, cotonetes, luvas de procedimento;
- Explicar o procedimento ao paciente e da possibilidade de apresentar sensação de náusea;
- Colocar o paciente em posição de *Fowler* ou semi-*Fowler* se não houver contra indicação.

Procedimentos
- Retirar o esparadrapo que fixa a sonda;
- Calçar luvas de procedimento;
- Introduzir 10 mL de água ou ar na sonda;
- Fechar a sonda;
- Retirar a sonda lentamente e pedir para conter a respiração.

Pós procedimentos
- Deixar o paciente confortável e a unidade em ordem;
- Guardar o material;
- Lavar as mãos;
- Realizar anotação na prescrição de enfermagem, o número da sonda, horário e reações do paciente.

↓

Cuidados importantes
- Usar somente lubrificante hidrossolúvel;
- Caso o paciente apresente tosse durante a introdução da sonda, interromper o procedimento até cessar a tosse;
- Ao higienizar as narinas observar o aspecto da mucosa nasal na área de atrito da sonda;
- Trocar e alternar diariamente o tipo de fixação da sonda, massageando as narinas;
- As sondas passadas com a finalidade de drenagem de conteúdo gástrico devem ser mantidas abertas, e anotadas o volume e aspecto;
- A medida da sonda nasogástrica pode ser feita a partir do lóbulo da orelha sentido apêndice xifoide mais a distância compreendida do apêndice xifoide ao umbigo;
- A medida da sonda nasoenteral deve ser da ponta do nariz ao lóbulo da orelha, do lóbulo da orelha ao apêndice xifoide e acrescentar na medida mais 15 a 20 cm;
- Na passagem da sonda nasoenteral, para facilitar a saída do fio guia/mandril, deve lubrificá-lo com água ou solução fisiológica, antes de colocá-lo no lúmen da sonda. Após a confirmação correta da sonda, retirar o fio.

Pós procedimentos
- Manter o paciente em posição de *Fowler* ou semi-*Fowler* durante 30 minutos;
- Deixar o paciente confortável e a unidade em ordem;
- Fazer limpeza dos materiais;
- Lavar as mãos;
- Fazer anotações na prescrição de enfermagem.

↓

Cuidados importantes
- Observar se o paciente apresenta alterações gastrintestinais como vômitos, diarreia, distensão abdominal ou intolerância aos alimentos e comunicar o médico.

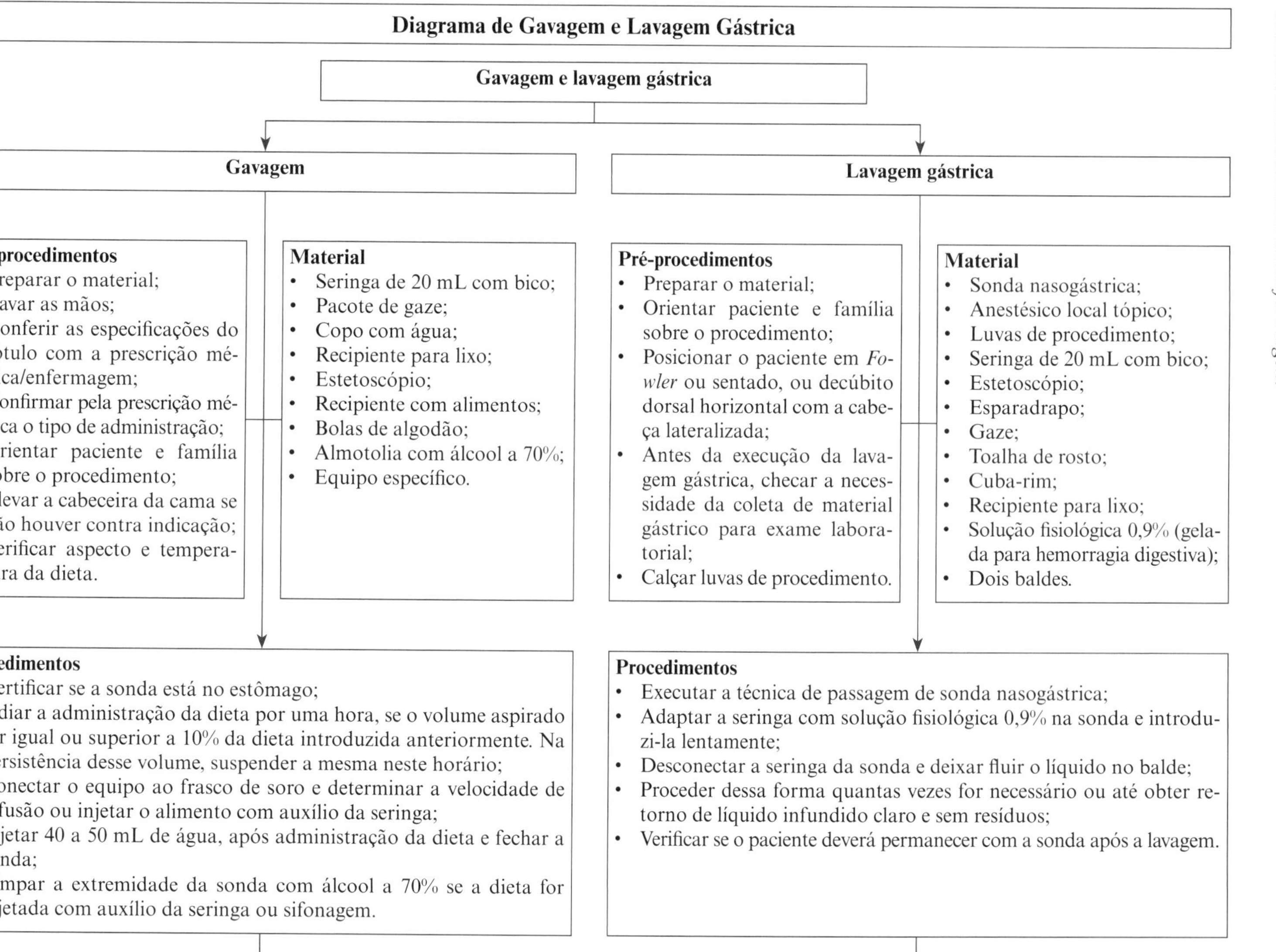

Diagrama de Gavagem e Lavagem Gástrica

Gavagem e lavagem gástrica

Gavagem

Pré-procedimentos
- Preparar o material;
- Lavar as mãos;
- Conferir as especificações do rótulo com a prescrição médica/enfermagem;
- Confirmar pela prescrição médica o tipo de administração;
- Orientar paciente e família sobre o procedimento;
- Elevar a cabeceira da cama se não houver contra indicação;
- Verificar aspecto e temperatura da dieta.

Material
- Seringa de 20 mL com bico;
- Pacote de gaze;
- Copo com água;
- Recipiente para lixo;
- Estetoscópio;
- Recipiente com alimentos;
- Bolas de algodão;
- Almotolia com álcool a 70%;
- Equipo específico.

Procedimentos
- Certificar se a sonda está no estômago;
- Adiar a administração da dieta por uma hora, se o volume aspirado for igual ou superior a 10% da dieta introduzida anteriormente. Na persistência desse volume, suspender a mesma neste horário;
- Conectar o equipo ao frasco de soro e determinar a velocidade de infusão ou injetar o alimento com auxílio da seringa;
- Injetar 40 a 50 mL de água, após administração da dieta e fechar a sonda;
- Limpar a extremidade da sonda com álcool a 70% se a dieta for injetada com auxílio da seringa ou sifonagem.

Lavagem gástrica

Pré-procedimentos
- Preparar o material;
- Orientar paciente e família sobre o procedimento;
- Posicionar o paciente em *Fowler* ou sentado, ou decúbito dorsal horizontal com a cabeça lateralizada;
- Antes da execução da lavagem gástrica, checar a necessidade da coleta de material gástrico para exame laboratorial;
- Calçar luvas de procedimento.

Material
- Sonda nasogástrica;
- Anestésico local tópico;
- Luvas de procedimento;
- Seringa de 20 mL com bico;
- Estetoscópio;
- Esparadrapo;
- Gaze;
- Toalha de rosto;
- Cuba-rim;
- Recipiente para lixo;
- Solução fisiológica 0,9% (gelada para hemorragia digestiva);
- Dois baldes.

Procedimentos
- Executar a técnica de passagem de sonda nasogástrica;
- Adaptar a seringa com solução fisiológica 0,9% na sonda e introduzi-la lentamente;
- Desconectar a seringa da sonda e deixar fluir o líquido no balde;
- Proceder dessa forma quantas vezes for necessário ou até obter retorno de líquido infundido claro e sem resíduos;
- Verificar se o paciente deverá permanecer com a sonda após a lavagem.

Pós procedimentos
- *Checar* na prescrição o horário da administração da dieta;
- Realizar anotações de enfermagem.

Cuidados importantes
- Não acrescentar nenhum tipo de medicamento no frasco de gavagem e não misturar medicamentos por sonda com dieta;
- Lavar as sondas nasogástricas ou nasoentéricas, de gastrostomias ou jejunostomias com 20 mL de água ao término da dieta, antes e após a administração de medicamentos, e todas as vezes que parar a infusão e após administrar frascos de água com fibras;
- Realizar a troca dos frascos e dos equipos conforme rotina da instituição;
- Supervisionar a velocidade de infusão.

Pós procedimentos
- Deixar o paciente confortável e o organizar ambiente;
- Fazer limpeza dos materiais;
- Lavar as mãos;
- Fazer anotações na prescrição de enfermagem.

Cuidados importantes
- Para realizar lavagem gástrica em crianças recomenda-se a utilização de soro fisiológico 0,9% aquecido em torno de 38 °C, se não houver contra indicação;
- Verificar se o líquido infundido é o mesmo do drenado;
- Pode-se infundir o soro fisiológico conectando-se o equipo da solução na sonda gástrica e infundir lentamente. E após toda introdução da solução deixar fluir o soro injetado por sifonagem.

SONDAGEM VESICAL

capítulo 15

Conceito

É a introdução de uma sonda ou cateter estéril na bexiga através da uretra.

Objetivos

- Aliviar a distensão vesical pela retenção de urina;
- Evitar a constante umidade em pacientes com incontinência urinária;
- Proceder ao preparo pré-operatório de algumas cirurgias;
- Possibilitar o controle rigoroso da diurese;
- Verificar a urina residual;
- Obter urina para exame.

Tipos de Sonda

- Sonda de Foley com 2 vias;
- Sonda de Foley com 3 vias;
- Sonda uretral.

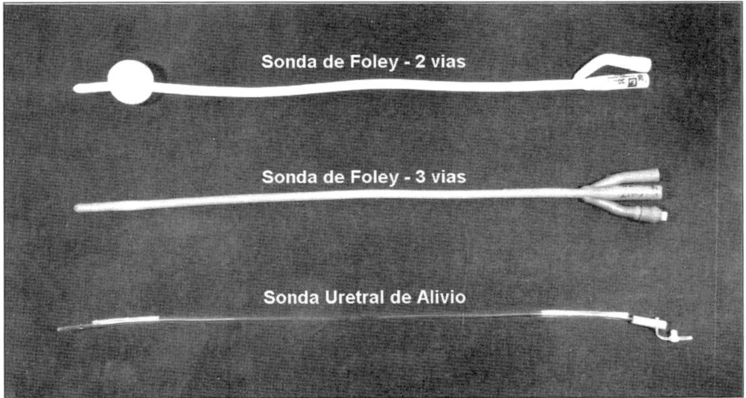

Fig. 15.1: Tipos de sondas.

Tipos de Sondagem

- Sondagem vesical de demora: quando há a necessidade de permanência da sonda;
- Sondagem vesical de alívio: quando não há necessidade de permanência da sonda;
- Autossondagem vesical intermitente domiciliar: quando há necessidade de esvaziar a bexiga, várias vezes por dia, pelo próprio paciente em seu domicílio.

Sondagem Vesical de Demora Feminina

Material

- Biombos;
- Carrinho/bandeja;
- Luvas de látex estéril;
- Cuba de antissepsia estéril contendo: cuba-rim, cúpula, pinça e gazes ou algodão;
- Antisséptico tópico;
- Anestésico local tópico, gel (lacrado);
- Um pacote de gaze esterilizada;
- Recipiente para lixo;
- Sonda Foley estéril de calibre adequado;
- Duas seringas estéreis: uma de 10 mL para testar *o cuff* (balão); outra de 10 mL com água destilada e 1 agulha 25 × 8;
- Esparadrapo;
- Sistema de drenagem fechado estéril;
- Máscara.

PROCEDIMENTOS	*FUNDAMENTAÇÃO*
1. Verificar a prescrição médica/enfermagem.	Certificar-se do procedimento.
2. Observar as condições de higiene íntima da paciente, orientando-a para a realização desse procedimento ou fazê-lo.	Evitar contaminação ascendente.
3. Orientar a paciente com relação às etapas do procedimento, ao objetivo do mesmo e quanto à importância de sua colaboração no relaxamento muscular. Informá-la sobre a sensação de ardência no local e que também pode provocar o desejo de urinar.	Facilitar a introdução da sonda e evitar dor e traumatismo.
4. Lavar as mãos.	Prevenir infecção hospitalar.
5. Preparar o material.	Facilitar a execução do procedimento.
6. Cercar o leito com biombo.	Respeitar a privacidade.
7. Providenciar ambiente com iluminação adequada. Se necessário, utilizar foco de luz.	Melhorar visibilidade do meato uretral.

PROCEDIMENTOS	*FUNDAMENTAÇÃO*
8. Dobrar as roupas de cama em leque até os pés da cama, deixando apenas o lençol.	
9. Deixar o paciente em decúbito dorsal e afastar os membros inferiores sem causar desconforto.	
10. Trazer o lençol do tórax até a raiz da coxa, dobrando-o. A seguir, ajustá-lo sob as coxas internamente – os genitais estão protegidos com a própria camisola ou lençol (Fig. 15.2). 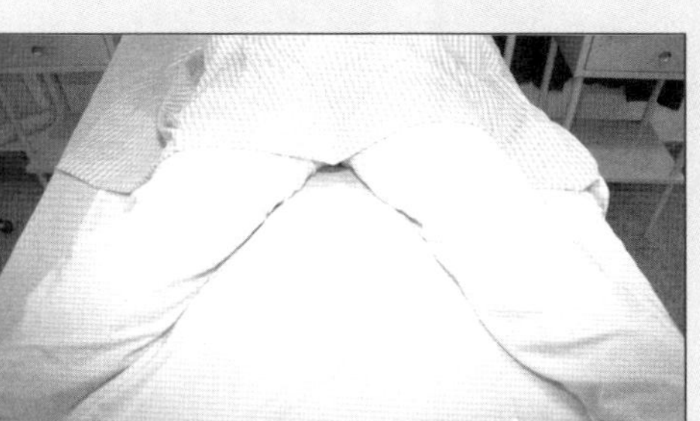 **Fig. 15.2**	Respeitar o pudor.
11. Colocar a máscara.	
12. Abrir o pacote da cuba de antissepsia entre as coxas da paciente de forma que uma das pontas do campo cubra a região pubiana. Concomitantemente, afastar a camisola.	
13. Colocar sobre o campo da cuba de antissepsia: gaze, seringa para testar *cuff* (balão) e sonda Foley (Fig. 15.3). 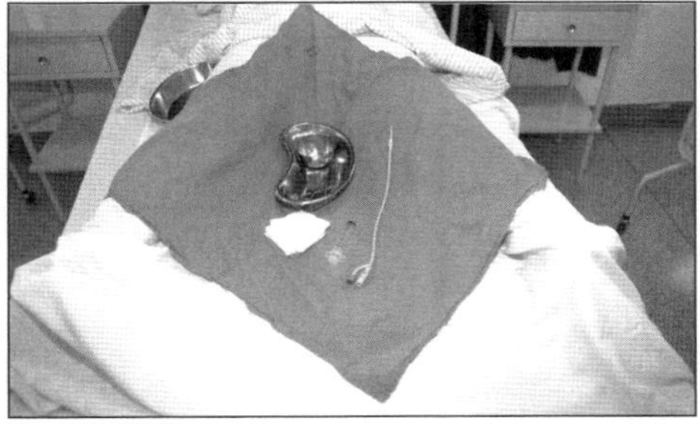 **Fig. 15.3**	
14. Calçar a luva da mão esquerda e posicionar os materiais estéreis.	

PROCEDIMENTOS	*FUNDAMENTAÇÃO*
15. Desprezar a primeira porção do antisséptico no recipiente para lixo e colocar antisséptico na cúpula estéril, com a mão direita sem luva.	Evitar contaminação.
16. Colocar anestésico local tópico no canto da cuba, após ter desprezado a primeira porção do anestésico; o procedimento deve ser realizado também com a mão direita sem luva (Fig. 15.4).	Evitar contaminação.

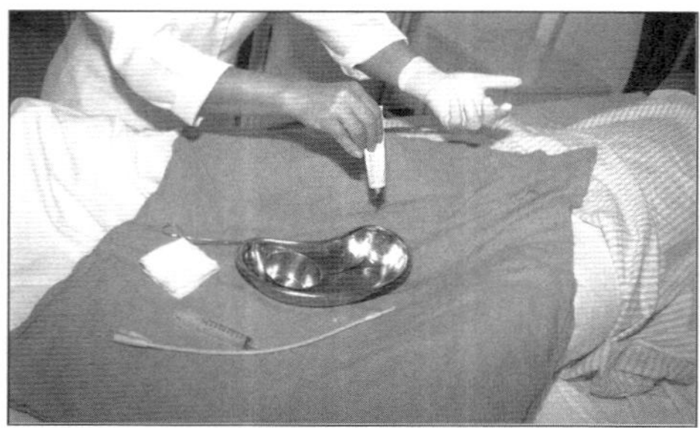

Fig. 15.4

17. Calçar a luva na mão direita.
18. Testar o lúmen e *cuff* (balão) da sonda (Fig. 15.5).

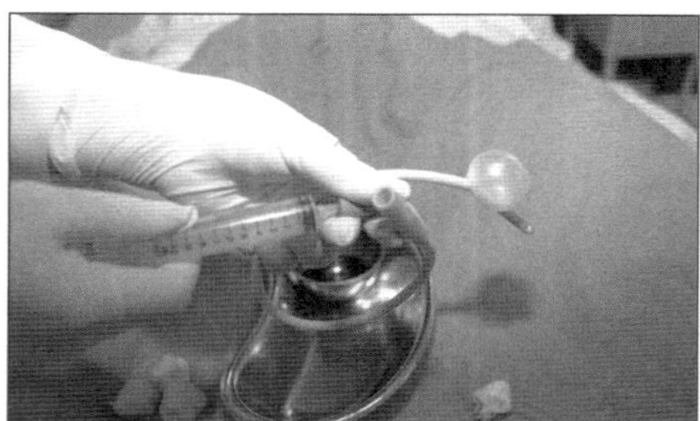

Fig. 15.5

19. Aproximar a cuba da região perineal.

PROCEDIMENTOS	*FUNDAMENTAÇÃO*
20. Dobrar a parte do campo que cobre a genitália expondo-a com a mão esquerda. A partir desse momento, o dorso da mão esquerda é considerado contaminado (Fig. 15.6). 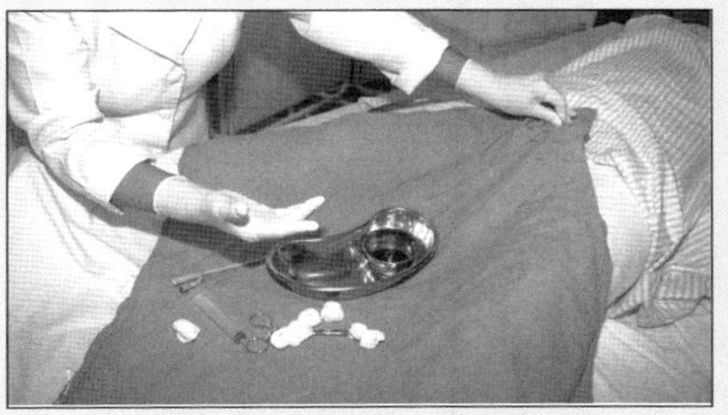 **Fig. 15.6**	
21. Afastar os pequenos lábios com o dedo indicador e polegar da mão esquerda, mantendo-os firmemente e tracionando-os em direção à sínfise púbica, até a introdução da sonda.	Melhorar a visualização do meato uretral.
22. Proceder delicadamente à antissepsia do meato uretral e da região interna dos pequenos lábios, no sentido anteroposterior, usando uma bola de algodão para cada movimento.	Evitar contaminação e traumatismo.
23. Lubrificar a extremidade proximal da sonda com anestésico local tópico. Segurar a extremidade proximal da sonda com a mão direita, deixando a extremidade distal dentro da cuba-rim.	Evitar traumatismo e contaminação.
24. Introduzir metade da sonda, lentamente e com movimentos delicados, diretamente no meato e sem tocá-la nas áreas adjacentes.	Evitar traumatismo e contaminação.
25. Constatar a saída de urina e injetar água destilada para encher *cuff* (balão).	Garantir a permanência da sonda na bexiga.
26. Testar se a sonda está fixa na bexiga tracionando-a delicadamente e conectá-la no sistema de drenagem, fechando a presilha do coletor.	
27. Cobrir os genitais com a camisola.	Respeitar o pudor.
28. Retirar as luvas e máscara.	

PROCEDIMENTOS	*FUNDAMENTAÇÃO*
29. Fixar a sonda na face interna da coxa, com esparadrapo, sem tracioná-la (Fig. 15.7). 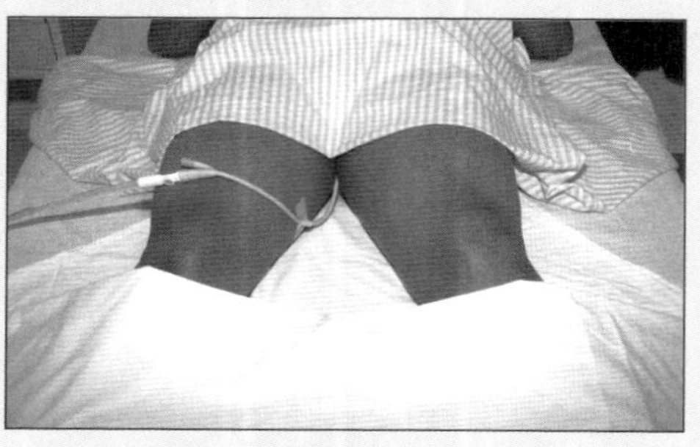 **Fig. 15.7**	
30. Retirar os materiais da cama.	
31. Colocar a paciente em posição confortável e a unidade em ordem.	
32. Proceder à limpeza/desinfecção dos materiais e guardá-los.	
33. Lavar as mãos.	Prevenir infecção hospitalar e proporcionar autoproteção.
34. Na prescrição da paciente, anotar horário, reação da paciente, nº da sonda, tipo de sondagem, volume e aspecto da urina retirada, o volume de água destilada injetada no *cuff* (balão) de sonda e assinar.	Documentar as ações de enfermagem.

Sondagem Vesical de Demora Masculina

Material

- Biombos;
- Carrinho/Bandeja;
- Luvas de látex estéril;
- Cuba de antissepsia estéril contendo: cuba-rim, cúpula, pinça e gazes ou algodão;
- Antisséptico tópico;
- Um tubo de anestésico local tópico, gel (lacrado);
- Recipiente para lixo;
- Pacote de gaze esterilizada;
- Sonda Foley estéril de calibre adequado;
- Três seringas estéreis: uma de 10 mL para testar *cuff* (balão); uma de 10 mL para água destilada; uma de 20 mL para anestésico local;
- Esparadrapo;
- Sistema de drenagem fechado estéril;

- Uma agulha estéril calibrosa;
- Máscara.

PROCEDIMENTOS	*FUNDAMENTAÇÃO*
1. Verificar a prescrição médica/enfermagem.	Certificar-se do procedimento.
2. Observar as condições de higiene do paciente, orientando-o para a realização desse procedimento ou fazê-lo.	Evitar contaminação ascendente.
3. Orientar o paciente com relação às etapas do procedimento e ao objetivo do mesmo e quanto à importância de sua colaboração no relaxamento muscular.	Facilitar a introdução da sonda e evitar dor e traumatismo.
4. Lavar as mãos.	Prevenir infecção hospitalar.
5. Preparar o material.	Facilitar a execução do procedimento.
6. Cercar o leito com biombos.	Respeitar a privacidade.
7. Providenciar ambiente com iluminação adequada. Se necessário, utilizar foco de luz.	Melhorar a visibilidade do meato uretral.
8. Dobrar as roupas de cama em leque até os pés da cama, deixando apenas o lençol.	
9. Deixar o paciente em decúbito dorsal e afastar os membros inferiores, o máximo possível, sem provocar desconforto.	
10. Trazer o lençol do tórax até a região inguinal, dobrando-o. A seguir, ajustá-lo sob as coxas internamente – os genitais estão protegidos com o próprio lençol.	Respeitar o pudor.
11. Dispor todos os materiais de forma a facilitar a execução.	
12. Colocar a máscara.	
13. Abrir o pacote da cuba de antissepsia entre as coxas do paciente de forma que uma das pontas do campo cubra a região genital. Concomitantemente, abaixar o lençol.	
14. Colocar sobre o campo da cuba de antissepsia: gaze, duas seringas (uma para testar *cuff* (balão) e outra para anestésico local) e a sonda Foley.	
15. Calçar a luva da mão esquerda e posicionar os materiais estéreis.	
16. Desprezar a primeira porção do antisséptico no recipiente para lixo e colocar antisséptico na cúpula estéril, com a mão direita e sem luvas.	Evitar contaminação.

PROCEDIMENTOS	*FUNDAMENTAÇÃO*
17. Colocar 15 mL de anestésico local no corpo da seringa, após ter desprezado a primeira porção do anestésico; realizar o procedimento também com a mão direita e sem luvas (Figs. 15.8 e 15.9)	Evitar contaminação.

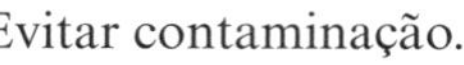

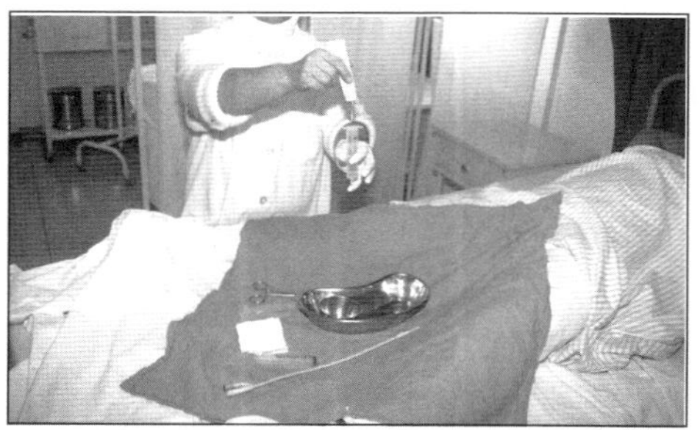

Fig. 15.8

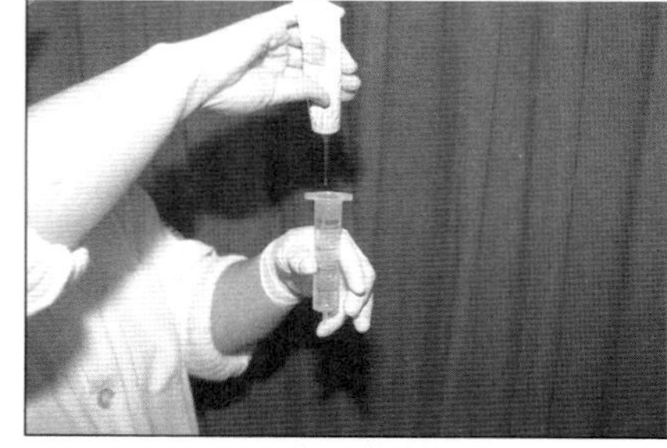

Fig. 15.9

PROCEDIMENTOS	*FUNDAMENTAÇÃO*
18. Calçar a luva na mão direita e testar o lúmen e o balão da sonda. Adaptar o êmbolo no corpo da seringa. Em seguida, dobrar a gaze no sentido longitudinal.	
19. Aproximar a cuba da região perineal.	
20. Dobrar a parte do campo que cobre a genitália expondo-a com a mão esquerda. A partir deste momento o dorso da mão esquerda é considerado contaminado.	
21. Afastar o prepúcio com a mão esquerda, com auxílio de gaze dobrada, e proceder à antissepsia no sentido do meato ao corpo, com movimentos circulares. Repetir a antissepsia trocando o algodão quantas vezes forem necessárias (Figs. 15.10 e 15.11).	Evitar contaminação.

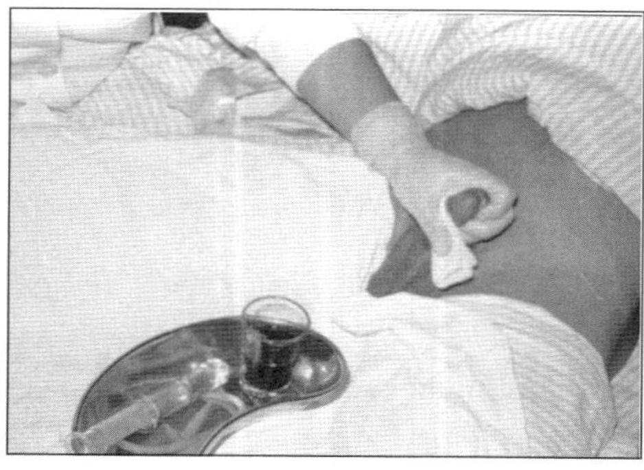

Fig. 15.10

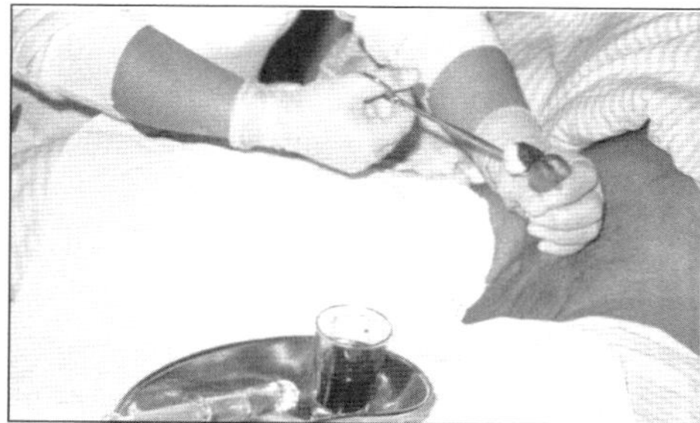

Fig. 15.11

PROCEDIMENTOS	*FUNDAMENTAÇÃO*
22. Segurar o pênis em sentido perpendicular ao corpo, tracionando o prepúcio. Introduzir o bico da seringa no meato.	Facilitar a introdução do anestésico local tópico.
23. Fazer leve pressão e injetar, lentamente, todo o anestésico da seringa. Manter a seringa suavemente pressionada por três minutos (Fig. 15.12). 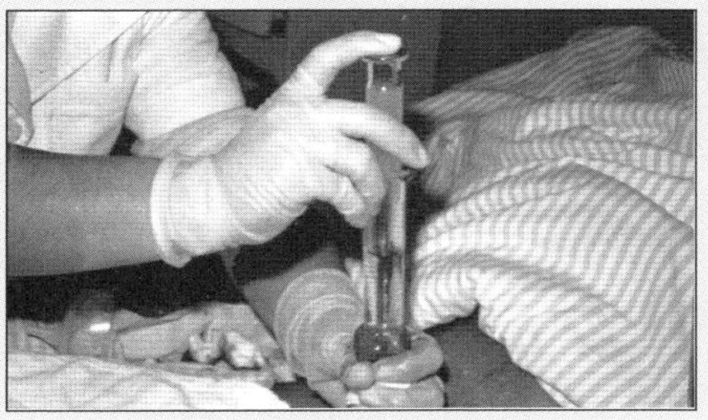 **Fig. 15.12**	Evitar refluxo do anestésico e aguardar o efeito.
24. Aproximar a cuba-rim e segurar a extremidade da sonda com a mão direita, deixando a extremidade bifurcada dentro da cuba-rim, ou segurar a sonda enrolada na mão.	Evitar contaminação.
25. Introduzir a sonda lentamente no meato com movimentos delicados, mesmo após refluir a urina, com o pênis na posição perpendicular ao corpo, tendo o cuidado de os dedos enluvados não tocarem a glande (Fig. 15.13) 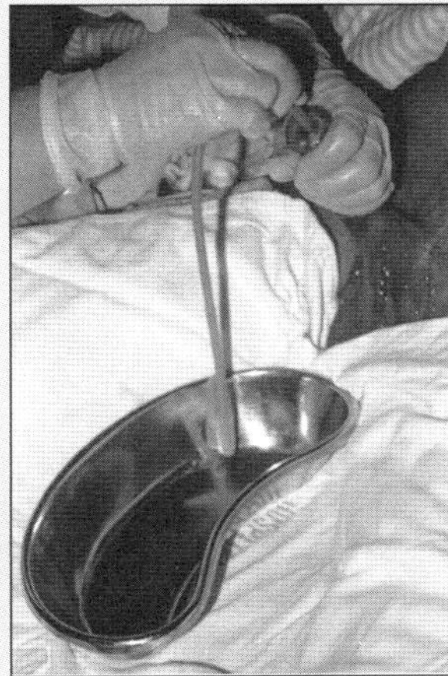 **Fig. 15.13**	Evitar traumatismo na junção penoescrotal e contaminação.

PROCEDIMENTOS	*FUNDAMENTAÇÃO*
26. Introduzir a sonda, sem forçar, até a bifurcação (Fig. 15.14). 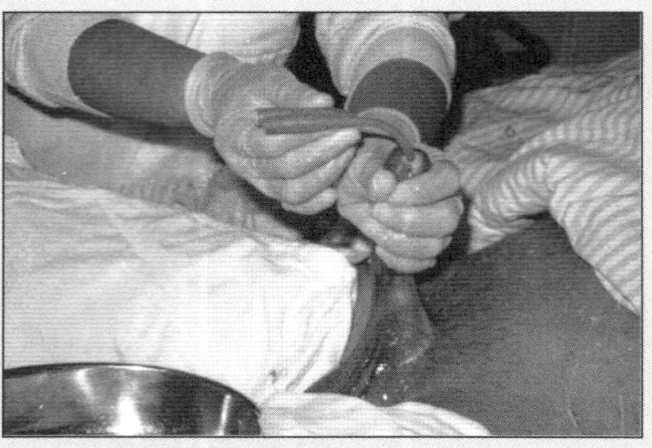 **Fig. 15.14**	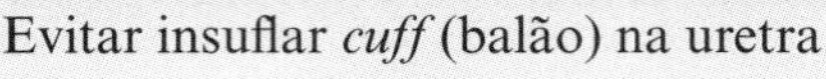 Evitar insuflar *cuff* (balão) na uretra.
27. Constatar a saída de urina e encher *cuff* (balão) com água destilada (Fig. 15.15). 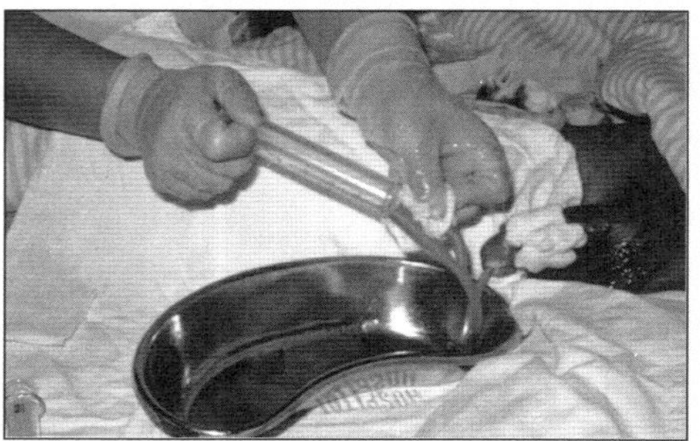 **Fig. 15.15**	Garantir a permanência da sonda na bexiga.
28. Testar se a sonda está fixa na bexiga, tracionando-a delicadamente e conectá-la no sistema de drenagem, fechando a presilha do coletor (Fig. 15.16). 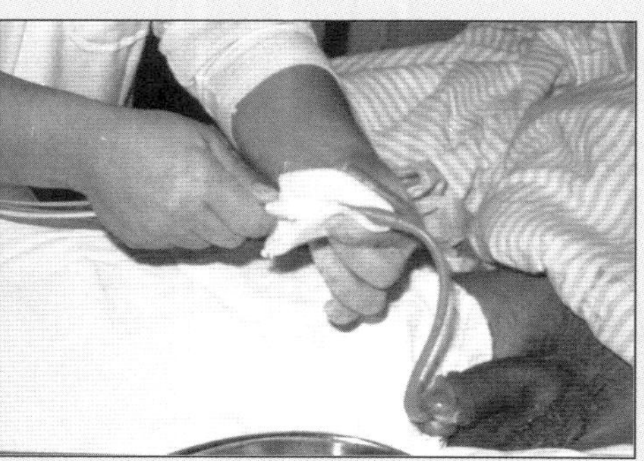 **Fig. 15.16**	Garantir a permanência da sonda na bexiga.

PROCEDIMENTOS	*FUNDAMENTAÇÃO*
29. Colocar o prepúcio na posição normal.	Evitar parafimose.
30. Proteger os genitais com o campo, retirar as luvas e máscara.	
31. Fixar a sonda com esparadrapo na região inguinal sem tracioná-la (Fig. 15.17). **Fig. 15.17**	Evitar lesão na junção penoescrotal.
32. Retirar os materiais da cama e colocar o paciente em posição confortável.	
33. Deixar a unidade em ordem e proceder à limpeza/desinfecção dos materiais e guardá-los.	
34. Lavar as mãos.	Prevenir infecção hospitalar e proporcionar autoproteção.
35. Na prescrição de enfermagem, anotar horário, reação do paciente, nº da sonda, tipo de sondagem, volume e aspecto da urina retirada, volume de água destilada injetada no *cuff* (balão) de sonda e assinar.	Documentar as ações de enfermagem.

Cuidados Importantes

1. A sondagem vesical é um procedimento invasivo, requer o uso rigoroso da técnica asséptica.
2. Utilizar a posição ginecológica em pacientes obesos ou quando for difícil a visualização do meato.
3. Caso o executante da técnica seja destro, deve permanecer ao lado direito do paciente. Se for canhoto/sinistro, deve ficar ao lado esquerdo e inverter a ordem das mãos quando calçar as luvas.
4. Perfurar o bico do anestésico com agulha estéril, após desinfecção do mesmo com álcool a 70%.
5. Em pacientes com sonda de Foley, observar os seguintes cuidados:

a. Higiene íntima duas vezes ao dia;
b. Esvaziar a bolsa de drenagem a cada seis horas;
c. Trocar o sistema de drenagem fechado de acordo com a orientação do enfermeiro;
d. Orientar o paciente a não elevar a bolsa de drenagem acima do nível da bexiga, para evitar refluxo da urina e, consequentemente, infecção urinária ascendente;
e. A bolsa de drenagem nunca deve tocar o chão, para evitar contaminação;
f. Preservar o bom fluxo urinário, evitando dobras no sistema de drenagem;
g. Relatar ao enfermeiro ou ao responsável pelo paciente quaisquer alterações no aspecto da urina, queixas de dores e elevação da temperatura.

6. A bexiga deve ser sempre esvaziada de maneira gradativa, para evitar o descolamento da mucosa vesical.
7. Manter a sonda fixada para evitar trauma no trato urinário.
8. Sempre manter a bolsa e o tubo de drenagem abaixo do nível da bexiga (mesmo que o coletor tenha válvula antirrefluxo) para evitar retorno da urina do tubo para bexiga e da bolsa para o tubo.
9. Fechar o tubo coletor quando houver risco de refluxo da urina do coletor para a bexiga durante a movimentação do paciente.
10. Antes da remoção de sonda vesical de demora, deve-se realizar o treinamento com fechamento e abertura da sonda de maneira intermitente, para a prevenção da retenção urinária. Por que nas sondagens de demora, a bexiga não se enche nem se contrai para o seu esvaziamento, perdendo com o tempo, sua tonacidade e levando à incapacidade de contração do músculo detrusor.

Sondagem Vesical de Alívio Feminina

Material

- Biombos;
- Bandeja;
- Luvas de látex estéreis;
- Cuba de antissepsia estéril;
- Antisséptico tópico;
- Anestésico local tópico gel (lacrado);
- Um pacote de gaze esterilizada;
- Recipiente para lixo;
- Sonda uretral estéril de calibre pequeno;
- Recipiente para urina;
- Máscara.

PROCEDIMENTOS	*FUNDAMENTAÇÃO*
1. Verificar a prescrição médica/enfermagem.	Certificar-se do procedimento.
2. Observar as condições de higiene íntima da paciente, orientando-a para a realização desse procedimento ou fazê-lo.	Evitar contaminação ascendente.
3. Orientar a paciente com relação às etapas do procedimento, ao objetivo do mesmo e quanto à importância de sua colaboração no relaxamento muscular. Informá-la sobre a sensação de ardência no local e que também pode provocar o desejo de urinar.	Facilitar a introdução da sonda e evitar dor e traumatismo.
4. Lavar as mãos.	Prevenir infecção hospitalar.
5. Preparar o material.	Facilitar a execução do procedimento.
6. Cercar o leito com biombo.	Respeitar a privacidade.
7. Providenciar ambiente com iluminação adequada. Se necessário, utilizar foco de luz.	Melhorar visibilidade do meato uretral.
8. Dobrar as roupas de cama em leque até os pés da cama, deixando apenas o lençol.	
9. Deixar o paciente em decúbito dorsal e afastar os membros inferiores sem causar desconforto.	
10. Trazer o lençol do tórax até a raiz da coxa, dobrando-o. A seguir, ajustá-lo sob as coxas internamente – os genitais estão protegidos com a própria camisola ou lençol (Fig. 15.18). 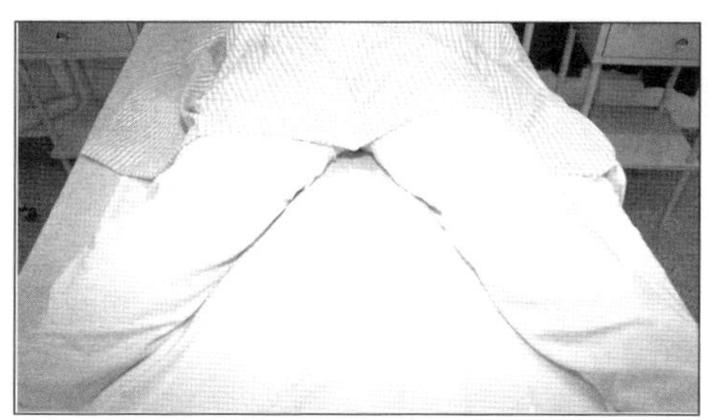 **Fig. 15.18**	Respeitar o pudor.
11. Colocar a máscara.	
12. Abrir o pacote da cuba de antissepsia entre as coxas da paciente de forma que uma das pontas do campo cubra a região pubiana. Concomitantemente, afastar a camisola.	

PROCEDIMENTOS	FUNDAMENTAÇÃO
13. Colocar sobre o campo da cuba de antissepsia gaze e sonda uretral.	
14. Calçar a luva da mão esquerda e posicionar os materiais estéreis.	
15. Desprezar a primeira porção do antisséptico no recipiente para lixo e colocar antisséptico na cúpula estéril, com a mão direita e sem luvas.	Evitar contaminação.
16. Colocar anestésico local tópico no canto da cuba, após ter desprezado a primeira porção do anestésico; este procedimento também deve ser realizado com a mão direita e sem luvas.	Evitar contaminação.
17. Calçar a luva na mão direita.	
18. Aproximar a cuba da região perineal.	
19. Dobrar a parte do campo que cobre a genitália, expondo-a com a mão esquerda. A partir desse momento o dorso da mão esquerda é considerado contaminado.	
20. Afastar os pequenos lábios com o dedo indicador e polegar da mão esquerda, mantendo-os firmemente e tracionando-os em direção à sínfise púbica, até a introdução da sonda.	Melhorar a visualização do meato uretral.
21. Proceder delicadamente à antissepsia do meato uretral e da região interna dos pequenos lábios – no sentido anteroposterior, utilizando uma gaze para cada movimento.	Evitar contaminação.
22. Lubrificar a extremidade proximal da sonda com anestésico local tópico. Segurar a extremidade proximal da sonda com a mão direita, deixando a extremidade distal dentro da cuba-rim.	
23. Introduzir metade da sonda, lentamente e com movimentos delicados, diretamente no meato, sem tocar as áreas adjacentes.	Evitar traumatismo e contaminação.
24. Constatar a saída de urina, removendo-a de maneira gradativa, até o esvaziamento total.	Evitar o descolamento da mucosa vesical.
25. Retirar a sonda vesical.	
26. Cobrir os genitais com a camisola.	
27. Retirar as luvas e máscara.	

PROCEDIMENTOS	*FUNDAMENTAÇÃO*
28. Retirar os materiais da cama.	
29. Colocar a paciente em posição confortável e a unidade em ordem.	
30. Proceder à limpeza/desinfecção dos materiais e guardá-los.	
31. Lavar as mãos.	Prevenir infecção hospitalar e proporcionar autoproteção.
32. Na prescrição de enfermagem, anotar horário, reação da paciente, n.º da sonda, tipo de sondagem, volume, aspecto da urina retirada e assinar.	Documentar as ações de enfermagem.

Sondagem Vesical de Alívio Masculina

Material

- Biombo;
- Bandeja;
- Luvas de látex estéreis;
- Cuba de antissepsia estéril;
- Antisséptico tópico;
- Anestésico local tópico, gel (lacrado);
- Um pacote de gaze esterilizada;
- Uma seringa estéril de 20 mL;
- Recipiente para lixo;
- Sonda uretral estéril de calibre pequeno;
- Recipiente para urina;
- Máscara.

PROCEDIMENTOS	*FUNDAMENTAÇÃO*
1. Verificar a prescrição médica/enfermagem.	Certificar-se do procedimento.
2. Observar as condições de higiene do paciente, orientando-o para a realização desse procedimento ou fazê-lo.	Evitar contaminação ascendente.
3. Orientar o paciente com relação às etapas do procedimento e ao objetivo do mesmo, e quanto à importância de sua colaboração no relaxamento muscular.	Facilitar a introdução da sonda e evitar dor e traumatismo.
4. Lavar as mãos.	Prevenir infecção hospitalar.
5. Preparar o material.	Facilitar a execução do procedimento.
6. Cercar o leito com biombos.	Respeitar a privacidade.

PROCEDIMENTOS	FUNDAMENTAÇÃO
7. Providenciar ambiente com iluminação adequada. Se necessário, utilizar foco de luz.	Melhorar a visibilidade do meato uretral.
8. Dobrar as roupas de cama em leque até os pés da cama, deixando apenas o lençol.	
9. Deixar o paciente em decúbito dorsal e afastar os membros inferiores, sem provocar desconforto.	
10. Trazer o lençol do tórax até a região inguinal, dobrando-o. A seguir, ajustá-lo sob as coxas internamente – os genitais estão protegidos com o próprio lençol.	Respeitar o pudor.
11. Dispor todos os materiais de forma a facilitar a execução.	
12. Colocar a máscara.	
13. Abrir o pacote da cuba de antissepsia entre as coxas do paciente de forma que uma das pontas do campo cubra a região genital. Concomitantemente, abaixar o lençol.	
14. Colocar sobre o campo da cuba de antissepsia: gaze, uma seringa de 20 mL para anestésico local e sonda uretral.	
15. Calçar a luva da mão esquerda e posicionar os materiais estéreis.	
16. Desprezar a primeira porção do antisséptico no recipiente para lixo e colocar antisséptico na cúpula estéril, com a mão direita e sem luvas.	Evitar contaminação.
17. Colocar 15 mL de anestésico local no corpo da seringa, após ter desprezado a primeira porção do anestésico; este procedimento deve ser realizado também com a mão direita e sem luvas (Fig. 15.19).	Evitar contaminação.

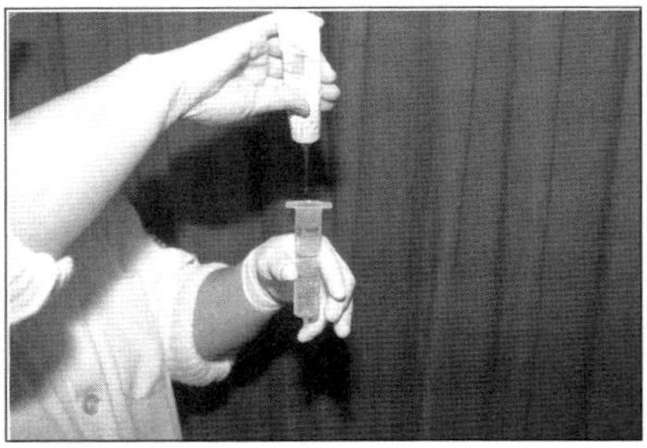

Fig. 15.19

PROCEDIMENTOS	*FUNDAMENTAÇÃO*
18. Calçar a luva na mão direita e adaptar o êmbolo no corpo da seringa. Em seguida, dobrar a gaze no sentido longitudinal.	
19. Aproximar a cuba da região perineal.	
20. Dobrar a parte do campo que cobre a genitália, expondo-a com o dorso da mão esquerda. A partir desse momento o dorso da mão esquerda é considerado contaminado.	
21. Afastar o prepúcio, com a mão esquerda, com auxílio de gaze dobrada e proceder à antissepsia no sentido do meato ao corpo, com movimentos circulares e delicados. Repetir a antissepsia trocando a gaze quantas vezes forem necessárias.	Evitar contaminação.
22. Segurar o pênis em sentido perpendicular ao corpo, tracionando o prepúcio. Introduzir delicadamente o bico da seringa no meato.	Facilitar a introdução do anestésico local tópico.
23. Fazer leve pressão e injetar, lentamente, todo o anestésico da seringa. Manter a seringa suavemente pressionada por três minutos (Fig. 15.20). 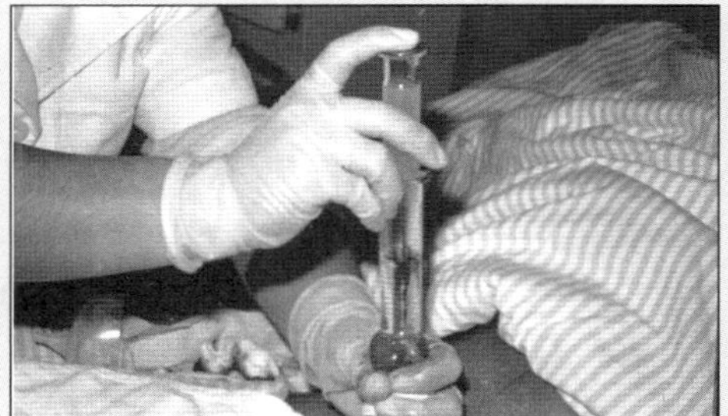 **Fig. 15.20**	Evitar refluxo do anestésico e aguardar o efeito.
24. Aproximar a cuba-rim e segurar a extremidade da sonda com a mão direita. Introduzir lentamente no meato com movimentos delicados, mesmo após refluir a urina, com o pênis na posição perpendicular ao corpo, tendo o cuidado de os dedos enluvados não tocarem a glande.	Evitar traumatismo e contaminação.
25. Introduzir a sonda, sem forçar.	Evitar traumatismo na junção peno-escrotal.
26. Constatar a saída da urina, removendo-a de maneira gradativa, até o esvaziamento total da bexiga.	Evitar o descolamento da mucosa vesical.

PROCEDIMENTOS	*FUNDAMENTAÇÃO*
27. Retirar a sonda uretral.	
28. Colocar o prepúcio na posição normal.	Evitar parafimose.
29. Proteger os genitais com o campo.	
30. Retirar as luvas e máscara.	
31. Retirar os materiais da cama e colocar o paciente em posição confortável.	
32. Deixar a unidade em ordem e proceder à limpeza/desinfecção dos materiais e guardá-los.	
33. Lavar as mãos.	Prevenir infecção hospitalar e proporcionar autoproteção.
34. Na prescrição de enfermagem, anotar: horário, reação do paciente, nº da sonda, tipo de sondagem, volume, aspecto da urina retirada e assinar.	Documentar as ações de enfermagem.

Cuidados Importantes

1. Nos casos de retenção urinária antes da sondagem de alívio deve estimular a micção espontânea utilizando os procedimentos a seguir:
   a. Irrigar os genitais com água morna ou encaminhar para o banho de aspersão, se não houver contraindicação;
   b. Irrigar os genitais com água morna e água fria concomitantemente;
   c. Colocar a bolsa de água quente na região suprapúbica;
   d. Sentar o paciente de sexo feminino sobre a comadre, se não houver contraindicação;
   e. Colocar o paciente de sexo masculino em pé, se não houver contraindicação;
   f. Abrir a torneira.
2. Higienizar rigorosamente a gentália externa. Na mulher separar os pequenos lábios e grandes lábios e lavar incluindo o meato urinário, e na masculina retrair o prepúcio para lavar glande e meato urinário.
3. A bexiga deve ser sempre esvaziada de maneira gradativa, para evitar o descolamento da mucosa vesical.
4. A posição do pênis deve ser perpendicular em relação ao corpo, a curvatura da junção peno-escrotal facilitando a introdução da sonda evitando trauma uretral.
5. A mensuração do volume urinário é um parâmetro importante para definir o intervalo das cateterizações. O cateterismo vesical intermitente a cada seis horas é indicado se o volume residual for maior que 250 mL. A medida que o volume residual drenado diminuir poderá reduzir o número dos cateterismos por dia.

Autossondagem Vesical Intermitente Domiciliar

Conceito

É a colocação de uma sonda na uretra, pelo próprio paciente para esvaziar a bexiga de modo regular.

Objetivos

- Diminuir a incidência de infecção urinária;
- Proteger o trato urinário inferior e superior;
- Diminuir as complicações ureterais;
- Evitar a isquemia do músculo detrusor;
- Possibilitar ao paciente manter relações sexuais.

Material

- Anestésico local tópico;
- Gazes ou pano limpo;
- Sonda uretral de calibre pequeno;
- Recipiente para urina (coletor de urina);
- Recipiente de vidro ou de plástico limpo.

Procedimentos

1. Fazer higiene das mãos.
2. Colocar todo o material ao alcance das mãos.
3. Realizar higiene íntima conforme descrita anteriormente.
4. Lubrificar a sonda com anestésico.
5. Posicionar a região perineal.
6. Introduzir a sonda vagarosamente até a saída da urina.
7. Fazer leve compressão na região suprapúbica, promovendo o completo esvaziamento urinário.
8. Aguardar o escoamento de toda urina.
9. Retirar com cuidado a sonda uretral para não lesar a mucosa uretral.
10. Medir o volume urinário, observando seu aspecto: cor, odor e característica da urina e anotar.
11. Lavar o cateter com água corrente e sabão, em seguida secá-la e guardá-lo em recipiente limpo ou envolvido em pano limpo passado a ferro.

Cuidados Importantes

1. Não é necessário o uso de luvas ou qualquer antisséptico.
2. Utilizar a mesma sonda para as várias sondagens realizadas durante o dia.
3. Lavar a sonda com água corrente até remover todos os resíduos de urina e sedimentos.
4. Ensaboar a sonda externamente, em seguida enxaguar com água corrente.
5. Secar a sonda com pano limpo ou gaze seca.

6. Guardar a sonda em um vidro limpo ou recipiente plástico (lavado com água fervente diariamente) e tampar.
7. Anotar a quantidade do volume ingerido e eliminado (balanço hídrico).
8. A mesma sonda pode ser utilizada por várias semanas, desde que higienizado adequadamente, devendo ser trocado mensalmente.
9. O intervalo entre as sondagens pode variar entre quatro e seis horas, procurando manter volumes vesicais em torno de 350 a 400 mL.
10. Na sondagem feminina, orientar a paciente colocar um espelho entre as pernas para melhor visualização do meato urinário.
11. Orientar o paciente, colocar o pênis em posição perpendicular ao abdômen, introduzir firme e lentamente para facilitar a passagem da sonda na curvatura peno-escrotal.

Lavagem Vesical

Conceito

É a lavagem da mucosa que reveste a bexiga, através da introdução de uma solução, via sonda vesical.

Objetivos

- Evitar a obstrução da sonda;
- Combater infecção.

Material

- Bandeja;
- Solução prescrita;
- Cuba-rim estéril;
- Duas bolas de algodão;
- Pacote de gaze esterilizada;
- Almotolia com álcool a 70%;
- Material de lavagem de sondas estéreis (cuba-rim; seringa de 20 mL);
- Esparadrapo;
- Benzina e uma bola de algodão;
- Luvas de látex estéreis;
- Máscara.

PROCEDIMENTOS	*FUNDAMENTAÇÃO*
1. Verificar prescrição médica/enfermagem.	Certificar-se do procedimento.
2. Lavar as mãos.	Prevenir infecção hospitalar.
3. Preparar o material.	

PROCEDIMENTOS	FUNDAMENTAÇÃO
4. Orientar o paciente a respeito do procedimento.	Obter colaboração.
5. Retirar o esparadrapo que fixa a sonda com a benzina e a bola de algodão.	
6. Posicionar a cuba-rim ao lado do paciente, sem abri-la.	Facilitar o procedimento e evitar contaminação.
7. Utilizando as bolas de algodão com álcool, fazer a desinfecção da extremidade bifurcada da sonda adaptada ao prolongamento.	Evitar contaminação.
8. Colocar a máscara.	
9. Abrir a cuba-rim posicionada ao lado do paciente.	
10. Desconectar o prolongamento e apoiar a bifurcação da sonda na borda da cuba-rim.	Facilitar a execução e prevenir a contaminação.
11. Proteger a extremidade do prolongamento adaptada à sonda, envolvendo-a com o campo esterilizado.	Prevenir a contaminação.
12. Abrir o material de lavagem de sonda e montar a seringa sem contaminá-la.	
13. Colocar a gaze e solução na cuba-rim.	
14. Calçar as luvas.	Prevenir infecção ascendente e autoproteção.
15. Aspirar solução imergindo apenas o bico da seringa.	Evitar o risco de contaminação.
16. Injetar, lentamente, 20 mL da solução e aspirar sem forçar em demasia.	Evitar o traumatismo da mucosa e desconforto do paciente.
17. Repetir o processo, quantas vezes for necessário.	
18. Adaptar o prolongamento e fixar a sonda.	
19. Deixar o paciente confortável e unidade em ordem.	
20. Fazer a limpeza/desinfecção dos materiais e guardá-los.	
21. Lavar as mãos.	Prevenir infecção hospitalar e proporcionar autoproteção.
22. Na prescrição de enfermagem, anotar: horário, reação do paciente, solução utilizada, aspecto do retorno, quantidade introduzida e retirada e assinar.	Documentar as ações de enfermagem.

Cuidados Importantes

1. Não permitir que a sonda fique imersa na solução ou na urina eliminada, devido ao risco de contaminação.
2. Evitar contato dos dedos na extremidade da sonda ao introduzir a solução, devido à contaminação.
3. Utilizar seringa urológica de 50 mL quando disponível.

Irrigação Vesical

Conceito

É a irrigação contínua da bexiga, por meio de sonda vesical.

Objetivos

- Evitar a obstrução da sonda;
- Combater infecção;
- Manter a permeabilidade da sonda vesical;
- Infundir solução para tratamento.

Material

- Bandeja;
- Solução prescrita;
- Pacote de gaze esterilizada;
- Almotolia com álcool a 70%;
- Luvas de látex estéreis;
- Equipo de soro;
- Sistema coletor fechado de diurese;
- Máscara.

PROCEDIMENTOS	*FUNDAMENTAÇÃO*
1. Verificar prescrição médica/enfermagem.	Certificar-se do procedimento.
2. Lavar as mãos.	Prevenir infecção hospitalar.
3. Preparar o material.	
4. Adaptar o equipo de soro ao frasco de solução prescrita e fazer o nível preferencialmente no posto de enfermagem.	
5. Orientar o paciente a respeito do procedimento.	Obter colaboração.
6. Fazer a desinfecção da extremidade da sonda adaptada ao prolongamento, utilizando as gazes com álcool.	
7. Colocar máscara e calçar as luvas.	Evitar contaminação.

PROCEDIMENTOS	FUNDAMENTAÇÃO
8. Conectar o equipo do frasco da solução na via específica para isso.	Facilitar a execução e prevenir a contaminação.
9. Abrir a presilha do equipo e controlar o gotejamento conforme prescrição.	
10. Observar o retorno do líquido drenado no sistema coletor.	Observar funcionamento da irrigação.
11. Deixar o paciente confortável e unidade em ordem.	
12. Fazer a limpeza/desinfecção dos materiais e guardá-los.	
13. Lavar as mãos.	Prevenir infecção hospitalar e proporcionar autoproteção.
14. Fazer anotações de enfermagem, colocando início da irrigação, quantidade infundida e drenada, aspecto do retorno e assinar.	Documentar as ações de enfermagem.

Cuidados Importantes

1. Caso paciente esteja com sonda vesical de demora de 2 vias é necessário trocá-la por uma sonda de 3 vias.
2. Conectar o equipo ao frasco de solução, retirando o ar e colocar no suporte de soro, a uma altura superior a 50 cm do paciente.
3. Não desconectar a sonda vesical do sistema coletor fechado e quando necessário, conectar a seringa injetora na lateral da sonda.
4. Controlar diariamente o volume da solução infundida e drenada, e seu aspecto.
5. Trocar imediatamente o frasco de solução, ao término de cada infusão.
6. Controlar o gotejamento conforme prescrição médica.
7. Esvaziar a bolsa coletora sempre que estiver cheia, do contrário, o paciente terá cólica, náuseas ou vômitos.
8. Trocar o equipo de soro conforme orientação da CCIH (Comissão de Controle de Infecção Hospitalar).
9. Não deixar a bolsa coletora encostar no chão/piso.

Retirada de Sonda Vesical de Demora

Indicação

- Obstrução da sonda;
- Sonda danificada;
- Sonda visivelmente sujo;

- Indicação médica;
- Infecção urinária (febre, disúria, piúria e espasmos da bexiga);
- Prazo de troca estipulado pela CCIH (entre duas a seis semanas).

Material

- Bandeja;
- Seringa estéril de 20 mL;
- Benzina;
- Gaze;
- Luvas de procedimento;
- Recipiente de lixo.

PROCEDIMENTOS	*FUNDAMENTAÇÃO*
1. Verificar prescrição médica/enfermagem.	Certificar-se do procedimento.
2. Lavar as mãos.	Prevenir infecção hospitalar.
3. Preparar o material.	
4. Explicar o procedimento ao paciente.	Obter colaboração.
5. Retirar o esparadrapo que fixa a sonda com auxílio de gaze e benzina.	
6. Colocar luvas de procedimento.	
7. Adaptar a seringa na via do *cuff*, esvaziando totalmente o *cuff*.	Evitar traumatismo na uretra.
8. Retirar a sonda delicadamente, solicitando ao paciente que respire profundamente enquanto a sonda estiver sendo retirada.	Facilitar a remoção da sonda.
9. Deixar o paciente confortável e a unidade em ordem.	
10. Medir o volume de urina drenado.	
11. Fazer a limpeza/desinfecção dos materiais e guardá-los.	
12. Lavar as mãos.	Prevenir infecção hospitalar e proporcionar autoproteção.
13. Na prescrição de enfermagem, anotar: horário, reação do paciente, volume, aspecto da urina e assinar.	Documentar as ações de enfermagem.

Diagrama de Sondagem Vesical

Sondagem vesical

Pré-procedimentos
- Verificar a prescrição médica/enfermagem;
- Observar as condições de higiene íntima do paciente;
- Orientar o paciente sobre o procedimento;
- Lavar as mãos;
- Preparar o material e o ambiente (biombo);
- Observar a iluminação;
- Dobrar as roupas de cama em leque;
- Posicionar o paciente: na mulher posição dorsal horizontal ou ginecológica; no homem decúbito dorsal horizontal;
- Proteger genitais.

Material

Sondagem vesical de demora
- 1 par de luva látex estéril;
- Cuba de antissepsia estéril;
- Antisséptico tópico;
- Anestésico local tópico gel (lacrado);
- 1 pacote de gaze esterilizada;
- 1 sonda foley estéril de calibre adequado;
- 2 seringas de 10 mL;
- 1 agulha 25x8;
- Esparadrapo;
- Sistema de drenagem fechado estéril;
- Máscara;
- Recipiente para lixo.

Sondagem vesical de alívio
- 1 par de luva látex estéril;
- Cuba de antissepsia;
- Antisséptico tópico;
- Anestésico local tópico gel (lacrado);
- 1 pacote de gaze esterilizada;
- Sonda uretral estéril de calibre pequeno;
- Recipiente para lixo;
- Recipiente para urina;
- Máscara.

Procedimentos

Sondagem vesical de alívio
- Colocar máscara;
- Abrir o pacote de cuba de antissepsia;
- Colocar gaze e sonda uretral no campo;
- Calçar a luva da mão esquerda E;
- Colocar antisséptico e anestésico local;
- Calçar a luva na mão direita D;
- Fazer antissepsia da região perineal;
- Lubrificar a sonda com anestésico local;
- Introduzir a sonda lentamente no meato uretral;
- Constatar a saída de urina, removendo-a gradativamente;
- Retirar a sonda, luvas e máscara.

Procedimentos

Sondagem vesical de demora
- Colocar máscara;
- Abrir o pacote de cuba de antissepsia;
- Colocar: gaze, seringa e sonda foley;
- Calçar a luva na mão E;
- Colocar antisséptico e anestésico local;
- Calçar a luva na mão D;
- Testar o lúmen e *cuff* da sonda;
- Fazer antissepsia da região perineal;
- Lubrificar a sonda com anestésico local;
- Introduzir a sonda lentamente no meato uretral;
- Constatando a saída de urina, injetar água destilada no *cuff*;
- Testar se a sonda está fixa na bexiga;
- Conectar o sistema de drenagem fechado;
- Retirar luvas e máscara;

Pós-procedimentos
- Retirar os materiais da cama;
- Colocar a paciente em posição confortável e a unidade em ordem;
- Proceder à limpeza/desinfecção dos materiais e guardá-los;
- Lavar as mãos;
- Fazer anotações de enfermagem.

Cuidados importantes
Sondagem vesical de alívio
- Estimular a micção espontânea nos casos de retenção urinária;
- Higienizar rigorosamente região genital;
- Antissepsia do meato uretral feminino: afastar os pequenos lábios com a mão E, fazer antissepsia no sentido anteroposterior, utilizando uma bola de algodão para cada partes;
- Antissepsia do meato uretral masculino: afastar o prepúcio, fazer antissepsia no sentido do meato ao corpo em movimentos circulares, segurando o pênis em sentido perpendicular ao corpo (posição do pênis deve ser em ângulo reto com o púbis);
- A bexiga deve ser esvaziada de maneira gradativa, para evitar o descolamento da mucosa vesical.

Sondagem vesical de demora
- Utilizar rigorosamente a técnica asséptica;
- Em pacientes obesos optar pela posição ginecológica;
- Fixar a sonda com esparadrapo na mulher na face interna da coxa e no homem na região inguinal;
- Manter o cateter de sonda fixado para evitar trauma no trato urinário;
- Sempre manter a bolsa e o tubo de drenagem abaixo do nível da bexiga;
- No autocateterismo vesical intermitente domiciliar é importante lavar a sonda, enxaguar, secar com pano limpo e guardar em um recipiente limpo com tampa. Utilizar a mesma sonda por várias semanas, devendo ser trocado mensalmente.

Autossondagem
- Não é necessário usar antisséptico ou luvas;
- Utilizar a mesma sonda para várias sondagens;
- O intervalo entre as sondagens pode variar entre quatro a seis horas.

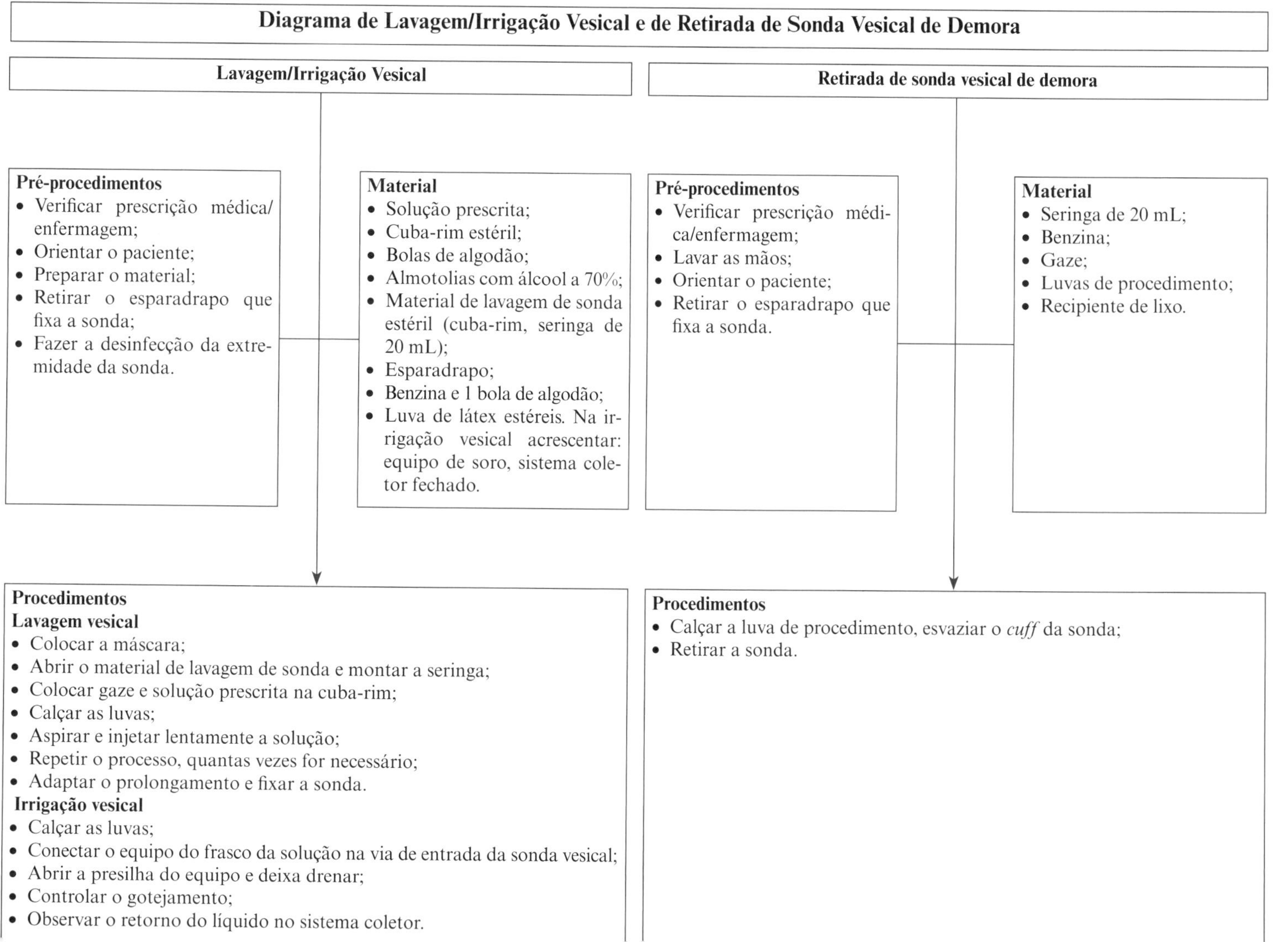

Diagrama de Lavagem/Irrigação Vesical e de Retirada de Sonda Vesical de Demora

Lavagem/Irrigação Vesical

Pré-procedimentos
- Verificar prescrição médica/enfermagem;
- Orientar o paciente;
- Preparar o material;
- Retirar o esparadrapo que fixa a sonda;
- Fazer a desinfecção da extremidade da sonda.

Material
- Solução prescrita;
- Cuba-rim estéril;
- Bolas de algodão;
- Almotolias com álcool a 70%;
- Material de lavagem de sonda estéril (cuba-rim, seringa de 20 mL);
- Esparadrapo;
- Benzina e 1 bola de algodão;
- Luva de látex estéreis. Na irrigação vesical acrescentar: equipo de soro, sistema coletor fechado.

Procedimentos

Lavagem vesical
- Colocar a máscara;
- Abrir o material de lavagem de sonda e montar a seringa;
- Colocar gaze e solução prescrita na cuba-rim;
- Calçar as luvas;
- Aspirar e injetar lentamente a solução;
- Repetir o processo, quantas vezes for necessário;
- Adaptar o prolongamento e fixar a sonda.

Irrigação vesical
- Calçar as luvas;
- Conectar o equipo do frasco da solução na via de entrada da sonda vesical;
- Abrir a presilha do equipo e deixa drenar;
- Controlar o gotejamento;
- Observar o retorno do líquido no sistema coletor.

Retirada de sonda vesical de demora

Pré-procedimentos
- Verificar prescrição médica/enfermagem;
- Lavar as mãos;
- Orientar o paciente;
- Retirar o esparadrapo que fixa a sonda.

Material
- Seringa de 20 mL;
- Benzina;
- Gaze;
- Luvas de procedimento;
- Recipiente de lixo.

Procedimentos
- Calçar a luva de procedimento, esvaziar o *cuff* da sonda;
- Retirar a sonda.

Pós-procedimentos
Lavagem/Irrigação Vesical
- Deixar o paciente confortável e a unidade em ordem;
- Fazer a limpeza/desinfecção dos materiais e guardá-los;
- Lavar as mãos;
- Fazer anotações de enfermagem.

↓

Cuidados importantes
- Observar se o paciente consegue urinar espontaneamente;
- Verificar sinais e sintomas de infecção urinária.

Cuidados importantes
Irrigação Contínua
- Conectar o equipo ao frasco de solução, retirando o ar e colocar no suporte de soro;
- Não desconectar a sonda vesical do sistema coletor fechado;
- Controlar diariamente a quantidade infundida, drenada e seu aspecto;
- Ao término de cada infusão trocar imediatamente o frasco de solução;
- Controlar o gotejamento conforme prescrição médica;
- Esvaziar a bolsa coletora sempre que estiver cheia;
- Trocar o equipo de soro conforme orientação da CCIH.

Lavagem vesical
- Não permitir que a sonda fique imersa na solução ou na urina eliminada;
- Evitar contato dos dedos na extremidade da sonda ao introduzir a solução;
- Utilizar seringa urológica de 50 mL quando disponível.

Pós-procedimentos
- Deixar o paciente confortável e a unidade em ordem;
- Medir o volume de urina drenado;
- Fazer a limpeza/desinfecção dos materiais e guardá-los;
- Lavar as mãos;
- Fazer as anotações de enfermagem.

↓

Cuidados importantes
- Observar se o paciente consegue urinar espontaneamente;
- Verificar sinais e sintomas de infecção urinária.

CURATIVOS E ATADURAS

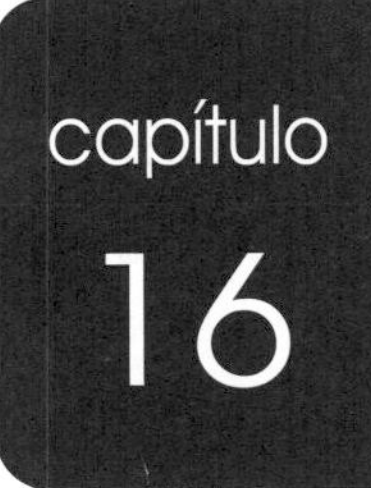

Curativos

Conceito

São os cuidados dispensados a uma área do corpo que sofreu solução de continuidade.

Objetivos

- Evitar a infecção nas feridas assépticas;
- Impedir ou reduzir a propagação de infecção em feridas sépticas;
- Remover secreção e facilitar a drenagem;
- Promover a cicatrização;
- Possibilitar a avaliação da lesão.

Tipos de Curativos

- Aberto;
- Oclusivo: seco, úmido ou compressivo.

Descrição dos Tipos de Curativo

- Aberto: é aquele em que a ferida é mantida exposta ou sem proteção;
- Oclusivo seco: é aquele fechado com gaze ou compressa com a intenção de proteger a ferida;
- Oclusivo úmido: é aquele no qual se fecha a ferida com gaze ou compressa umedecida, ou com produtos industrializados;
- Oclusivo compressivo: é aquele no qual se faz compressão sobre a ferida (hemorragias, eviscerações e outros).

Material

- Pacote de curativo (pinças dos tipos Kelly, Kocher, anatômica e dente de rato e tesoura);
- Pacote com gazes;

- Esparadrapo;
- Éter ou benzina;
- Solução fisiológica a 0,9%, a temperatura corporal;
- Cuba-rim ou similar;
- Produto específico para o tratamento;
- Luvas de procedimento;
- Outros materiais, se necessário.

Tempos ou Fases do Curativo

1º tempo: remoção do curativo anterior com as pinças Kocher e dente de rato.

2º tempo: limpeza da ferida com as pinças anatômica e Kelly.

3º tempo: tratamento da lesão com as pinças anatômica e Kelly.

4º tempo: proteção da ferida com as pinças anatômica e Kelly.

PROCEDIMENTOS	*FUNDAMENTAÇÃO*
1. Verificar a prescrição médica/enfermagem.	Certificar-se do procedimento.
2. Lavar as mãos.	Prevenir infecções hospitalares.
3. Preparar o material.	
4. Explicar o procedimento ao paciente.	Obter colaboração.
5. Solicitar ou auxiliar o paciente a posicionar-se adequadamente.	Promover conforto e segurança.
6. Expor a área a ser tratada.	
7. Colocar a cuba-rim ou similar próxima ao local do curativo.	Facilitar a execução da técnica.
8. Abrir o pacote de curativo, posicionando as pinças, de modo que o primeiro par fique próximo ao paciente (Figs. 16.1 e 16.2). • 1.º par: Kocher e dente de rato; • 2.º par: anatômica e Kelly.	Garantir técnica asséptica.

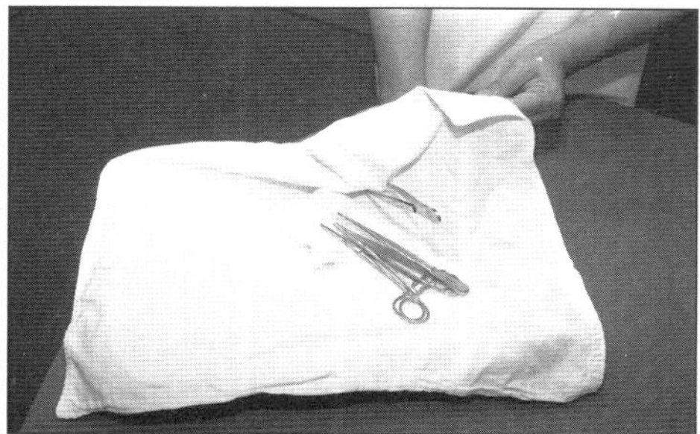

Fig. 16.1

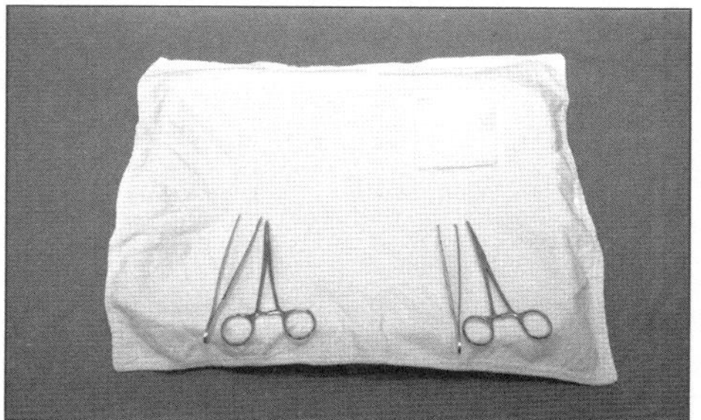

Fig. 16.2

PROCEDIMENTOS	*FUNDAMENTAÇÃO*
9. Dobrar a gaze com a pinça Kocher com auxílio da pinça dente de rato e embebê-la com benzina ou éter (Figs. 16.3 e 16.4).	

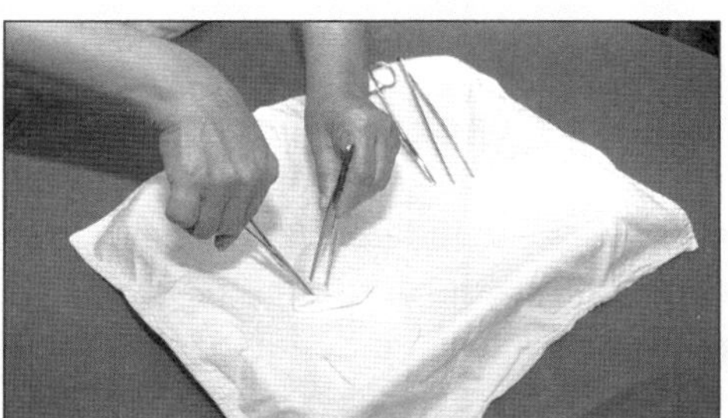

Fig. 16.3

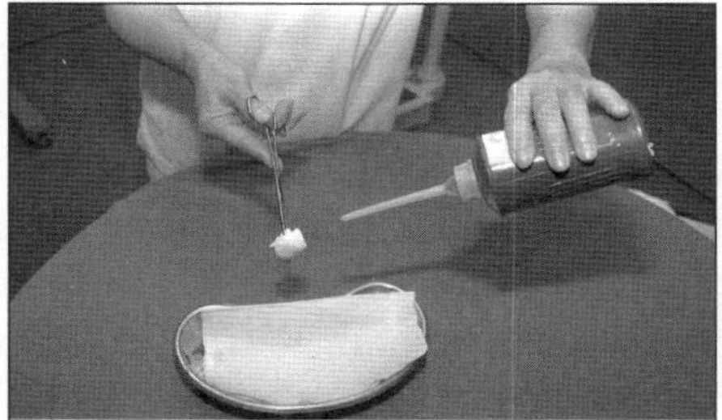

Fig. 16.4

PROCEDIMENTOS	*FUNDAMENTAÇÃO*
10. Segurar o esparadrapo do curativo anterior com a pinça dente de rato. Descolar o esparadrapo com auxílio da pinça Kocher montada com gaze embebida em benzina ou éter.	Facilitar a remoção do esparadrapo.
11. Remover o curativo e desprezá-lo na cuba-rim ou similar, evitando que as pinças toquem o mesmo.	Evitar contaminação.
12. Remover as marcas do esparadrapo ao redor da ferida com a pinça Kocher.	
13. Iniciar a limpeza da área menos contaminada com o 2º par de pinças, utilizando solução fisiológica a 0,9%. Trocar as gazes sempre que necessário.	Facilitar a remoção de crosta e exsudatos.
14. Fazer aplicação do produto específico com auxílio da pinça Kelly.	
15. Proteger a ferida com gaze, utilizando as pinças anatômica e Kelly.	
16. Fixar as gazes com esparadrapo.	
17. Deixar o paciente confortável e a unidade em ordem.	
18. Imergir as pinças e a tesoura abertas em solução adequada.	
19. Lavar as mãos.	Evitar infecção hospitalar. Proporcionar autoproteção.
20. Na prescrição de enfermagem, anotar: horário, local, condições da ferida (tamanho da lesão, tipo de tecido, tipo e quantidade de exsudato, odor e outros), substâncias utilizadas e assinar.	Documentar as ações de enfermagem.

Cuidados Importantes

1. Isolar o paciente com biombo, se necessário.
2. Observar a data de validade do material utilizado.
3. Desprezar a porção inicial do antisséptico utilizado pela primeira vez.
4. Se as gazes estiverem aderidas à ferida, umedecê-las com solução fisiológica a 0,9% antes de retirá-las.
5. Não falar e não tossir sobre a ferida e ao manipular o material esterilizado e orientar o paciente para que faça o mesmo.
6. Utilizar máscara quando houver grande quantidade de exsudatos, lesão com odor fétido ou quando o executante necessite conversar durante o procedimento.
7. Em feridas contaminadas, utilizar equipamentos de proteção individual (luvas de procedimento, avental, máscara e óculos).
8. Considerar contaminado qualquer objeto que toque em locais não esterilizados.
9. Se houver mais de uma ferida, iniciar pela lesão menos contaminada.
10. Limpar as feridas partindo sempre da área menos contaminada para a mais contaminada. Nas feridas não infectadas, a pele ao redor é considerada mais contaminada que a incisão; nas feridas infectadas, a área mais contaminada é a da lesão.
11. Orientar o paciente para não tocar a ferida com as mãos.
12. Ao embeber a gaze com antissépticos, manter as pontas das pinças voltadas para baixo, devido ao risco de contaminação.
13. Evitar correntes de ar (janelas abertas, ventiladores e outros).
14. Na falta de pacote de curativo, utilizar luva não estéril para a retirada do curativo e luva estéril para a limpeza e antissepsia da lesão, evitando disseminação de microrganismos.
15. Na limpeza da lesão utilizar preferencialmente o método de irrigação com pressão, para evitar que o atrito da gaze lese os tecidos.
16. As soluções utilizadas para limpeza da lesão devem estar na temperatura corporal, tendo em vista que uma temperatura inferior a 28 °C interfere na divisão celular, dificultando a cicatrização.
17. Na presença de sinais de infecção (calor, rubor, hiperemia e secreção) comunicar a CCIH ou a Enfermeira e anotar no prontuário.
18. Evitar compressão exagerada na limpeza mecânica da lesão que pode promover a necrose dos tecidos.
19. Não comprimir demasiadamente o local da ferida com ataduras e esparadrapos a fim de garantir a cicatrização
20. Evitar esfregar o leito da lesão em fase de granulação; usar preferencialmente a técnica de irrigação para não lesar tecido em formação.
21. Orientar o paciente quanto a importância da alimentação rica em proteínas, vitamina C e zinco que auxiliam na reconstrução tecidual.
22. Orientar pacientes tabagistas quanto a interferência das substâncias liberadas pelo cigarro na cicatrização da lesão, como vasoconstrição, arteriosclerose, hipóxia tecidual devido a diminuição da capacidade de perfusão alveolar.

23. A troca de curativo deve ser realizada preferencialmente após o banho do paciente e também não coincidir com o horário das refeições. Sempre que possível realizar a troca de curativo após a limpeza do ambiente.
24. Feridas com presença de dreno devem permanecer livres de dobra para facilitar a drenagem de secreção
25. Para obter a área da ferida deve medir o tamanho da ferida em centímetro, o maior comprimento (sentido cefalocaudal) *versus* a maior largura (em linha horizontal da direita para a esquerda), multiplicando comprimento versus largura tem-se a área da mesma em centímetros quadrados (cm^2).
26. Remover ataduras protetoras de curativo utilizando luvas de procedimento.

Substâncias Tópicas Utilizadas na Limpeza e Tratamento de Feridas

Água e Sabão

Sabões são sais que se formam pela reação de ácidos graxos obtidos de gorduras vegetais e animais, com metais ou radicais básicos (sódio, potássio, amônia e outros). Apresenta ação detergente e utilizada para limpeza de pele e mucosas e outras superfícies. Evitar sabões comuns e detergentes, selecionando sempre que possíveis sabões neutros. Os sabões comuns e detergentes (tenso ativos) possuem substâncias com propriedades hidrofílicas e lipofílicas que diminuem tensão superficial das células e afetam a permeabilidade da membrana celular, atuando com ação citolítica. Ainda são facilmente adsorvidos pelas proteínas e podem interferir prejudicialmente no processo de cicatrização. Caso sejam utilizados sabões comuns ou detergentes, devem-se orientar os pacientes a observar sinais de alergia, eritema, dor, e na presença destes sinais, deve-se suspender imediatamente o uso destas substâncias. Sempre que possível utilizar sabões neutros e líquidos, pois sabão em pedra facilita a presença de bactérias, inclusive pseudomonas, devido à presença de umidade e exposição ao ambiente.

Água Oxigenada

É bactericida e alvejante de tecidos, constituído de peróxido de hidrogênio. A concentração mais utilizada é de 10 volumes. Não usar essa substância em cavidades profundas ou em abscessos, devido à não liberação do gás produzido. Também não deve ser utilizada em tecido de granulação, pois pode causar a destruição do tecido novo. É indicada para limpeza de sangue aderido a pele e roupas.

Decompõe-se facilmente pela ação da luz, do calor ou da enzima catalise encontrada no sangue.

Álcool

É bactericida certificada frente às cepas de *Salmonella choleraesuis*, *Staphylococcus aureus* e *Pseudomonas aeruginosa*. Essa substância é constituída de álcool etílico.

A concentração utilizada deve ser na proporção de 70%. Indicada para antissepsia da pele.

Alginato de Cálcio

É uma substância bacteriostática indicada para: absorção do excesso de exsudato, promoção do desbridamento, manutenção da umidade e estimulação da agregação plaquetária. É constituída de fibras naturais de alginato de cálcio e sódio, derivadas de algas marinhas marrons. Realizar a troca do curativo sempre que estiver umedecido pelo exsudato. Ao colocar a fibra de alginato assegurar de que esta não sobreponha a pele adjacente à ferida.

Benzina e Éter Etílico

É um solvente orgânico, constituído de hidrocarboneto, usado para remoção de esparadrapos, gorduras e limpeza das almotolias impregnadas pela tintura de benjoim. Não deve ser usado em feridas por que tem ação irritante e promove ressecamento do tecido. Deve manter o frasco bem fechado e guardado em local arejado. O éter atua como anestésico local.

Carvão Ativado

É bactericida, tem ação de absorver exsudato e atua na eliminação de odores desagradáveis das feridas. É constituída de partículas de carvão impregnada de íons prata. Esta substância quando entra em contato com a matéria orgânica pode produzir odor forte. Indicada para feridas infectadas ou não que drene moderada ou abundante exsudato. A cobertura de carvão ativado não deve ser recortada. Pode permanecer na ferida por até 07 dias.

Clorexidina

É um agente tópico que age em bactérias gram-positivas e gram-negativas. Esta substância deve ser utilizada na prevenção de colonização dos locais de inserção de cateteres vasculares e fixadores externos. Este antisséptico é constituído de digluconato de clorexidina. É contra indicado em feridas abertas. Na composição atual sem álcool é utilizado em pequenos ferimentos.

Colagenase

É uma pomada enzimática e desbridante que estimula a formação de tecido de granulação e posteriormente de epitelização. A pomada é constituída de clostridiopeptidase A, enzimas proteolíticas e cloranfenicol 1%. Deve aplicar camada fina de colagenase na ferida.

Espuma de Poliuretano com Prata

È uma almofada de espuma de camadas de não tecido e hidropolímero, revestida por poliuretano e prata. Absorve exsudato, trata da infecção e estimula desbridamento autolítico. Indicada em feridas em moderada exsudação e infectadas. Pode permanecer até 05 dias na ferida.

Hidrocoloide

São partículas hidroativas em polímero inerte impermeável que promove barreira protetora, isolamento térmico, meio úmido, desbridamento autolítico e ainda granulação e epitelização do tecido. É constituído de pectina, carboximetilcelulose sódica e gelatina revestida de camada de poliuretano e partículas de alginato de sódio. É indicado em lesões não infectadas com ou sem exsudato. A troca de curativo deve ser realizada quando houver sinais de saturação ou infecção.

Hidrogel em Placa

É um gel transparente, incolor, composto por água 77,7%, carboximetilcelulose (2,3%), propilenoglicol (20%), pectina. Podemos encontrar o hidrogel com os quatro componentes, ou com apenas alguns deles.

É indicado no tratamento de queimaduras, na remoção de crostas e tecidos desvitalizados, promove o desbridamento autolítico e não danifica o tecido de granulação. Não aplicar sobre pele íntegra e incisões cirúrgicas fechadas.

Nitrato de Prata (AGNO3)

Possui ação cauterizante, antisséptica, germicida e bactericida eficaz para gram-positivas (*Staphylococcus aureus*). Usado na forma aquosa (solução) ou na forma sólida (bastão), solúvel em água e inodoro. Em bastão é usado para cauterização do granuloma umbilical e queima de verrugas, tendo o cuidado de envolvê-lo em papel alumínio para evitar queimadura nos dedos do executante. Sob forma líquida é utilizado na concentração de 0,5% para queimaduras superficiais e a 0,1% na profilaxia de oftalmia em recém-nascidos. Manter a solução preparada em frasco escuro devido à sua fotossensibilidade.

Papaína

É um complexo de enzima proteolítica extraída do látex do mamão papaia (*Carica papaya*). Seu mecanismo de ação ocorre através da dissociação de moléculas de proteína, que resulta no desbridamento químico. Ainda possui ação desbridante, anti-inflamatória, bactericida, ativadora de processos de regeneração e cicatrização. Utilizada na concentração de 2% a 10%, de acordo com a finalidade indicada. O meio indicado para sua diluição é a solução fisiológica a 0,9%. Essa substância por ser uma enzima de fácil deterioração deve ser mantida em lugar fresco, ventilado e protegido da luz. É contraindicado em feridas isquêmicas.

Permanganato de Potássio

A concentração mais utilizada é 1:20.000, sendo preparada da seguinte maneira: 2 litros de água morna previamente fervida, colocar 100 mg de comprimido de permanganato de potássio. Não deve utilizar água fervente no preparo da solução de permanganato de potássio, devido a termo-sensibilidade da substância. Este antisséptico deve ser mantido em frascos escuros/opacos devido à sua fotossensibilidade. Deve ser usado com cautela por ressecar os tecidos.

Polivinilpirrolidona – Iodo (PVP- I)

É um antisséptico mais indicado em pele e mucosas íntegras. Possui ação germicida residual.

Apresenta as seguintes formulações:

a. Solução aquosa na concentração a 10% – é exclusiva para uso em pele e mucosa.

b. Solução tintura – é de uso exclusivo em pele íntegra devido à sua composição de solução alcoólica a 70%.
c. Solução degermante – é utilizada na degermação de feridas que contenham muitas sujidades e na antissepsia das mãos. É constituída de PVPI diluído em solução aquosa, associado a um degermante neutro (dalril sulfato de sódio). O frasco com a solução deve ser mantido ao abrigo do calor e da luz.

Como esta substância destrói os fibroblastos (citotóxico) e causam dermatites devem usar com cautela. Quando seu uso é prolongado pode levar a tireoidite e até mesmo insuficiência renal.

Solução Fisiológica de Cloreto de Sódio a 0,9%

Utilizada na limpeza de feridas. A solução deve ser utilizada aquecida, à temperatura corporal, para manutenção da divisão celular. Ao utilizar o método de irrigação com pressão, de preferência utilizar óculos para autoproteção.

Observação: A solução salina caseira é produzida adicionando-se uma colher de sobremesa (10 mL) rasa de sal em 1 litro de água, que deve ser fervida por 15 minutos.

Sulfadiazina de Prata a 1%

É composta de nitrato de prata e sulfadiazina de sódio, efetivo contra microbiota gram-negativas (*Escherichia coli, Enterobacter, Klebisiela sp* e *Pseudomonas aeruginosa)* e gram-positivas (*Staphilococcus aureus* e *Candida albicans)*. Essa pomada é indicada em queimadura de segundo e terceiro grau. É uma substância de fácil aplicação e remoção. Não provoca dor ao contrário produz sensação de frescor quando aplicada na queimadura. Apresenta poucos efeitos colaterais (leucopenia e alergias). Devido a oxidação da prata quando indicado no tratamento de queimadura deve ser trocada ao menos 2 vezes ao dia.

Tintura de Benjoin

É um antisséptico local, protetor da pele e cicatrizante. É composta de benjoim e álcool. Deve ser mantido ao abrigo da luz e calor.

Triglicerídeo de Cadeia Média com Ácidos Graxos Essenciais (TCM com AGE)

O triglicerídeo de cadeia média é constituído de 96% de ácidos graxos essenciais de cadeia média de rápida absorção. Além destes, fazem parte os seguintes componentes: ácido linoleico, ácido caprílico, ácido cáprico, ácido caproico, ácido láurico, lecitina de soja e vitaminas A e E. O seu uso provoca uma resposta inflamatória, causando acúmulo de leucócitos polimorfo nucleares e macrófagos. Estimula a formação do tecido de granulação e promove diferenciação epidérmica, acelerando, assim, o processo de cicatrização.

Vinagre

Deve ser utilizada na concentração de 0,25%, em maiores concentrações a esta pode provocar ardência. Tem ação bactericida para pseudomonas e *Escherichia coli*. É indicado para feridas infectadas superficiais.

Violeta de Genciana

É bacteriostática mas citotóxica para fibroblastos, promove ressecamento de lesão e pode causar pigmentação permanente, portanto, deve ser utilizada com cautela. Esta substância é composta de cloreto de pararosanilina indicada no tratamento de dermatite e candidíase.

Retirada de Pontos

Conceito

É a remoção dos fios cirúrgicos não absorvíveis da sutura cirúrgica.

Objetivo

Prevenir a infecção nas feridas cirúrgicas.

Material

- Pacote de curativo (pinças; Kelly; Kocher; anatômica; dente de rato e tesoura);
- Pacote com gazes;
- Esparadrapo;
- Éter ou benzina;
- Solução fisiológica a 0,9% a temperatura corporal;
- Cuba-rim ou similar;
- Produto específico para o tratamento;
- Luvas de procedimento;
- Outros materiais, se necessário.

PROCEDIMENTOS	*FUNDAMENTAÇÃO*
1. Solicitar ao paciente o encaminhamento médico.	Confirmar o tempo indicado.
2. Verificar a data correta para retirada dos pontos. Quando não houver apresentação do encaminhamento, o enfermeiro deve avaliar a incisão, observando aspecto, coloração, presença de pus nos pontos, sensação de dor, eritema, deiscência e data em que foi feita a sutura.	Avaliar processo cicatricial.
3. Explicar o procedimento ao paciente.	Obter colaboração.
4. Lavar as mãos.	Prevenir infecções hospitalares.
5. Providenciar os materiais necessários disponibilizá-los adequadamente.	
6. Lavar a lesão com água e sabão ou solução fisiológica a 0,9%.	Diminuir a possibilidade de infecção.

PROCEDIMENTOS	*FUNDAMENTAÇÃO*
7. Aplicar a solução antisséptica na pele íntegra conforme padronização da Comissão de Controle de Infecção Hospitalar.	
8. Prender uma das extremidades livres do fio de sutura com a pinça anatômica e tracioná-lo delicadamente para cima, em seguida cortar o fio bem próximo ao nó. A porção do fio a ser cortada deve proporcionar a retirada do mesmo, de forma que a parte exposta não percorra o trajeto intradérmico.	Evitar infecção.
9. Limpar com solução fisiológica a 0,9% a ferida e secar com gaze.	
10. Fazer curativo contensivo com esparadrapo se necessário.	
11. Retirar os materiais.	
12. Deixar o paciente em posição confortável e a unidade em ordem.	
13. Proceder a limpeza/desinfecção dos materiais e guardá-los.	
14. Lavar as mãos.	Evitar infecção hospitalar. Proporcionar autoproteção.
15. Anotar na prescrição de enfermagem: horário; local; reação do paciente; condição da ferida e substâncias soluções utilizadas e assinar.	Documenta as ações de enfermagem.

Cuidados Importantes

1. No caso de sutura com infecção, supuração ou deiscência, solicitar avaliação médica.
2. Existem cuidados específicos para diferentes tipos de suturas. Em caso de dúvida solicitar a presença do Enfermeiro ou Médico.

Ataduras

Conceito

São bandagens (faixas) de tecido semielástico de medidas variáveis, geralmente enroladas, que se adapta de modo confortável a uma região do corpo, usadas para proteger, exercer pressão, imobilizar um membro, parte ou região, e/ou conter hemorragias.

Objetivos

- Proteger áreas lesadas;
- Restringir ou impedir movimentos;
- Favorecer a circulação de um membro;

- Apoiar um membro afetado;
- Exercer pressão sobre uma parte do corpo;
- Manter estética no curativo.

Regras Gerais na Aplicação de uma Atadura

a. Antes de iniciar a aplicação, posicionar a parte do corpo a ser enfaixada de forma confortável respeitando o alinhamento anatômico.
b. Sempre dar apoio ao membro ao qual está sendo aplicada a atadura.
c. Proteger os ferimentos com gaze e/ou compressa antes da aplicação de ataduras.
d. Não apertar em demasia a atadura, devido ao risco de gangrena por falta de circulação. Exercer a mesma pressão em cada volta evitando a superposição de camadas de faixas para não comprometer a circulação e favorecer a aeração.
e. Aplicar o rolo de ataduras voltado para cima, da esquerda para direita do executante.
f. Evitar atrito entre e contra superfícies de pele aplicando gazes ou coxins de algodão para evitar irritação local e formação de lesões.
g. Deixar, sempre que possível, as extremidades do membro descobertas a fim de possibilitar a verificação da perfusão sanguínea.
h. Colocar as faixas firmemente para evitar que escorreguem durante a mobilização do paciente.

Tipos de Atadura

1. Circular: é utilizada sempre no início da aplicação com a finalidade de fixação da atadura, podendo ser utilizada em regiões como: tórax, abdômen, punho, pescoço, tornozelo, cabeça e outros (Fig. 16.5).
2. Espiral: é utilizada nas partes do corpo que têm o diâmetro crescente ou decrescente. Cada volta sobrepõe a volta anterior cobrindo a metade ou dois terços da faixa anterior, sendo indicada para braço, antebraço, perna e coxa (Fig. 16.6).

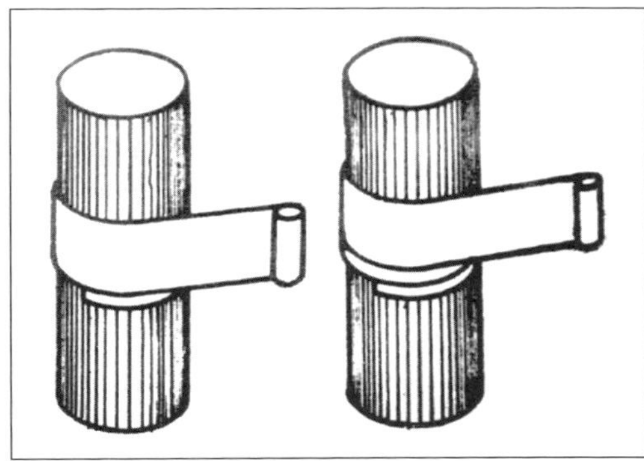

Fig. 16.5
Fonte: Souza (1982, p. 475).

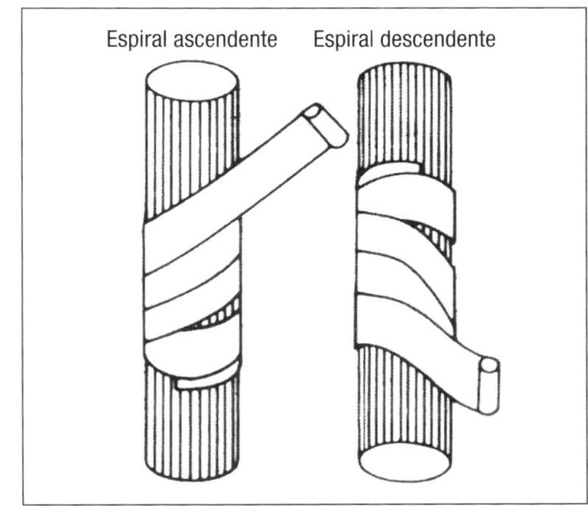

Fig. 16.6
Fonte: Souza (1982, p. 475).

3. Recorrente: é utilizada na cabeça, ponta dos dedos e cotos após amputação (Figs. 16.7, 16.8, 16.9, 16.10 e 16.11).

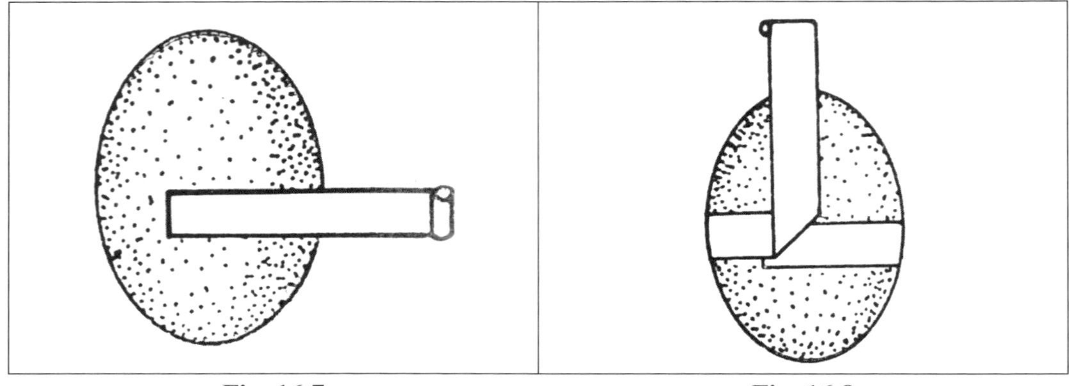

Fig. 16.7
Fonte: Souza (1982, p. 476).

Fig. 16.8
Fonte: Souza (1982, p. 476).

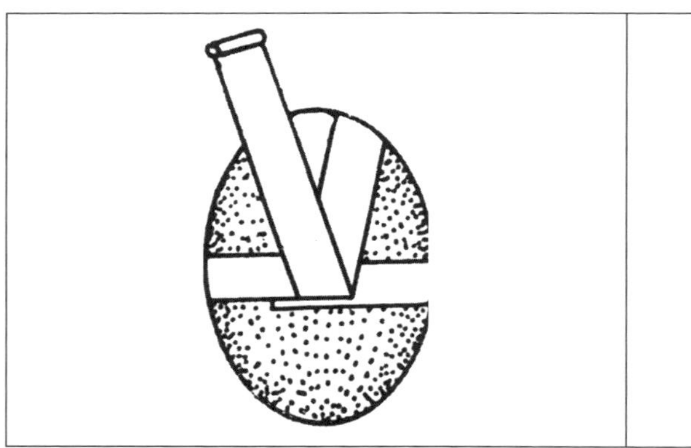

Fig. 16.9
Fonte: Souza (1982, p. 476).

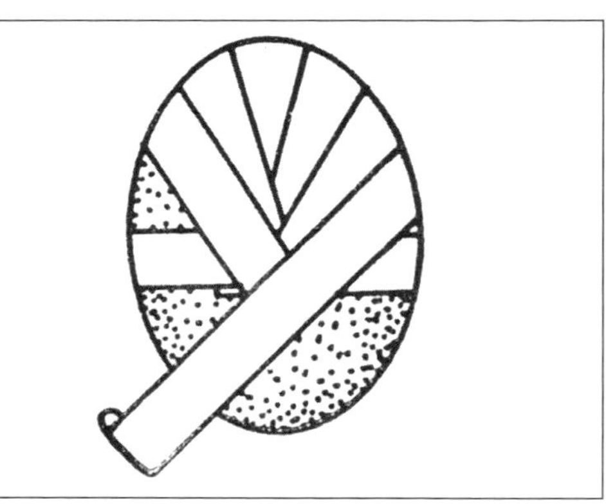

Fig. 16.10
Fonte: Souza (1982, p. 476).

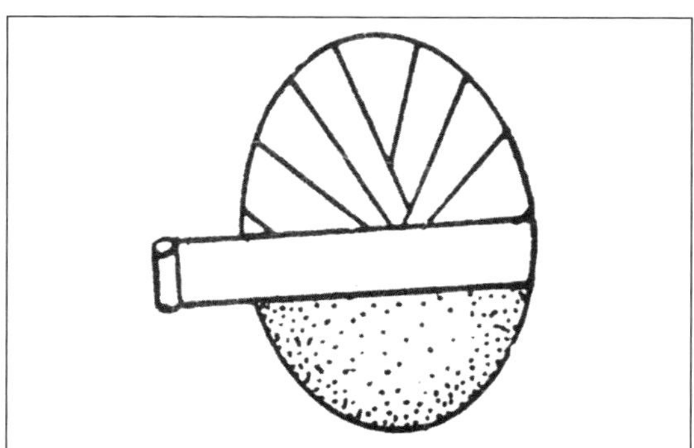

Fig. 16.11
Fonte: Souza (1982, p. 476).

4. Espica ou em Forma de Oito: é utilizada nas articulações para facilitar a movimentação: cotovelo; joelho; punho; tornozelo (Figs. 16.12, 16.13 e 16.14).

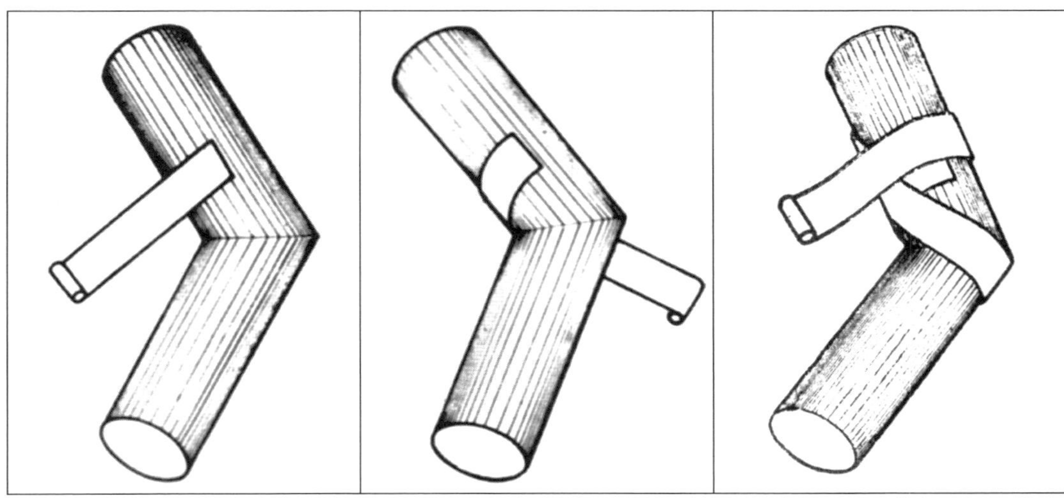

Fig. 16.12
Fonte: Souza (1982, p. 477).

Fig. 16.13
Fonte: Souza (1982, p. 477).

Fig. 16.14
Fonte: Souza (1982, p. 477).

Diagrama de Curativos

Curativos

Pré-procedimentos
- Verificar a prescrição médica/enfermagem;
- Lavar as mãos;
- Reunir o material;
- Explicar o procedimento ao paciente;
- Posicionar o paciente no leito;
- Expor a área a ser tratada;
- Colocar luvas de proteção máscaras e óculos se necessário.

Material
- Pacote de curativo;
- Pacote com gazes;
- Esparadrapo;
- Éter ou benzina;
- Solução fisiológica 0,9%, à temperatura corporal;
- Cuba-rim;
- Produto específico para o tratamento;
- Luvas de procedimento, máscara e óculos se necessário.

Procedimentos
- Abrir o pacote de curativo;
- Dobrar a gaze;
- Descolar o esparadrapo com gaze embebida em benzina ou éter;
- Remover o curativo;
- Remover as marcas do esparadrapo ao redor da ferida;
- Iniciar a limpeza da área menos contaminada, utilizando solução fisiológica a 0,9%. Trocar as gazes sempre que necessário;
- Aplicar produto específico;
- Proteger a ferida com gaze;
- Fixar as gazes com esparadrapo.

Pós-procedimentos
- Deixar o paciente confortável e a unidade em ordem;
- Imergir as pinças e a tesoura abertas em solução;
- Lavar as mãos;
- Fazer anotação na prescrição de enfermagem.

Cuidados importantes
- Observar a data de validade do material utilizado;
- Não falar e não tossir sobre a ferida e ao manipular o material esterilizado
- Considerar contaminado qualquer objeto que toque em locais não esterilizados;
- Se houver mais de uma ferida, iniciar pela lesão menos contaminada;
- Limpar as feridas partindo sempre da área menos contaminada para a mais contaminada;
- Ao embeber a gaze com antissépticos, manter as pontas das pinças voltadas para baixo, devido ao risco de contaminação;
- Na limpeza da lesão utilizar preferencialmente o método de irrigação com pressão;
- As soluções utilizadas para limpeza da lesão devem estar na temperatura corporal;
- Na presença de sinais de infecção comunicar a CCIH ou a Enfermeira e anotar no prontuário;
- Não comprimir demasiadamente o local da ferida na limpeza mecânica e na aplicação de ataduras e esparadrapos;
- Orientar o paciente quanto a importância da alimentação rica em proteínas, vit C e Zinco;
- Orientar pacientes tabagistas quanto a interferência das substâncias liberadas pelo cigarro na cicatrização da lesão;
- Feridas com presença de dreno devem permanecer livre de dobras.

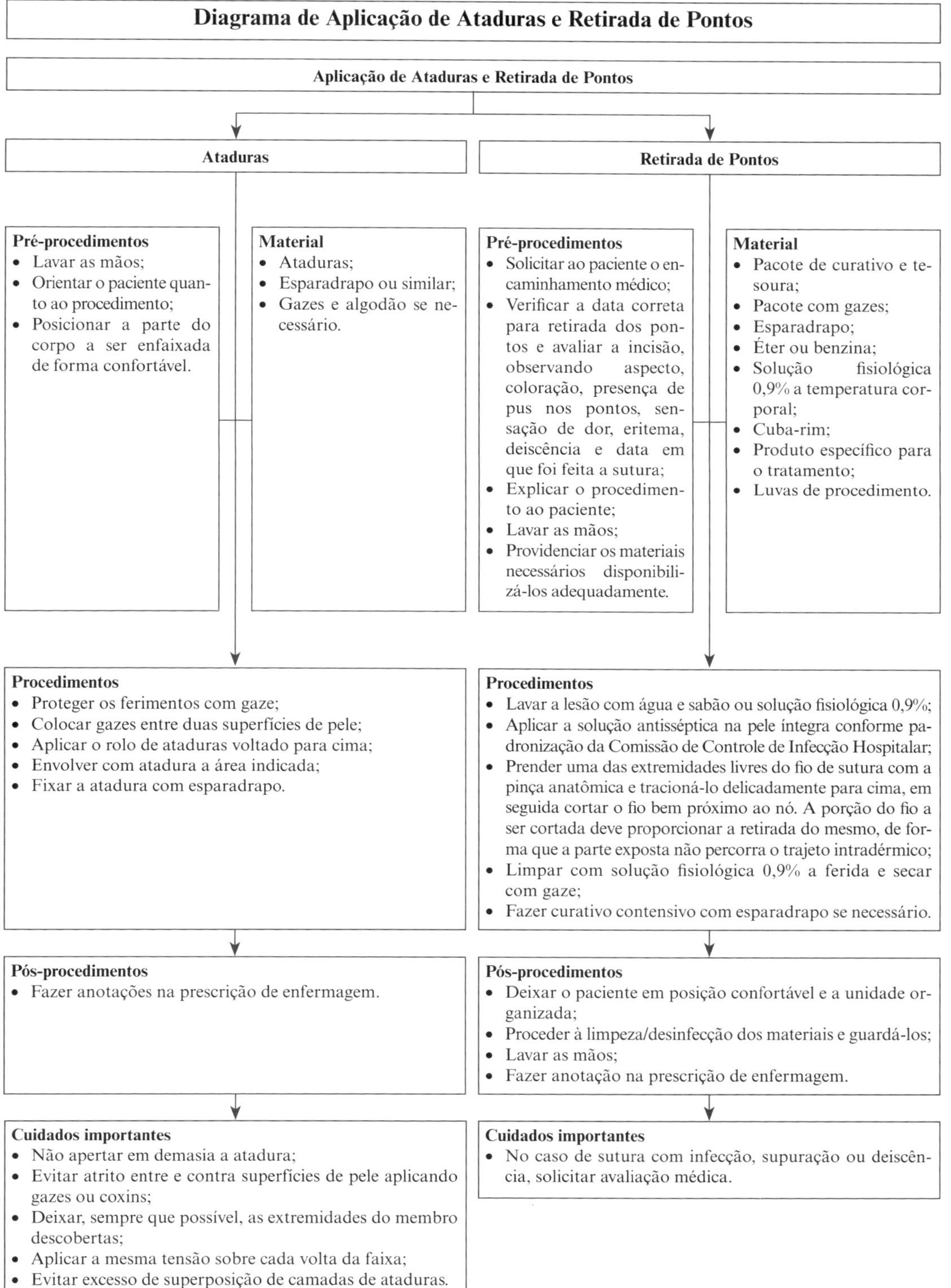

Diagrama de Aplicação de Ataduras e Retirada de Pontos

Aplicação de Ataduras e Retirada de Pontos

Ataduras

Pré-procedimentos
- Lavar as mãos;
- Orientar o paciente quanto ao procedimento;
- Posicionar a parte do corpo a ser enfaixada de forma confortável.

Material
- Ataduras;
- Esparadrapo ou similar;
- Gazes e algodão se necessário.

Procedimentos
- Proteger os ferimentos com gaze;
- Colocar gazes entre duas superfícies de pele;
- Aplicar o rolo de ataduras voltado para cima;
- Envolver com atadura a área indicada;
- Fixar a atadura com esparadrapo.

Pós-procedimentos
- Fazer anotações na prescrição de enfermagem.

Cuidados importantes
- Não apertar em demasia a atadura;
- Evitar atrito entre e contra superfícies de pele aplicando gazes ou coxins;
- Deixar, sempre que possível, as extremidades do membro descobertas;
- Aplicar a mesma tensão sobre cada volta da faixa;
- Evitar excesso de superposição de camadas de ataduras.

Retirada de Pontos

Pré-procedimentos
- Solicitar ao paciente o encaminhamento médico;
- Verificar a data correta para retirada dos pontos e avaliar a incisão, observando aspecto, coloração, presença de pus nos pontos, sensação de dor, eritema, deiscência e data em que foi feita a sutura;
- Explicar o procedimento ao paciente;
- Lavar as mãos;
- Providenciar os materiais necessários disponibilizá-los adequadamente.

Material
- Pacote de curativo e tesoura;
- Pacote com gazes;
- Esparadrapo;
- Éter ou benzina;
- Solução fisiológica 0,9% a temperatura corporal;
- Cuba-rim;
- Produto específico para o tratamento;
- Luvas de procedimento.

Procedimentos
- Lavar a lesão com água e sabão ou solução fisiológica 0,9%;
- Aplicar a solução antisséptica na pele íntegra conforme padronização da Comissão de Controle de Infecção Hospitalar;
- Prender uma das extremidades livres do fio de sutura com a pinça anatômica e tracioná-lo delicadamente para cima, em seguida cortar o fio bem próximo ao nó. A porção do fio a ser cortada deve proporcionar a retirada do mesmo, de forma que a parte exposta não percorra o trajeto intradérmico;
- Limpar com solução fisiológica 0,9% a ferida e secar com gaze;
- Fazer curativo contensivo com esparadrapo se necessário.

Pós-procedimentos
- Deixar o paciente em posição confortável e a unidade organizada;
- Proceder à limpeza/desinfecção dos materiais e guardá-los;
- Lavar as mãos;
- Fazer anotação na prescrição de enfermagem.

Cuidados importantes
- No caso de sutura com infecção, supuração ou deiscência, solicitar avaliação médica.

Diagrama de Substâncias Tópicas Utilizadas na Limpeza e no Tratamento de Feridas

PRODUTO	AÇÃO	COMPOSIÇÃO	INDICAÇÃO	CUIDADOS
Água e sabão	Hidrofílicas e lipofílicas	Gorduras, sódio, potássio e amônia	Limpeza de pele e mucosas	Utilizar sabões líquidos
Água oxigenada	Bactericida e alvejante de tecidos	Peróxido de hidrogênio	Limpeza de sangue aderido a pele e roupas	Não utilizar em tecido de granulação
Álcool a 70%	Bactericida	Álcool etílico hidratado	Antissepsia de pele	Irritante à ferida aberta
Alginato de cálcio	Bacteriostática e desbridante	Fibras naturais de alginato de cálcio e sódio	Absorção de exsudato abundante e presença de necrose e fibrina	Não sobrepor a pele adjacente à ferida
Benzina e éter	Solvente	Hidrocarbonetos saturados	Remoção de esparadrapo	Inflamável, nocivo e irritante
Carvão ativado	Bactericida	Carvão impregnada de íons prata	Feridas infectadas ou não com exsudato moderado e abundante	Não recortar a cobertura. Pode permanecer por até sete dias
Clorexidina	Bactericida	Digluconato de clorexidina	Antissepsia de pele e mucosas. Prevenção de infecção na inserção de cateteres	É contra indicado em feridas abertas
Colagenase	Desbridante e necrólise	Clostridiopeptidase A, enzimas proteolíticas e cloranfenicol 1%	Pequenas áreas de necrose e atua na granulação	Aplicar camada fina
Espuma de poliuretano de prata	Bactericida e desbridante	Poliuretano de prata	Feridas infectadas com exsudato moderado	Não aplicar em feridas com exsudato abundante. Pode permanecer até 5 dias
Hidrocoloide	Cicatrizante e desbridante	Pectina, carboximetilcelulose sódica, poliuretano, gelatina e alginato de cálcio	Feridas não infectadas com ou sem exsudato	Trocar curativos quando houver sinais de saturação
Hidrogel	Desbridante	Água 77,7%, Carboximetilcelulose 2,3%, popilenoglicol 20% e pectina	Feridas com necrose e queimaduras	Não aplicar em pele íntegra e incisões cirúrgicas fechadas
Nitrato de prata	Cauterizante, antisséptica, germicida e bactericida G^-	Nitrato de prata	Cauterização de verrugas, queimaduras superficiais	Armazenar a solução em frascos escuros
Papaína 2% a 10%	Desbridante antinflamatória e bactericida	Enzima proteolítica extraída do mamão	Feridas infectadas necrosadas	É termolábil, fotossensível. É contra indicado em feridas isquêmicas
Permanganato de potássio	Antisséptica	Permanganato de potássio	Feridas infectadas	Armazenar em frascos escuros. Pode ressecar tecidos

PRODUTO	AÇÃO	COMPOSIÇÃO	INDICAÇÃO	CUIDADOS
PVPI	Antisséptica	Polivinilpirrolidona iodo	Antissepsia de pele e mucosas	Utilizar com cautela em feridas é citotóxica
Solução fisiológica	Limpeza mecânica	Cloreto de sódio 0,9%	Limpeza de feridas	Utilizar solução previamente aquecida
Sulfadiazina de prata a 1%	Bactericida	Nitrato de prata e sulfadiazina de sódio	Queimadura de II e III grau	Devido a oxidação da prata deve ser trocada o curativo ao menos 2 vezes
Tintura de benjoim	Antisséptico e protetor da pele	Benjoim e álcool	Protetor da pele	Manter a solução ao abrigo da luz e calor
TCM com AGE	Provoca resposta inflamatória e estimula a formação de tecido de granulação	Ácidos linoleico, caprílico, cáprico, caproico, láurico, lecitina de soja e vit A e E	Feridas infectadas ou não com moderada ou abundante exsudato	
Vinagre	Bactericida	Ácido acético	Feridas infectadas superficiais	Provoca ardência
Violeta de genciana	Bacteriostática	Cloreto de pararosanilina	Tratamento de dermatite e candidíase	É citotóxica e resseca as lesões. Em feridas podem causar pigmentação permanente

capítulo 17

TERMOTERAPIA E CRIOTERAPIA

Conceito

São tratamentos que consistem no uso de calor e/ou de frio em aplicação cutânea para auxiliar na vasodilatação e vasoconstrição, respectivamente. São recursos sintomáticos, que auxiliam no tratamento de várias patologias.

Termoterapia (Aplicação de Calor)

Objetivos

- Aumentar a circulação do local (vasodilatação);
- Aliviar a dor;
- Produzir relaxamento muscular;
- Acelerar o processo de cicatrização;
- Melhorar o espasmo muscular;
- Diminuir a rigidez das articulações;
- Aumentar a flexibilidade dos tecidos musculotendíneos.

Tipos

- **Calor seco:**
  - Bolsa com água quente e fonte de luz natural e artificial, cobertores térmicos, almofadas elétricas, raios infravermelhos, ultrassom e outros.
- **Calor úmido:**
  - Semicúpio (banho de assento);
  - Pedilúvio (imersão dos pés);
  - Compressas úmidas;
  - Cataplasmas;
  - Banho.

Bolsa com Água Quente

Material

- Bolsa de borracha ou outro material equivalente;
- Fronha ou similar;
- Jarro com água quente.

PROCEDIMENTOS	*FUNDAMENTAÇÃO*
1. Verificar a prescrição médica/enfermagem.	Certificar-se do procedimento.
2. Explicar o procedimento ao paciente.	Obter colaboração.
3. Lavar as mãos.	Prevenir infecção hospitalar.
4. Reunir o material.	
5. Colocar água quente até a metade da capacidade da bolsa.	Possibilitar que amolde adequadamente.
6. Retirar o ar da bolsa apoiando-a em uma superfície plana.	Propiciar maior contato com a área, melhor efeito e manutenção da temperatura por um tempo maior.
7. Fechar a tampa da bolsa e virá-Ia, observando se não há vazamento.	Evitar queimaduras.
8. Envolver a bolsa com a fronha ou similar.	Proporcionar conforto e segurança ao paciente.
9. Testar, colocando a bolsa sobre o dorso da mão, por tempo suficiente para sentir a temperatura da mesma.	Proporcionar segurança.
10. Colocar o paciente em posição adequada à aplicação.	Facilitar a execução do procedimento.
11. Expor a área. Colocar a bolsa no local indicado e proteger o paciente, se necessário.	
12. Observar constantemente a área de aplicação durante 30 minutos.	Prevenir queimaduras.
13. Remover a bolsa ao término da aplicação, deixar o paciente confortável e a unidade em ordem.	
14. Esvaziar, lavar e enxugar externamente a bolsa.	
15. Deixar escorrer a água da bolsa, enchendo-a de ar e guardá-la.	Evitar que as superfícies internas da bolsa colem, favorecendo sua conservação e durabilidade.
16. Lavar as mãos.	Evitar infecção hospitalar e proporcionar autoproteção.
17. Na prescrição de enfermagem, anotar: horário, local de aplicação, tempo de aplicação, reação do paciente e assinar.	Documentar as ações de enfermagem.

Semicúpio (Banho de Assento)

Material

- Bacia esterilizada;
- Solução prescrita;
- Toalha de banho.

PROCEDIMENTOS	*FUNDAMENTAÇÃO*
1. Verificar a prescrição médica/enfermagem.	Certificar-se do procedimento.
2. Orientar o paciente sobre o procedimento.	Obter colaboração.
3. Lavar as mãos.	Prevenir infecção hospitalar.
4. Preparar o material e aquecer a solução prescrita à temperatura aproximada de 38 °C.	Obter efeito satisfatório. Prevenir queimaduras. Proporcionar conforto.
5. Encaminhar o paciente ao banheiro.	
6. Colocar a solução até 1/3 da bacia e adaptá-la na cadeira de banho ou outro local apropriado.	Evitar transbordamento da solução da bacia.
7. Solicitar ao paciente que exponha a região e sente-se sobre a bacia.	
8. Observar a reação do paciente durante 15 minutos de aplicação.	Obter efeito satisfatório.
9. Fornecer toalha ao paciente após o término do tratamento.	
10. Encaminhar o paciente à unidade, deixando-o confortável.	
11. Proceder à desinfecção do material.	
12. Lavar as mãos.	Evitar infecção hospitalar e proporcionar autoproteção.
13. Na prescrição de enfermagem, anotar: horário, tempo de aplicação, região, reação do paciente e assinar.	Documentar as ações de enfermagem.

Pedilúvio (Banho dos Pés)

Material

- Bacia esterilizada;
- Toalha de banho;
- Solução prescrita.

PROCEDIMENTOS	*FUNDAMENTAÇÃO*
1. Verificar a prescrição médica/enfermagem.	Certificar-se do procedimento.
2. Orientar o paciente sobre o procedimento.	Obter colaboração.
3. Lavar as mãos.	Prevenir infecção hospitalar.
4. Preparar o material: aquecer a solução prescrita em temperatura aproximada de 38 °C.	Obter efeito satisfatório. Evitar queimaduras. Proporcionar conforto.
5. Posicionar o paciente confortavelmente e remover o curativo, se houver.	
6. Colocar na bacia solução suficiente para cobrir a lesão.	
7. Pedir ao paciente para imergir os pés.	
8. Observar a reação do paciente durante 15 minutos de aplicação.	Obter efeito satisfatório.
9. Fazer o curativo, se necessário.	
10. Deixar o paciente confortável e a unidade em ordem.	
11. Proceder à desinfecção do material.	
12. Lavar as mãos.	Evitar infecção hospitalar e proporcionar autoproteção.
13. Na prescrição de enfermagem, anotar: horário, tempo de aplicação, região, reação do paciente e assinar.	Documentar as ações de enfermagem.

Crioterapia (Aplicação de Frio)

Objetivos

- Aliviar a dor;
- Diminuir a temperatura corporal;
- Controlar hemorragia;
- Diminuir a circulação (vasoconstrição);
- Reduzir o metabolismo.

Tipos

- Frio seco: bolsa com gelo, bolsas frias, *spray* de vapor frio e outros;
- Frio úmido: compressa fria, duchas ou banhos de imersão, aplicações de gelo e outros.

Bolsa com Gelo

Material

- Bolsa de borracha;
- Fronha;
- Gelo picado.

Procedimento

Na aplicação de bolsa com gelo seguir os mesmos procedimentos descritos para bolsa com água quente, alterando apenas o seguinte item:

- Colocar o gelo na bolsa, sem arestas, até a metade de sua capacidade.

Compressa Fria

Material

- Água morna;
- Almotolia com álcool a 70%;
- Quatro compressas ou similares;
- Bacia;
- Cuba-rim ou similar;
- Toalha;
- Bolsa com gelo;
- Bolsa com água quente;
- Se necessário: biombo.

PROCEDIMENTOS	*FUNDAMENTAÇÃO*
1. Verificar a prescrição médica/enfermagem.	Certificar-se do procedimento.
2. Orientar o paciente sobre o procedimento.	Obter a colaboração.
3. Cercar o leito com biombo, se necessário, e fechar as janelas.	Respeitar a privacidade. Evitar correntes de ar.
4. Lavar as mãos.	Prevenir infecção hospitalar.
5. Reunir o material.	
6. Posicionar o paciente em decúbito dorsal.	
7. Molhar a compressa ou similar. Torcê-la, retirando o excesso.	Evitar desconforto.
8. Colocar as compressas nas regiões axilar e inguinal. Bolsa com gelo na região frontal e bolsa com água quente nos pés.	Obter efeito satisfatório. Evitar congestão sanguínea na cabeça. Proporcionar conforto e diminuir a sensação de frio.
9. Repetir o processo por um período de 15 a 20 minutos ou até a temperatura do paciente atingir 37°C.	Obter efeito satisfatório.

PROCEDIMENTOS	*FUNDAMENTAÇÃO*
10. Enxugar o paciente e, se necessário, trocar as roupas de cama.	
11. Auxiliar o paciente a vestir-se, deixando-o confortável e a unidade em ordem.	
12. Proceder à desinfecção dos materiais.	
13. Lavar as mãos.	Evitar infecção hospitalar e proporcionar autoproteção.
14. Na prescrição de enfermagem, anotar: horário do procedimento, tempo de duração do tratamento, tipo de aplicação e assinar.	Documentar as ações de enfermagem.

Cuidados Importantes

1. A escolha de método de aplicação de calor ou de frio vai depender da acessibilidade da região anatômica, do tamanho da área a ser tratada, do tipo de traumatismo e a resposta que se pretende obter.
2. Observar constantemente a área de aplicação. Se houver qualquer alteração da pele ou queixas por parte do paciente, suspender o procedimento e comunicar o enfermeiro.
3. Em pacientes idosos, inconscientes, desnutridos e crianças, deve-se ter cautela quanto ao limite da temperatura, devido à maior sensibilidade da pele e à dificuldade em relatar anormalidades.
4. Nunca colocar a bolsa com água quente sob o paciente para evitar compressão excessiva da mesma, pois isso resultaria em vazamento e, consequentemente, queimaduras no paciente.
5. Não aplicar calor em área com insuficiência vascular arterial porque as necessidades metabólicas e de oxigênio estão aumentadas, colocando o paciente em risco de lesão por *déficit* de oxigênio.
6. Aplicação de calor é contraindicada nas regiões do corpo: anestesiadas, feridas com sangramento, em áreas onde haja tumores, sobre testículos, sobre o abdômen de gestantes.
7. O tratamento domiciliar de calor deve ser feito com cautela, na frequência de três vezes ao dia, durante 20 a 30 minutos, utilizando bolsas nas áreas afetadas, sendo as mesmas intercaladas. Os locais onde são aplicadas as bolsas quentes deverão ser rigorosamente observados para prevenir queimaduras.
8. Na utilização do foco de luz, garantir que a pele esteja bem seca antes da aplicação, para evitar queimaduras; a distância até a pele do paciente dependerá da potência do foco, cuidando para que não haja risco de queimaduras.
9. Na região abdominal, a quantidade de água quente a ser colocada na bolsa é de 1/3 de sua capacidade, para permitir maior contato da bolsa com a pele e evitar desconforto.

10. A aplicação de frio deve ser realizada na área, imediatamente após o trauma, antes da formação de edema para que ocorra efeito satisfatório.
11. No método de imersão fria é utilizada água e gelo. Aplicação é mais utilizada nas extremidades do corpo. Para manter a temperatura da água é necessária reposição constante de gelo. Após 5 minutos iniciais de imersão ocorre o aquecimento ao redor da área tratada, portanto, é importante orientar o paciente a movimentar a água constantemente para que o tratamento seja efetivo.
12. A crioterapia deve ser realizada com cautela em pacientes com hipersensibilidade ao frio, deficiência circulatória, hipertensão e doenças termorreguladoras. Se mesmo assim for necessário realizar a aplicação de frio, deve monitorar a resposta e o ajuste apropriado aos parâmetros de tratamento.
13. Caso necessite utilizar bolsa fria com gel de sílica, esta deve ser armazenada sob refrigeração, na temperatura aproximada de -5 °C, pelo menos por duas horas antes do uso. Na aplicação a bolsa deve ser envolvida em toalha umedecida para transferência de energia visando à obtenção de um melhor efeito.
14. Não fazer aplicação contínua de bolsa com gelo por período superior a 30 minutos devido ao risco de causar necrose.

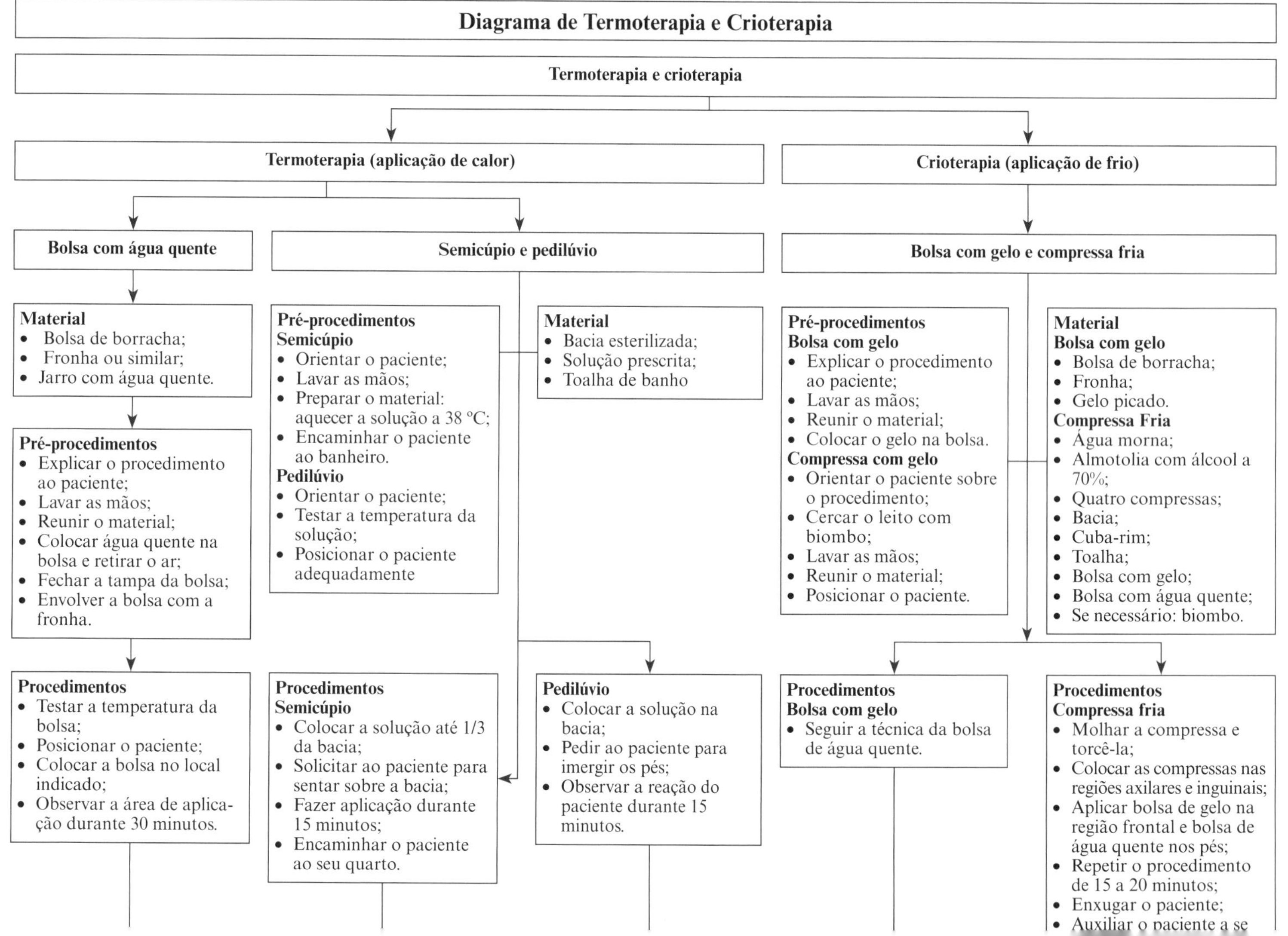
Diagrama de Termoterapia e Crioterapia
Termoterapia e crioterapia
Termoterapia (aplicação de calor)
Crioterapia (aplicação de frio)
Bolsa com água quente
Semicúpio e pedilúvio
Bolsa com gelo e compressa fria
Material
• Bolsa de borracha;
• Fronha ou similar;
• Jarro com água quente.
Pré-procedimentos
• Explicar o procedimento ao paciente;
• Lavar as mãos;
• Reunir o material;
• Colocar água quente na bolsa e retirar o ar;
• Fechar a tampa da bolsa;
• Envolver a bolsa com a fronha.
Procedimentos
• Testar a temperatura da bolsa;
• Posicionar o paciente;
• Colocar a bolsa no local indicado;
• Observar a área de aplicação durante 30 minutos.
Pré-procedimentos
Semicúpio
• Orientar o paciente;
• Lavar as mãos;
• Preparar o material: aquecer a solução a 38 °C;
• Encaminhar o paciente ao banheiro.
Pedilúvio
• Orientar o paciente;
• Testar a temperatura da solução;
• Posicionar o paciente adequadamente
Material
• Bacia esterilizada;
• Solução prescrita;
• Toalha de banho
Procedimentos
Semicúpio
• Colocar a solução até 1/3 da bacia;
• Solicitar ao paciente para sentar sobre a bacia;
• Fazer aplicação durante 15 minutos;
• Encaminhar o paciente ao seu quarto.
Pedilúvio
• Colocar a solução na bacia;
• Pedir ao paciente para imergir os pés;
• Observar a reação do paciente durante 15 minutos.
Pré-procedimentos
Bolsa com gelo
• Explicar o procedimento ao paciente;
• Lavar as mãos;
• Reunir o material;
• Colocar o gelo na bolsa.
Compressa com gelo
• Orientar o paciente sobre o procedimento;
• Cercar o leito com biombo;
• Lavar as mãos;
• Reunir o material;
• Posicionar o paciente.
Material
Bolsa com gelo
• Bolsa de borracha;
• Fronha;
• Gelo picado.
Compressa Fria
• Água morna;
• Almotolia com álcool a 70%;
• Quatro compressas;
• Bacia;
• Cuba-rim;
• Toalha;
• Bolsa com gelo;
• Bolsa com água quente;
• Se necessário: biombo.
Procedimentos
Bolsa com gelo
• Seguir a técnica da bolsa de água quente.
Procedimentos
Compressa fria
• Molhar a compressa e torcê-la;
• Colocar as compressas nas regiões axilares e inguinais;
• Aplicar bolsa de gelo na região frontal e bolsa de água quente nos pés;
• Repetir o procedimento de 15 a 20 minutos;
• Enxugar o paciente;

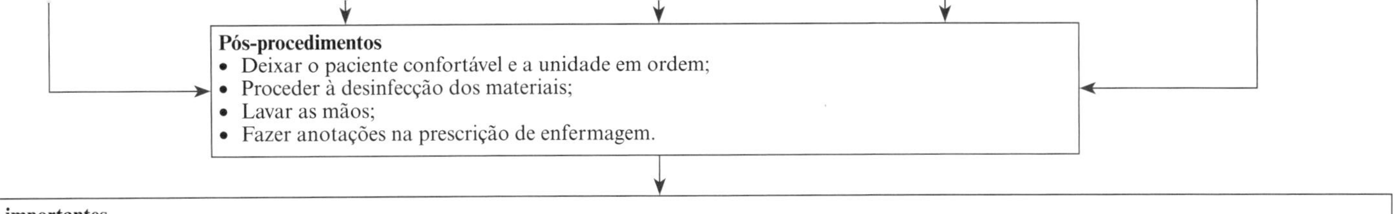

Cuidados importantes

- O método de aplicação vai depender da acessibilidade da região, tamanho da área, tipo de traumatismo e o efeito que pretende obter;
- Observar constantemente a área de aplicação; qualquer alteração, comunicar ao enfermeiro;
- A aplicação de calor e frio em idosos, inconscientes, desnutridos e crianças devem ser realizadas com cautela;
- Nunca colocar bolsa com água quente sob o paciente;
- A aplicação contínua de bolsa com gelo nunca deve exceder 30 minutos;
- Antes da aplicação de foco de luz, certificar se a pele está bem seca e se a distância do foco de luz até a região a ser aplicada está correta;
- Para a aplicação de bolsa com água quente em superfície plana do corpo, esta deve ser preenchida em torno de 1/3 de sua capacidade;
- O calor é contraindicado nas regiões com insuficiência vascular arterial, anestesiadas, feridas com sangramento, tumores, sobre testículos e sobre o abdômen de gestantes;
- O frio deve ser aplicado imediatamente após o trauma, antes da formação de edema para efeito satisfatório;
- Realizar crioterapia com cautela em pacientes com hipersensibilidade, deficiência circulatória, hipertensão e doenças termorreguladoras;
- A bolsa fria com gel de sílica deve ser refrigerada na temperatura de -5 °C, por duas horas antes do uso e envolver em toalha umedecida na aplicação para melhor efeito;
- Na imersão de água e gelo, repor o gelo e orientar o paciente a movimentar a água para melhor efeito.

COLETA PARA EXAMES LABORATORIAIS

capítulo 18

Conceito

É a assistência prestada na obtenção de materiais para exames laboratoriais.

Objetivo

- Obter valores reais nos resultados, auxiliando no diagnóstico.

Exames Mais Comuns

- Urina I;
- Urina de 24 horas;
- Urocultura;
- Exame de escarro;
- Parasitológico de fezes;
- Coprocultura;
- Exame de sangue.

Coleta de Urina I

Conceito

É a observação e avaliação de transparência da urina, medição da acidez e densidade, teste para verificar presença de proteína e açúcar; é o exame microscópico do sedimento urinário.

Material

- Frasco específico;
- Etiqueta de identificação;
- Material para higiene íntima, se necessário.

PROCEDIMENTOS	*FUNDAMENTAÇÃO*
1. Verificar a prescrição médica/enfermagem/ requisição	Certificar-se do procedimento.
2. Orientar o paciente sobre: a. Finalidade do exame; b. Coleta preferencialmente a primeira micção da manhã ou após duas horas de retenção; c. Higiene íntima com água e sabão (não usar antisséptico); d. Coleta do jato médio urinando continuadamente.	Obter colaboração. Apresentar maior concentração; Garantir o resultado fidedigno; Evitar acúmulo de células epiteliais.
3. Lavar as mãos.	Prevenir infecção hospitalar.
4. Rotular o frasco com nome, número de registro, leito, hora e assinatura.	Evitar trocas de materiais.
5. Reunir os materiais.	
6. Fornecer o frasco ao paciente orientando-o para colher de 15 a 20 mL de urina.	
7. Encaminhar a coleta imediatamente ao laboratório juntamente com a requisição do exame.	Evitar dissolução dos elementos celulares e crescimento da colônia bacteriana.
8. Lavar as mãos.	Prevenir infecção hospitalar. Proporcionar autoproteção.
9. Na prescrição de enfermagem, anotar horário, material colhido, características do material e encaminhamento ao laboratório e assinar.	Documentar as ações de enfermagem.

Cuidados Importantes

1. Em pacientes com sonda vesical: pinçar a sonda por uma hora, proceder à desinfecção do local específico e coletar a urina com auxílio de seringa e agulha, transferindo imediatamente a urina coletada para o frasco próprio.
2. No caso de ser necessário coletar urina de mulheres com corrimento vaginal abundante ou menstruadas, providenciar a colocação de tampão vaginal. Proceder a anotação tanto no pedido quanto no prontuário da paciente sobre a condição da mesma.
3. A coleta da Urina I pode ser feita com auxílio de cuba-rim caso o paciente esteja acamado ou impossibilitado de urinar diretamente no frasco.
4. Transportar a urina colhida até 30 minutos ou conservá-la por até 18 horas sob refrigeração.

Coleta de Urina de 24 horas

Conceito

É o volume de urina coletada nas 24 horas para fins laboratoriais.

Material

- Frasco específico estéril;
- Etiqueta de identificação.

PROCEDIMENTOS	*FUNDAMENTAÇÃO*
1. Verificar a prescrição médica/enfermagem/requisição	Certificar-se do procedimento
2. Orientar o paciente sobre: a. finalidade do exame; b. necessidade de coletar a urina em todas as micções; c. técnica de coleta.	Obter colaboração.
3. Lavar as mãos.	Prevenir infecção hospitalar.
4. Providenciar os materiais e rotular o frasco com nome, número de registro, leito, data, hora de início e término, tipo de exame e assinatura.	Evitar trocas de materiais.
5. Solicitar ao paciente que esvazie a bexiga e iniciar a coleta de urina preferencialmente pela manhã, registrando o horário.	Obter volume real da urina de 24 horas.
6. Guardar toda urina eliminada durante o período de 24 horas no frasco rotulado, mantendo-o na geladeira ou em isopor com gelo.	Evitar decomposição da urina.
7. Pedir ao paciente para urinar ao término do período de 24 horas (no mesmo horário de início da coleta) e adicionar a quantidade obtida à urina coletada.	Obter volume real da urina de 24 horas.
8. Manter em geladeira ou isopor com gelo até o encaminhamento ao laboratório, junto com a requisição do exame.	Evitar decomposição da urina.
9. Lavar/desinfetar os materiais e guardá-los.	
10. Lavar as mãos.	Prevenir infecção hospitalar. Proporcionar autoproteção.
11. Na prescrição de enfermagem, anotar horário de início e término da coleta, tipo de exame, quantidade coletada, aspecto da urina, encaminhamento ao laboratório e assinatura.	Documentar as ações de enfermagem.

Cuidados Importantes

1. Sempre atender o paciente em seus chamados.
2. Colocar placa de aviso no leito ao iniciar a coleta.
3. Seguir as orientações específicas do laboratório para os diferentes tipos de exames em urina de 24 horas.
4. Em pacientes do sexo masculino, preferencialmente, a urina deve ser coletada diretamente no frasco.
5. Desprezar primeira micção do dia e iniciar a coleta.
6. Transportar os frascos de urina coletada ao laboratório em isopor com gelo.

Coleta de Urocultura

Conceito

É o exame de urina para detectar a presença de microrganismos relacionados ao trato urinário.

Material

- Cuba-rim esterilizada;
- Frasco específico e esterilizado;
- Fita adesiva;
- Material para higiene íntima;
- Etiqueta de identificação.

PROCEDIMENTOS	*FUNDAMENTAÇÃO*
1. Verificar a prescrição médica/enfermagem/requisição	Certificar-se do procedimento.
2. Orientar o paciente sobre: a. finalidade do exame; b. higiene íntima com água e sabão (não usar antisséptico); c. coleta do jato médio urinando sem interrupção; d. comunicar quando sentir necessidade de urinar.	Obter colaboração: Evitar alteração do resultado; Evitar acúmulo de células epiteliais.
3. Lavar as mãos.	Prevenir infecção hospitalar.
4. Providenciar os materiais e rotular o frasco com nome, leito, número de registro do prontuário, hora da coleta e assinatura.	Evitar troca de materiais.
5. Encaminhar o paciente ao banheiro orientando-o para realizar corretamente a higiene íntima.	Obter resultado real da urina.

PROCEDIMENTOS	*FUNDAMENTAÇÃO*
6. Fornecer o frasco esterilizado enfatizando a importância de não contaminá-lo e supervisionar a coleta de, no mínimo, 5 mL de urina.	Evitar proliferação bacteriana.
7. Fechar o frasco imediatamente, evitando contaminar a parte interna da tampa, que deve ser fixada com fita adesiva.	
8. Encaminhar a urina coletada imediatamente ao laboratório em até no máximo 30 minutos, juntamente com a requisição do exame.	Evitar dissolução dos elementos celulares e crescimento da colônia bacteriana.
9. Fazer limpeza/desinfecção do material e guardá-lo.	Prevenir infecção hospitalar.
10. Lavar as mãos.	Prevenir infecção hospitalar. Proporcionar autoproteção.
11. Na prescrição de enfermagem, anotar horário, material, características da amostra de urina (cor, odor, aspecto), encaminhamento ao laboratório e assinar.	Documentar as ações de enfermagem.

Cuidados Importantes

1. A coleta de urina deve ser preferencialmente feita diretamente no frasco.
2. No caso de ser necessário coletar urina de mulheres com corrimento vaginal abundante ou menstruadas, providenciar a colocação de tampão vaginal. Proceder a anotação tanto no pedido quanto no prontuário da paciente sobre a condição da mesma.
3. Em pacientes com sonda vesical: pinçar a sonda por uma hora, proceder à desinfecção do local específico e coletar a urina com auxílio de seringa e agulha, transferindo imediatamente a urina coletada para o frasco próprio.
4. Caso a coleta de urocultura se faça em sacos coletores, higienizar o paciente e trocar os sacos coletores a intervalos de 20 minutos.
5. Na impossibilidade de se utilizar diretamente o frasco esterilizado para a coleta, não utilizar recipientes intermediários (comadres, papagaios e cubas) que não estejam devidamente esterilizados.
6. Exames de urocultura para pesquisa de anaeróbios e microbactérias devem seguir orientação específica do laboratório.
7. Orientar o paciente a evitar ingestão de grande volume de líquidos, para não diluir a amostra.

Teste de Glicosúria

Conceito

É a verificação da presença, ou não, de glicose na urina por meio de uma fita-teste. A avaliação da glicosúria permanece como um método utilizado para a monitorização do tratamento do diabetes *mellitus*, quando não for possível a monitorização com glicemia capilar.

Objetivo

- Detectar a presença de glicose na urina.

Quando Fazer

- Duas vezes ao dia, antes de cada aplicação insulínica.
- Quatro vezes ao dia, antes das principais refeições, e à noite, ao se deitar.
- De acordo com a orientação médica.

Material

- Urina recente;
- Fita-teste (glicofita);
- Comadre ou cuba-rim.

PROCEDIMENTOS	*FUNDAMENTAÇÃO*
1. Verificar a prescrição médica/enfermagem/requisição	Certificar o procedimento.
2. Explicar o procedimento ao paciente.	Obter colaboração e promoção do autocuidado.
3. Solicitar ao paciente para urinar em recipiente limpo, na hora do teste.	Evitar alteração nos resultados.
4. Verificar na embalagem da glicofita a data de validade da mesma.	Evitar alteração nos resultados.
5. Lavar as mãos.	Prevenir infecção hospitalar.
6. Retirar aproximadamente 3 cm de fita da embalagem de glicofita, segurando-a em uma das extremidades.	
7. Mergulhar a ponta da fita na urina. Retirá-la e aguardar um minuto antes de proceder à leitura.	
8. Comparar o resultado com as cores da tabela da glicofita.	
9. Medir, guardar ou desprezar a urina, conforme a necessidade.	
10. Deixar a unidade em ordem.	
11. Fazer limpeza/desinfecção do material e guardá-lo.	Prevenir infecção hospitalar.

PROCEDIMENTOS	*FUNDAMENTAÇÃO*
12. Lavar as mãos.	Prevenir infecção hospitalar. Proporcionar autoproteção.
13. Na prescrição de enfermagem, anotar horário e resultado obtido e assinar.	Documentar as ações de enfermagem.
14. Comunicar ao funcionário responsável pela medicação se o resultado for maior ou igual a duas cruzes.	

Cuidados Importantes

1. Para verificação de glicosúria em pacientes com sonda vesical deve-se esvaziar totalmente o coletor e deixar acumular pequena quantidade de urina.
2. No caso de dúvida entre um resultado e outro (duas cores na fita), considerar a cor mais forte.
3. Quando a embalagem da glicofita for retirada do invólucro (do laboratório), anotar nela a data da abertura, pois a sua validade é de quatro meses.
4. Em pacientes com sonda vesical, verificar a glicosúria a cada quatro horas e em pacientes com micção espontânea, antes das refeições ou a critério médico.
5. Manter a glicofita em local seco e arejado.
6. Pacientes que utilizam vitamina C e ácido acetilsalicílico e com grande ingestão de líquido podem ter resultado da glicosúria falseado.

Coleta de Escarro

Conceito

É o exame feito para detectar a presença de bactérias e fungos no escarro.

Material

- Frasco específico;
- Material para higiene oral;
- Etiqueta de identificação.
- Papel higiênico ou papel toalha.

PROCEDIMENTOS	*FUNDAMENTAÇÃO*
1. Verificar a prescrição médica/enfermagem/requisição	Certificar-se do procedimento.
2. Orientar o paciente sobre: a. Finalidade do exame; b. Método para coleta do material; c. Colher o material pela manhã, em jejum.	Obter colaboração.

PROCEDIMENTOS	*FUNDAMENTAÇÃO*
3. Lavar as mãos.	Prevenir infecção hospitalar.
4. Providenciar o material e identificar o recipiente com nome, leito, número de registro do prontuário, data, hora da coleta e assinatura.	Evitar trocas de materiais.
5. Orientar higiene oral somente com água, sem pasta dentifrícia ou antisséptico bucal, antes da coleta.	Evitar alteração dos resultados.
6. Fornecer o frasco. Orientar o paciente para tossir profundamente e expectorar (escarrar) no recipiente, fechando-o em seguida.	
7. Encaminhar o frasco ao laboratório em até 30 minutos à temperatura ambiente, juntamente com a requisição do exame.	Evitar proliferação bacteriana.
8. Fazer limpeza/desinfecção do material e guardá-lo.	Prevenir infecção hospitalar.
9. Lavar as mãos.	Prevenir infecção hospitalar. Proporcionar autoproteção.
10. Na prescrição de enfermagem, anotar data, horário, aspecto e odor do material, encaminhamento ao laboratório e assinar.	Documentar as ações de enfermagem.

Cuidados Importantes

1. Evitar coleta de escarro em horário de refeições.
2. Para cultivo de bactérias aeróbias, coletar a amostra de escarro no frasco estéril, não refrigerar e não armazenar, encaminhando-a ao laboratório em até 30 minutos após a coleta.
3. Para pesquisa de Bacilo Ácido Álcool Resistente (BAAR) e fungos, manter o frasco sob refrigeração por até 24 horas.
4. O escarro deve ser coletado, preferencialmente, em três amostras feitas em dias consecutivos, antes de o paciente tomar o café da manhã (ou desjejum) devido ser o momento da obtenção de uma amostra abundante de secreções acumuladas na árvore brônquica durante a noite. Se o paciente for fumante, coletar o escarro antes que o mesmo fume.
5. Para cultivo de micobactérias e fungos, transportar o material em até duas horas, sob refrigeração.
6. O volume ideal da amostra é de 5 a 10 mL de escarro não salivar. Proveniente da árvore brônquica, obtida após esforço de tosse e não da região orofaringe.
7. Fornecer ao paciente a orientação e simulação da técnica de coleta, utilizando para isto o pote, aproveitando este momento para indicar a quantidade a ser colhida.
8. Orientar o paciente a inspirar profundamente, retendo por alguns instantes o ar nos pulmões. Em seguida, orientá-lo a tossir e lançar o material diretamente no pote de coleta.

9. Orientar o paciente quanto a ingestão de pelo menos dois litros de água no dia anterior, com a finalidade de mobilizar a secreção pulmonar principalmente em paciente soropositivo ou com AIDS, por apresentar pouca secreção.
10. Recomenda-se que as amostras sejam colhidas em locais abertos, de preferência ao ar livre, para reduzir ou eliminar (pelos raios ultravioleta) a concentração de partículas infectantes (os núcleos de Wells) que ficam suspensas no ar.
11. Se a coleta for realizada em uma sala/consultório, esta deverá ser arejada, tendo as janelas abertas para reduzir a concentração de partículas infectantes (núcleos de Wells). A porta deverá permanecer fechada durante a coleta, desta forma o fluxo de ar será direcionada para fora do ambiente.
12. Se a coleta é realizada em ambiente externo recomenda-se colocar um biombo para que o cliente não fique constrangido ao realizar a coleta de escarro.

Coleta de Fezes

Conceito

É o exame das fezes para pesquisa de parasitas.

Material

- Recipiente específico;
- Espátula;
- Comadre;
- Etiqueta de identificação.

PROCEDIMENTOS	*FUNDAMENTAÇÃO*
1. Verificar a prescrição médica/enfermagem/requisição	Certificar-se do procedimento.
2. Orientar o paciente sobre: a. Finalidade do exame; b. Método para coleta do material; c. Comunicar quando sentir necessidade de evacuar; d. Não urinar na comadre.	Obter colaboração. Evitar alteração do resultado.
3. Lavar as mãos.	Prevenir infecção hospitalar.
4. Providenciar os materiais e rotular o recipiente com nome, número de registro do prontuário, leito, data, hora da coleta e assinatura.	Evitar trocas de exames.
5. Atender imediatamente quando o paciente chamar e encaminhá-lo ao banheiro, fornecendo-lhe a comadre limpa e seca.	

PROCEDIMENTOS	*FUNDAMENTAÇÃO*
6. Orientar o paciente para colher pequena amostra de fezes de cada área (porção inicial, medial e final) com auxílio da espátula, colocar no recipiente e fechá-lo.	
7. Orientar o paciente para lavar as mãos assim que terminar de coletar o material.	Prevenir infecção hospitalar e autoinfestação.
8 Encaminhar ao laboratório com a requisição médica ou conservar na geladeira por 24 horas.	
9. Fazer limpeza/desinfecção do material e guardá-lo.	Prevenir infecção hospitalar.
10. Lavar as mãos.	Prevenir infecção hospitalar e proporcionar autoproteção.
11. Na prescrição de enfermagem, anotar horário, data, características do material (cor, odor, quantidade e consistência) e assinar.	Documentar as ações de enfermagem.

Coleta de Coprocultura

Conceito

É o exame das fezes para pesquisa de microrganismos do trato intestinal.

Material

- Recipiente específico (meio de transporte);
- Cotonete específico estéril;
- Comadre;
- Etiqueta de identificação;
- Luvas de procedimento.

PROCEDIMENTOS	*FUNDAMENTAÇÃO*
1. Verificar a prescrição médica/enfermagem/requisição	Certificar-se do procedimento.
2. Orientar o paciente sobre: a. Finalidade do exame; b. Método para coleta do material; c. Comunicar quando sentir necessidade de evacuar; d. Não urinar na comadre.	Obter colaboração. Evitar alteração do resultado; Evitar alteração do resultado.
3. Lavar as mãos.	Prevenir infecção hospitalar.

PROCEDIMENTOS	*FUNDAMENTAÇÃO*
4. Providenciar os materiais e rotular o frasco com nome, número de registro do prontuário, data, leito e assinatura.	Evitar trocas de materiais.
5. Atender imediatamente quando o paciente chamar e encaminhá-lo ao banheiro fornecendo-lhe a comadre.	
6. Colocar luvas de procedimento.	
7. Colher com o cotonete específico estéril a porção média das fezes que não tenha entrado em contato com a comadre.	Evitar o crescimento de microrganismos não presentes nas fezes.
8. Colocar a extremidade do cotonete com fezes no recipiente específico (meio de transporte), quebrando e desprezando a extremidade que ficou em contato com os dedos. Fechar o recipiente.	
9. Encaminhar imediatamente, ou em até uma hora após a coleta, o recipiente ao laboratório, juntamente com a requisição médica.	
10. Fazer limpeza/desinfecção do material e guardá-lo.	
11 Lavar as mãos.	Prevenir infecção hospitalar e proporcionar autoproteção.
12 Na prescrição de enfermagem, anotar horário, material colhido, características do material (cor, quantidade, odor e consistência) e assinar.	Documentar as ações de enfermagem.

Cuidados Importantes

1. A solução do meio de transporte deve ser de coloração vermelho-brilhante. Se houver turvação ou mudança de cor não deve ser utilizada.
2. A solução do meio de transporte deve ser guardada na geladeira e tem validade de um mês.
3. Colher fezes recém eliminadas.
4. Não refrigerar e armazenar a amostra coletada.
5. Fazer uso de saco coletor ou coletar o material diretamente da porção de fezes que não entrou em contato direto com a fralda, ou ampola retal, imediatamente após a evacuação (em crianças).
6. Aquecer previamente o meio de transporte com movimento de fricção antes de inocular a amostra de fezes no recipiente.

Coleta de Sangue

Conceito

É a obtenção de uma amostra de sangue para exame laboratorial.

Material

- Seringa;
- Agulha 25 × 8;
- Escalpe G21;
- Garrote;
- Bola de algodão;
- Almotolia com álcool a 70%;
- Frasco específico para cada tipo de exame;
- Recipiente para lixo;
- Etiqueta de identificação;
- Luvas de procedimento;
- Adesivo específico após a punção;
- Se necessário, três lâminas.

PROCEDIMENTOS	*FUNDAMENTAÇÃO*
1. Verificar a prescrição médica/enfermagem/requisição	Certificar-se do procedimento.
2. Verificar a necessidade ou não de jejum, e se faz uso de algum medicamento. Se este for o caso, anotar na requisição.	Evitar alteração do resultado.
3. Orientar o paciente sobre: a. Finalidade do exame; b. Técnica da coleta.	Obter colaboração.
4. Lavar as mãos.	Prevenir infecção hospitalar.
5. Preparar os materiais: a. Identificar os frascos selecionados, conforme a norma da instituição; b. Verificar se as lâminas estão limpas, secas, desengorduradas e íntegras; c. Montar a seringa com agulha de calibre 25 × 8 (21G) ou 25 × 7 (22G).	Obter um bom esfregaço.
6. Dispor o material deixando os recipientes abertos de maneira a facilitar a execução da técnica.	
7. Colocar luvas de procedimento.	

PROCEDIMENTOS	*FUNDAMENTAÇÃO*
8. Garrotear 4 cm acima da fossa cubital para facilitar a visualização e seleção das veias.	
9. Fazer a antissepsia ampla, obedecendo o retorno venoso.	
10. Posicionar o bisel da agulha voltado para cima.	Facilitar a introdução da agulha.
11. Fixar a veia e esticar a pele com auxílio do dedo polegar.	Facilitar a introdução da agulha.
12. Puncionar uma veia calibrosa.	Facilitar a obtenção do volume desejado.
13. Aspirar a quantidade necessária, mantendo o membro garroteado, se o calibre da veia for fino.	
14. Desgarrotear e retirar a agulha fazendo firme compressão local com a mão, sem friccionar, por cerca de um a dois minutos, sem dobrar o braço e em seguida colocar adesivo no local da punção.	Evitar formação de hematoma, sangramento e equimose.
15. Colocar uma gota de sangue na extremidade de duas lâminas, se necessário, e retirar a agulha da seringa antes de distribuir o material nos frascos.	
16. Deixar o sangue escorrer pelas paredes internas dos frascos e fechá-los logo após. Se tiver anticoagulante no frasco, fazer movimentos circulares de maneira delicada.	Evitar hemólise.
17. Fazer esfregaço, se necessário: a. Manter a lâmina sobre uma superfície rígida e firme; b. Posicionar uma lâmina adicional em ângulo de 45° sobre a gota de sangue (Fig. 18.1);	Facilitar a leitura do exame.

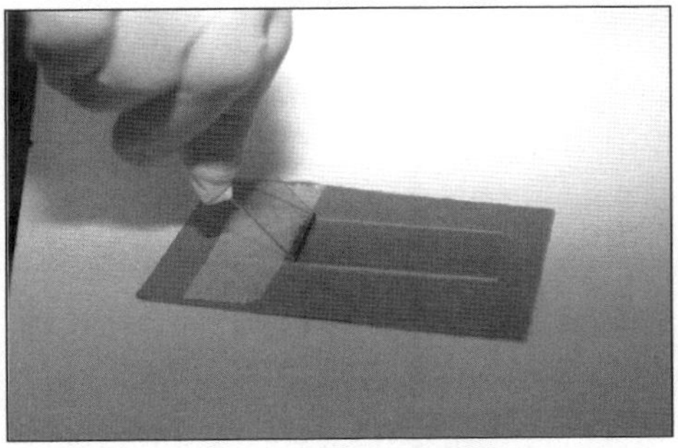

Fig. 18.1

PROCEDIMENTOS	*FUNDAMENTAÇÃO*
c. Após o sangue espalhar-se na extremidade, deslizar a lâmina firmemente, fazendo um esfregaço fino (Figs. 18.2 e 18.3); 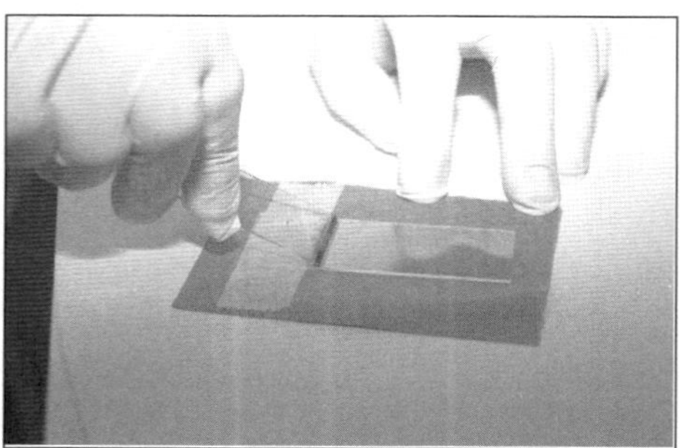 **Fig. 18.2** 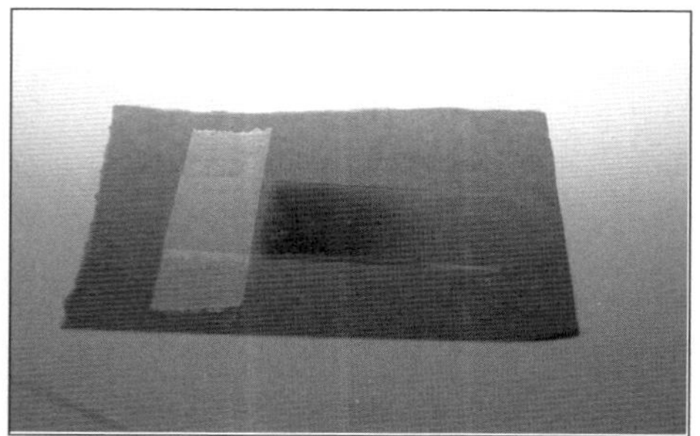 **Fig. 18.3**	
d. Fixar, com fita adesiva, duas lâminas na requisição do exame.	
18. Deixar o paciente confortável e o material em ordem.	
19. Encaminhar ao laboratório juntamente com a requisição do exame.	
20. Fazer limpeza/desinfecção do material e guardá-lo.	Prevenir infecção hospitalar.
21. Lavar as mãos.	Prevenir infecção hospitalar. Proporcionar autoproteção.
22. Na prescrição de enfermagem, anotar horário e tipo de exame e assinar.	Documentar as ações de enfermagem.

Cuidados Importantes

1. Confirmar o período de jejum necessário para cada exame, antes da coleta de sangue.
2. Seguir orientações específicas do laboratório para os diferentes tipos de exame de sangue.

3. Nas veias de calibre fino devem ser utilizadas agulhas 25 x 7 (escalpe – 22G).
4. Evitar dar "*tapinhas*" sobre a veia a ser puncionada pois, além de ser dolorido, poderá lesioná - la. Em pessoas idosas, essa prática aumenta o risco de deslocamento de ateromas (placas de material gorduroso).
5. Na coleta de sangue para verificação de plaquetas, teste de coagulação e cálcio, efetuar preferencialmente a coleta sem garrote, uma vez que o garroteamento por mais de três minutos leva a congestão local e hemoconcentração, o que altera o resultado.
6. Para facilitar a visualização da veia em indivíduos que apresentam difícil acesso venoso podem-se utilizar os seguintes procedimentos: a) fazer aplicação de calor local; b) colocar o membro em nível mais baixo que o coração ou colocar o membro do qual o sangue será coletado em posição inferior ao corpo e solicitar ao paciente que abra e feche a mão (ordenha) para aumentar a congestão venosa. Em seguida, garrotear o membro, facilitando a visualização da veia.

Coleta de Sangue a Vácuo (Sistema *Vacutainer*)

Conceito

É a coleta de sangue a vácuo por meio de um adaptador e de um tubo com vácuo pré-calibrado para obtenção de uma amostra de sangue por aspiração mecânica automática.

Material

- Agulha e ou escalpe específico para sistema *Vacutainer;*
- Adaptador;
- Garrote;
- Bola de algodão;
- Almotolia com álcool a 70%;
- Tubo coletor para cada tipo de exame *(Vacutainer*);
- Recipiente para lixo;
- Etiqueta de identificação;
- Luvas de procedimento;
- Adesivo específico após a punção;
- Se necessário, três lâminas.

PROCEDIMENTO	*FUNDAMENTAÇÃO*
1. Verificar a prescrição médica/enfermagem/requisição.	Certificar-se do procedimento.
2. Verificar a necessidade ou não de jejum, e se o paciente faz uso de algum medicamento. Em caso afirmativo, anotar na requisição do exame.	Evitar alteração do resultado.

PROCEDIMENTOS	*FUNDAMENTAÇÃO*
3. Orientar o paciente a respeito de: a. Finalidade do exame; b. Técnica da coleta.	Obter colaboração.
4. Lavar as mãos.	Prevenir infecção hospitalar.
5. Preparar os materiais: a. Identificar os frascos selecionados, conforme a norma da instituição; b. Verificar se as lâminas estão limpas, secas, desengorduradas e íntegras; c. Colocar a agulha no adaptador.	Obter um bom esfregaço.
6. Colocar luvas de procedimento.	
7. Garrotear 4 cm acima da fossa cubital para facilitar a visualização e seleção das veias.	
8. Fazer a antissepsia ampla, obedecendo o retorno venoso.	
9. Posicionar o bisel da agulha voltado para cima.	Facilitar a introdução da agulha.
10. Fixar a veia e esticar a pele com auxílio do dedo polegar.	Facilitar a introdução da agulha.
11. Puncionar uma veia calibrosa.	
12. Colocar o tubo a vácuo dentro do adaptador. Em seguida, pressioná-lo com o polegar, tendo o cuidado para que a agulha não transfixe a veia (Fig. 18.4). 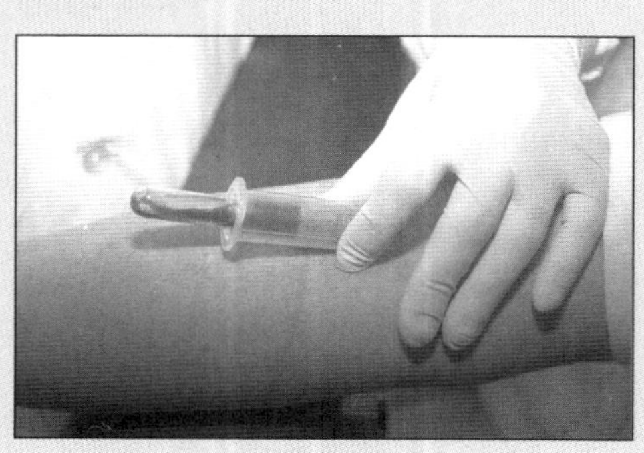 **Fig. 18.4**	
13. Aguardar preenchimento do tubo coletor.	
14. Retirar o tubo do adaptador com os dedos indicador e polegar, segurando firme o adaptador para manter a posição da agulha na veia. Se tiver anticoagulante, homogeneizar delicadamente o sangue contido no tubo.	Facilitar a remoção do tubo. Evitar hemólise.

PROCEDIMENTOS	*FUNDAMENTAÇÃO*
15. Repetir com outro tubo a vácuo se houver mais coleta.	
16. Desgarrotear e retirar a agulha após o término da coleta, fazendo firme compressão no local com a mão, sem friccionar e sem dobrar o braço por um a dois minutos.	Evitar formação de hematoma, sangramento e equimose.
17. Colocar uma gota de sangue na extremidade de duas lâminas, se necessário.	
18. Fazer esfregaço, se necessário: a. Manter a lâmina sobre uma superfície rígida e firme; b. Posicionar uma lâmina adicional em ângulo de 45° sobre a gota de sangue (Fig. 18.1); c. Após o sangue espalhar-se na extremidade, deslizar a lâmina firmemente, fazendo um esfregaço fino (Figs. 18.2 e 18.3); d. Fixar, com fita adesiva, duas lâminas na requisição do exame.	
19. Deixar o paciente confortável e colocar adesivo no local da punção, mantendo o material em ordem.	
20. Encaminhar ao laboratório juntamente com a requisição do exame.	
21. Fazer limpeza/desinfecção do material e guardá-lo.	Prevenir infecção hospitalar.
22. Lavar as mãos.	Prevenir infecção hospitalar. Proporcionar autoproteção.
23. Na prescrição de enfermagem, anotar horário e tipo de exame e assinar.	Documentar as ações de enfermagem.

Cuidados Importantes

1. A posição da mão que está puncionando a veia na coleta de sangue a vácuo, não deverá ser alterada durante o procedimento, para evitar transfixação.
2. Caso o sangue não flua no tubo, girar suavemente o adaptador desfazendo a aderência do bisel da parede da veia. Caso essa medida não dê resultado, a coleta não deverá ser forçada.

Glicemia Capilar

Conceito

É a verificação da quantidade de glicose no sangue por meio de um aparelho específico.

Objetivos

- Detectar a presença de glicose no sangue:
  - Durante o tratamento com glicose hipertônica;
  - Para controle de diabéticos;
  - Em pacientes com insuficiência pancreática.

Quando Fazer

- A frequência da verificação da glicemia capilar deve seguir a recomendação médica.

Material

- Aparelho digital;
- Lanceta;
- Agulha 13 × 0,38;
- Bola de algodão;
- Almotolia com álcool a 70%;
- Luvas de procedimento.

PROCEDIMENTOS	*FUNDAMENTAÇÃO*
1. Verificar a prescrição médica/enfermagem/requisição.	Certificar-se do procedimento.
2. Lavar as mãos.	Prevenir infecção hospitalar.
3. Explicar o procedimento ao paciente.	Obter colaboração e promoção do autocuidado.
4. Observar as condições de higiene da polpa digital.	Prevenir infecção.
5. Calibrar o aparelho.	Garantir o exame.
6. Colocar luvas de procedimento.	Proporcionar autoproteção.
7. Pressionar a polpa digital do paciente até provocar a hiperemia.	Obter quantidade suficiente de sangue.
8. Perfurar a face lateral da polpa digital (de preferência dedo médio e anelar) com agulha lancetador.	Diminuir sensibilidade dolorosa.
9. Comprimir próximo à área perfurada até a formação de gota de sangue suficiente para exame.	
10. Colocar a gota de sangue na fita específica.	

PROCEDIMENTOS	*FUNDAMENTAÇÃO*
11. Pressionar o local perfurado com bola de algodão embebido em álcool.	Provocar a hemostasia.
12. Introduzir a fita no local específico do aparelho.	
13. Aguardar o resultado processado pelo aparelho.	
14. Retirar a fita do aparelho, desprezando-a no recipiente específico.	
15. Limpar/desinfetar e guardar o aparelho.	Prevenir infecção hospitalar.
16. Retirar as luvas e lavar as mãos.	Prevenir infecção hospitalar e proporcionar autoproteção.
17. Na prescrição de enfermagem, anotar horário e resultado obtido e assinar.	Documentar as ações de enfermagem.
18. Comunicar ao funcionário responsável pela medicação se o resultado estiver alterado.	

Cuidados Importantes

1. Evitar repetição de antissepsia com álcool na polpa digital antes de sua perfuração, para evitar ressecamento da pele e possível lesão.
2. Desprezar agulhas lancetadas no recipiente próprio para perfurocortantes.
3. Quando não for possível a monitorização com glicemia capilar, utilizar a avaliação da glicosúria.

Diagrama de Coleta para Exames Laboratoriais

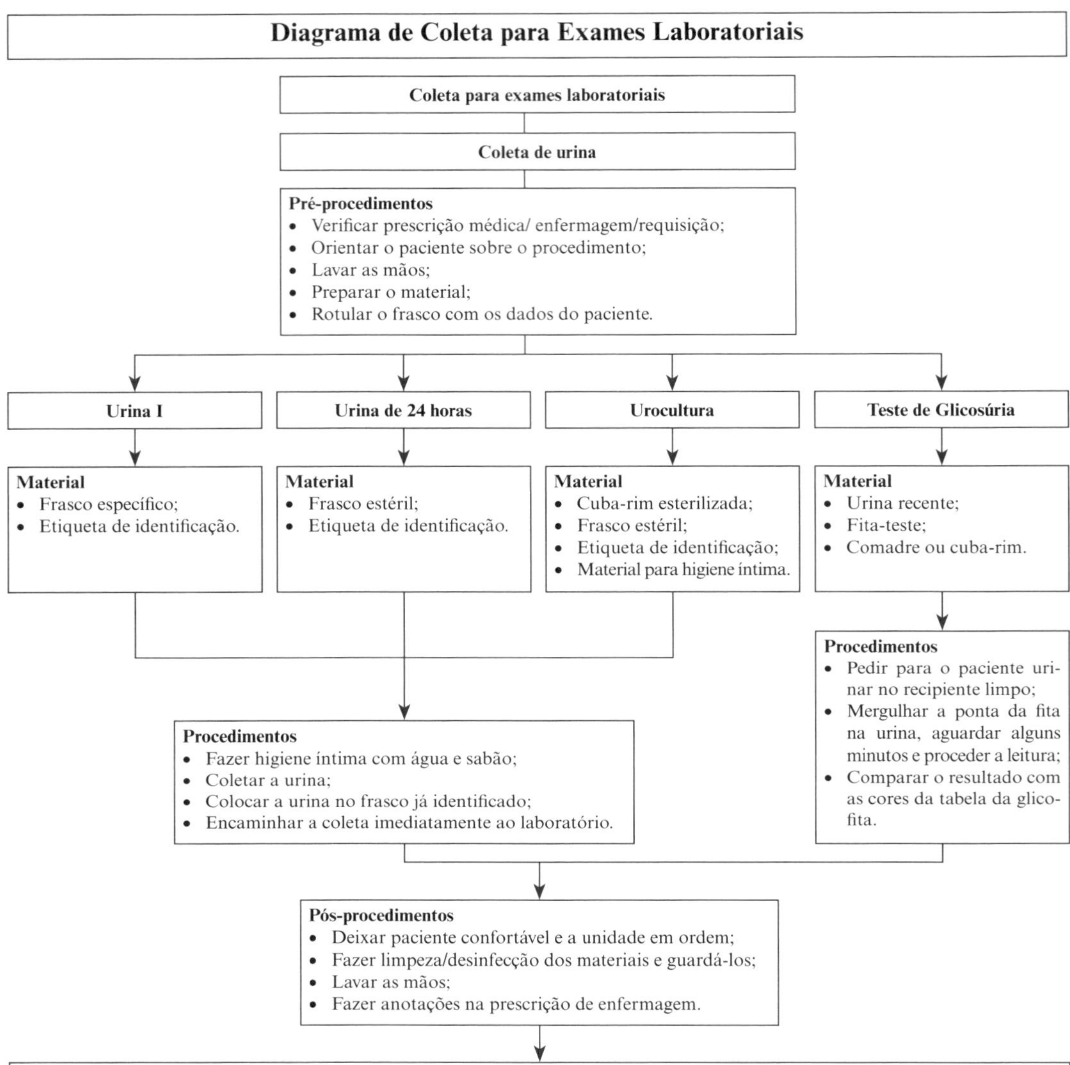

Cuidados importantes

- Fazer a higiene íntima com água e sabão;
- Coletar 15 a 20 mL e no mínimo 5 mL de urina do jato médio sem interrupção na urina I e urocultura respectivamente e encaminhá-la ao laboratório até 30 minutos;
- Na coleta de urina por meio da sonda vesical proceder à desinfecção do local específico e coletá-la com auxílio de seringa e agulha;
- Mulheres com corrimento vaginal abundante ou menstruada, providenciar a colocação de tampão vaginal antes da coleta da amostra;
- Caso a coleta de urocultura se faça em sacos coletores, higienizar o paciente e trocar os sacos coletores a intervalos de 20 minutos;
- No exame de urina de 24 horas deve desprezar primeira micção do dia e iniciar a coleta. Toda urina coletada deve ser mantida sob refrigeração;
- A verificação de glicosúria deve ser feita com urina recente;
- Na glicosúria caso haja dúvida entre um resultado e outro (duas cores na fita), considerar a cor mais forte;
- Em pacientes com sonda vesical, verificar a glicosúria a cada quatro horas e em pacientes com micção espontânea, antes das refeições ou a critério médico;
- Atentar a pacientes que utilizam vitamina C e Ácido Acetilsalicílico e com grande ingestão de líquido que podem ter resultado da glicosúria falseado.

Diagrama de Coleta de Exames Laboratoriais

Coleta para exames laboratoriais de escarro, fezes, sangue

Pré-procedimentos
- Verificar a prescrição médica/enfermagem/requisição;
- Orientar o paciente sobre o procedimento;
- Lavar as mãos;
- Providenciar os materiais e rotular o recipiente com os dados do paciente.

Escarro

Material
- Frasco específico;
- Material para higiene oral;
- Etiqueta de identificação;
- Papel higiênico ou papel toalha.

Procedimentos
- Informar para fazer higiene oral somente com água;
- Orientar o paciente para tossir profundamente e expectorar (escarrar) no recipiente, fechando-o em seguida.

Fezes

Material
- Recipiente específico;
- Espátula;
- Comadre;
- Etiqueta de identificação.

Procedimentos
- Orientar o paciente para colher pequena amostra de fezes de cada área;
- Colocar no recipiente e fechá-lo;
- Orientar o paciente para lavar as mãos.

Sangue

Material
- Seringa;
- Agulha 25 x 8 ou escalpe G21;
- Garrote;
- Bola de algodão;
- Almotolia com álcool a 70%;
- Frasco específico para cada tipo de exame;
- Recipiente para lixo;
- Etiqueta de identificação;
- Luvas de procedimento;
- Adesivo específico após a punção;
- Se necessário, três lâminas;
- Para sistema *Vacutainer* adicionar adaptador, agulha e ou escalpe específico e tubo coletor específico.

Procedimentos
- Garrotear o braço para visualização da veia;
- Puncionar uma veia calibrosa;
- Aspirar a quantidade necessária;
- Desgarrotear e retirar a agulha fazendo firme compressão local. Se tiver anticoagulante no frasco, fazer movimentos circulares de maneira delicada;
- Colocar adesivo no local da punção;
- Descartar agulhas no recipiente próprio.

Pós-procedimentos de: Escarro, Fezes e Sangue
- Deixar o paciente confortável e unidade em ordem;
- Encaminhar o exame ao laboratório;
- Fazer limpeza/desinfecção de material e guardá-lo;
- Lavar as mãos;
- Fazer anotações na prescrição de enfermagem.

Cuidados importantes
- O volume ideal da amostra de escarro é de 5 a 10 mL não salivar;
- Na coprocultura colher fezes recém-eliminadas, coletando a porção média das fezes;
- Antes da coleta de sangue confirmar o período de jejum necessário para cada exame;
- Na coleta de sangue para verificação de plaquetas, teste de coagulação e cálcio, coletar o sangue preferencialmente sem o garrote, pois, o garroteamento por mais de três minutos altera o resultado.
- Na coleta de sangue evitar dar "tapinhas" no local da punção, principalmente em pessoas idosas;
- Na coleta de sangue a vácuo, a posição da mão que está puncionando a veia não deverá ser alterada durante o procedimento;
- Deixar o sangue escorrer pela parede interna do frasco;
- Na verificação de glicemia capilar providenciar os seguintes materiais: aparelho digital; lanceta; agulha 13 x 0,38; bola de algodão; almotolia com álcool a 70% e luvas de procedimento;
- Ao verificar a glicemia capilar deve perfurar levemente a face lateral da polpa digital, colocar a gota de sangue na fita específica, aguardar o resultado e anotar o valor obtido. Caso o resultado estiver alterado comunicar o funcionário responsável pela medicação.

capítulo 19

OXIGENOTERAPIA

Conceito

É o tratamento realizado por meio de administração de oxigênio para aumentar a concentração e distribuição no ar inspirado.

Objetivo

- Aliviar a dificuldade respiratória;
- Combater a anóxia e a hipóxia.

Método de Administração

O método escolhido depende da concentração de oxigênio de que o paciente necessita, do material disponível e da assistência ventilatória exigida. Os disponíveis são:

1. Cateter nasal ou óculos.
2. Cateter orofaríngeo.
3. Máscaras faciais.

Cateter Nasal ou Óculos

Conceito

Consiste na introdução de um cateter nas narinas, composto de duas hastes ocas de 1 cm cada, em formato de óculos, as quais se adaptam à face. É utilizado quando o paciente necessita de baixa a média concentração de oxigênio. Método relativamente simples, que permite ao paciente mover-se no leito, conversar, tossir e alimentar-se sem interrupção do fluxo de oxigênio. O fluxo de oxigênio não deve exceder 6 a 8 litros por minuto, para evitar deglutição de ar, o que poderia provocar irritação e ressecamento da mucosa nasal e faríngea.

Material

- Torpedo/cilindro ou outras fontes de oxigênio;
- Manômetro com válvula redutora;
- Fluxômetro;

- Cateter nasal;
- Umidificador com água esterilizada (no máximo 2/3 de sua capacidade);
- Prolongamento para umidificador;
- Esparadrapo;
- Gaze;
- Cotonete;
- Oxímetro de pulso
- Recipiente para lixo;
- Se necessário: esparadrapo antialérgico e bola de algodão embebido em álcool a 70%.

PROCEDIMENTOS	*FUNDAMENTAÇÃO*
1. Verificar a prescrição médica/enfermagem.	Certificar-se do procedimento.
2. Explicar ao paciente sobre o procedimento.	Obter colaboração.
3. Lavar as mãos.	Prevenir infecção hospitalar.
4. Fazer a limpeza das narinas com o cotonete.	Otimizar o aproveitamento de oxigênio.
5. Preparar o material: a. Adaptar o prolongamento ao umidificador. b. Verificar se há presença de vazamento de oxigênio em todo o sistema, ligando o oxigênio e comprimindo a extremidade distal do prolongamento por alguns segundos; caso não apresente o vazamento, o prolongamento dilatará e fará um ruído característico. c. Adaptar cateter nasal ou óculos no prolongamento, mantendo-o protegida na embalagem.	Garantir a administração da dose correta.
6. Introduzir delicadamente as duas hastes do cateter nas narinas.	
7. Colocar a armação do cateter no pavilhão auricular (Fig. 19.1). **Fig. 19.1** Fonte: Nettina (1998, p. 155).	

PROCEDIMENTOS	*FUNDAMENTAÇÃO*
8. Ligar o oxigênio, graduando-o conforme a prescrição médica.	
9. Mensurar oximetria de pulso.	Garantir a administração da dose correta de oxigênio.
10. Avaliar a reação do paciente.	
11. Colocar o paciente em posição confortável e a unidade em ordem.	
12. Proceder à limpeza/desinfecção e guardar os materiais.	
13. Lavar as mãos.	Evitar infecção hospitalar. Proporcionar autoproteção.
14. Na prescrição de enfermagem anotar: horário, quantidade de oxigênio, reação do paciente e assinar.	Documentar as ações de enfermagem.

Cateter Orofaríngeo

Conceito

Consiste na introdução de um cateter, do nariz até a orofaringe para administração de oxigênio.

Material

Idêntico ao do cateter nasal, acrescido de:

- Cateter orofaríngeo de número apropriado (geralmente sonda traqueal nº 6, nº 8 ou nº 10 no adulto);
- Água destilada ou anestésico local tópico.

PROCEDIMENTOS	*FUNDAMENTAÇÃO*
1. Verificar a prescrição médica/enfermagem.	Certificar-se do procedimento.
2. Explicar ao paciente sobre o procedimento.	Obter colaboração.
3. Lavar as mãos.	Prevenir infecção hospitalar.
4. Fazer a limpeza/desinfecção das narinas com o cotonete.	Otimizar o aproveitamento de oxigênio.

PROCEDIMENTOS	*FUNDAMENTAÇÃO*
5. Preparar o material: a. Adaptar o prolongamento ao umidificador. b. Verificar se há presença de vazamento de oxigênio em todo o sistema, ligando o oxigênio e comprimindo a extremidade distal de prolongamento por alguns segundos; caso não apresente vazamento, o prolongamento dilatará e fará um ruído característico. c. Adaptar a sonda traqueal no prolongamento, mantendo-a protegida na embalagem. d. Cortar duas tiras de esparadrapo: uma para demarcar o comprimento da sonda e outra para fixá-la.	Garantir a administração de dose correta.
6. Remover a oleosidade da pele no local da fixação usando bola de algodão embebido em álcool a 70%.	Facilitar a aderência do esparadrapo.
7. Determinar o comprimento do cateter a ser introduzido: segurá-lo com a gaze e medir a distância da ponta do nariz ao lóbulo ou trago da orelha. Demarcar com o esparadrapo (Figs. 19.2 e 19.3).	Permitir o maior aproveitamento do oxigênio.

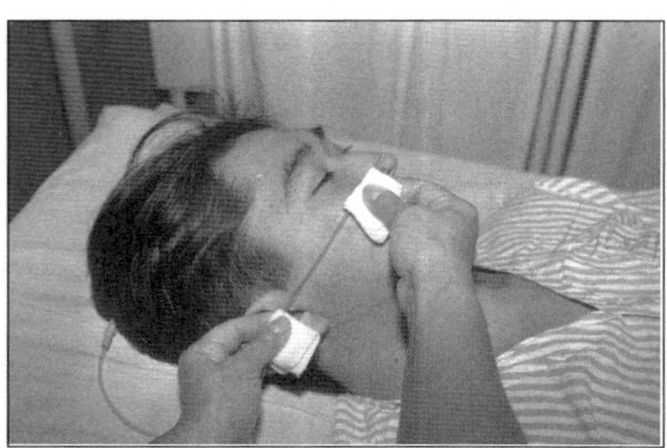

Fig. 19.2

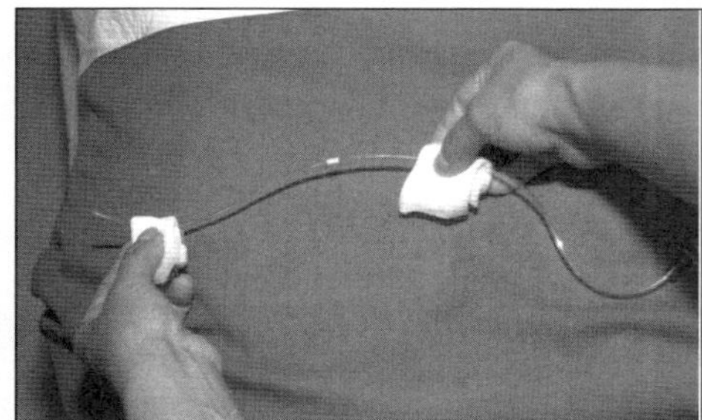

Fig. 19.3

8. Lubrificar a ponta do cateter com água destilada ou anestésico local tópico.	Diminuir o desconforto. Facilitar a introdução.
9. Ligar o oxigênio em um fluxo em torno de 2 litros.	Diminuir o desconforto.

PROCEDIMENTOS	*FUNDAMENTAÇÃO*
10. Introduzir o cateter suavemente até a medida marcada (Figs. 19.4 e 19.5).	Evitar o traumatismo.

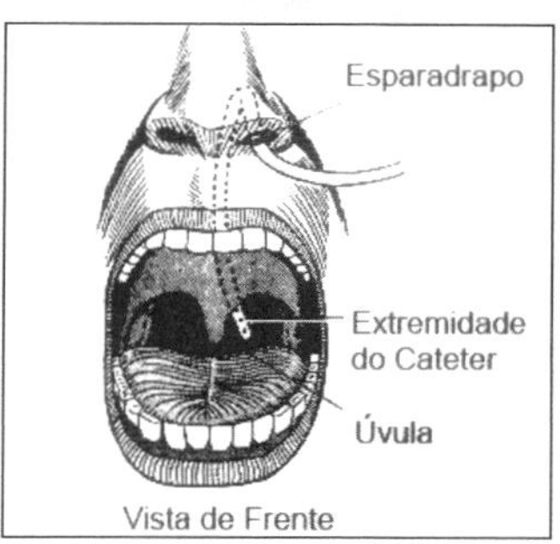

Fig. 19.4

Fonte: Dugas (1988, p. 282).

Fig. 19.5

Fonte: Dugas (1988, p. 282).

11. Avaliar a reação do paciente (havendo movimentos de deglutição, tracionar o cateter alguns centímetros até a abolição dos mesmos).	Certificar-se da localização correta.
12. Fixar o cateter com esparadrapo.	
13. Graduar o fluxômetro conforme a prescrição médica.	
14. Mensurar oximetria de pulso.	Garantir a administração da dose correta de oxigênio.
15. Colocar o paciente em posição confortável e deixar a unidade em ordem.	
16. Proceder à limpeza/desinfecção e guardar os materiais.	
17. Lavar as mãos.	Evitar infecção hospitalar. Proporcionar autoproteção.
18. Na prescrição de enfermagem anotar: horário, quantidade de oxigênio, reação do paciente e assinar.	Documentar as ações de enfermagem.

Cuidados Importantes

1. O oxigênio, por ser uma substância química, deve ser administrado com cuidado e os efeitos avaliados, através de oximetria de pulso contínua ou intermitente e por amostras de gasometria. Seguir rigorosamente a prescrição médica quanto a tempo e à quantidade de oxigênio por minuto, pois o tempo prolongado e altas concentrações podem ocasionar complicações respiratórias e oculares.
2. Explicar ao paciente os benefícios da oxigenoterapia para tranquilizá-lo, pois muitos acreditam que o oxigênio é usado como último recurso e podem ficar agitados com esta terapia.

3. Nunca deve administrar oxigênio sem umidificação, pois a falta de umidade, mesmo por alguns minutos, destrói os cílios dos epitélios respiratórios, que atuam no processo da limpeza do ar evitando assim lesões no trato respiratório.
4. Trocar o cateter a cada oito horas e sempre que necessário devido à possibilidade de obstrução e mudar o local de fixação.
5. Orientar o paciente para evitar bebida alcoólica, bem como qualquer outro sedativo, enquanto estiver usando oxigênio. Sedativos podem deprimir sua respiração.
6. Observar a presença de vazamento de oxigênio em todo o sistema.
7. Observar sinais e sintomas de deficiência de oxigênio, tais como: confusão, desorientação, hipertensão, taquicardia, dor precordial, cefaléia, vertigem, dispnéia, agitação, ansiedade, delírio, bradicardia, convulsão e cianose. Na vigência de alguns desses sinais, comunicar imediatamente o enfermeiro.
8. Utilizar somente lubrificantes hidrossolúveis no cateter, pois estes são absorvidos pela mucosa respiratória, evitando danificação da mesma.
9. Ao utilizar benzina para remover a oleosidade da pele, certificar-se de que o paciente não é alérgico e também ter o cuidado de não embeber a gaze em demasia para evitar que escorra nos olhos.
10. Não utilize lubrificantes oleosos para rachaduras dos lábios ou irritação nas narinas. Nunca use cremes ou pomadas, pelo perigo de combustão quando em contato com o oxigênio.
11. Na prescrição de enfermagem, anotar o horário da suspensão do tratamento.
12. O oxigênio compõe 20,93% do ar normal. É um gás incolor, inodoro e mais pesado que o ar, portanto quando for administrá-lo no método de tenda, evite abertura na parte inferior da tenda.
13. Leia sempre o manual dos equipamentos antes de manuseá-los.
14. Ao utilizar o torpedo/cilindro de oxigênio, observar os seguintes cuidados:
    a. Proibir o uso de fumo próximo;
    b. Não utilizar: benzina, éter, álcool, plástico, fio elétrico e outros, próximo ao oxigênio, por este ser uma substância comburente;
    c. Transportar em carrinho apropriado, evitando arrastar o torpedo/cilindro, pois o atrito leva ao aumento da pressão interna do cilindro levando a explosão;
    d. Abrir lentamente a válvula de torpedo/cilindro com as mãos, sem o auxílio da chave inglesa, posicionando-se atrás do manômetro, para evitar acidentes, pois a pressão do oxigênio que poderá lançá-lo longe, caso o manômetro não esteja bem adaptado.
    e. Evitar quedas, porque aumenta a pressão interna do cilindro levando a explosão;
    f. Evitar o uso de graxa na porca ao adaptar o manômetro, pois o oxigênio sai do cilindro em grande pressão e a graxa em contato com o mesmo pode tornar-se inflamável;
    g. Ao mobilizar torpedo/cilindro nunca segurar somente pelo manômetro com válvula redutora, pois pode danificar ou desconectar do torpedo/cilindro e causar acidentes;
    h. Verifique sempre a pressão do gás existente no torpedo/cilindro através do manômetro e solicite sua reposição quando a pressão estiver baixa.
15. Todo o conjunto de oxigenoterapia utilizado deve ser substituído com o limpo e termodesinfectado ou conforme a rotina de cada instituição.

Máscaras de Oxigênio

As máscaras de oxigênio apresentam diversos formatos e cada uma tem diferentes propósitos.

Material

- Máscara simples;
- Máscaras de reinalação parcial;
- Máscaras sem reinalação;
- Máscara de Venturi;
- Máscaras de CPAP nasal, facial ou facial completa e circuito do paciente (válvula expiratória);
- Aparelho de CPAP (respirador ou gerador de fluxo);
- Seringa de 20 mL;
- Fonte de oxigênio;
- Fluxômetro de oxigênio;
- Umidificador de oxigênio;
- Água destilada estéril, frasco de 500 mL;
- Oxímetro de pulso.

Máscaras Simples

São máscaras sem reservatório de oxigênio com orifícios de entrada e saídas, utilizadas por pacientes que necessitam de baixas a moderadas concentrações de oxigênio.

Cuidados Importantes

- Verificar se o umidificador está preenchido com água estéril até o nível indicado;
- Regular a concentração de oxigênio desejada;
- Ajustar a velocidade do fluxo até a produção da névoa desejada (geralmente de 10 a 12 L/min.);
- Mensurar oximetria de pulso, para garantir a administração da dose correta de oxigênio.
- Colocar a máscara no rosto do paciente e ajustar as fixações;
- Avaliar o paciente quanto ao estado mental, sudorese, alteração na pressão arterial e aumento da frequência cardíaca e respiratória;
- Verificar periodicamente o estado do paciente e o funcionamento do equipamento.

Máscaras de Reinalação Parcial

A máscara de reinalação parcial é com reservatório de oxigênio, possuem aberturas laterais que permitem a mistura do ar atmosférico com o oxigênio. São máscaras indicadas a pacientes que necessitam de moderadas a altas concentrações de oxigênio (40% a 60%), pois fornecem 100% de concentração; no entanto, a concentração fornecida varia de acordo com a respiração do paciente (Fig. 19.6). Para obter uma concentração maior de oxigênio, há necessidade de ajuste da máscara na face, porém pode causar desconforto ao paciente.

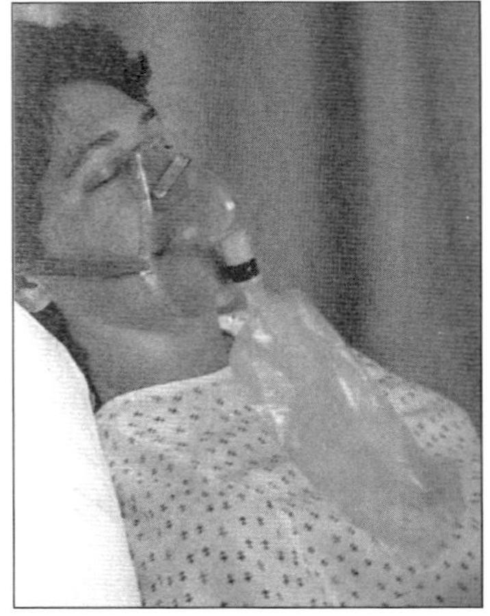

Fig. 19.6
Fonte: Brunner e Suddarth (2002, p. 477).

Máscaras sem Reinalação

A máscara sem reinalação é com reservatório de oxigênio possuindo uma válvula de sentido único que impede o ar expirado de entrar na bolsa. São máscaras indicadas para os pacientes que necessitam de altas concentrações de oxigênio (70% a 90% de oxigênio) (Fig. 19.7). Para obter uma concentração maior de oxigênio, há necessidade de ajuste mais compressiva da máscara na face, que dificulta sua manutenção pelo desconforto que causa no paciente.

Cuidados Importantes

1. Ajustar o fluxômetro em 6 a 10 L/min após a passagem do oxigênio à bolsa reservatória, de modo que a bolsa reinalatória não colabe durante o ciclo respiratório, mesmo na inspiração profunda. Com este procedimento espera-se obter uma concentração de oxigênio inspirado de 60 a 90%.
2. Remover periodicamente a máscara para higienização, se não houver contraindicação, com o propósito de reduzir a umidade excessiva da pele ao redor da máscara e para massagem que estimule a circulação e alivie a pressão local.
3. Verificar se a bolsa na máscara com reinalação parcial não colabe durante a inspiração para evitar a entrada de mais ar inspirado no reservatório e a consequente inalação elevada de concentrações de gás carbônico (CO_2) pelo paciente.
4. Verificar se as bolsas nas máscaras de reinalação parcial ou sem reinalação mantêm-se infladas tanto na inspiração quanto na expiração.
5. Monitorar o funcionamento da máscara sem reinalação, certificando-se de que os orifícios laterais não fiquem bloqueados para evitar sufocação do paciente pela incapacidade de expiração.
6. Mensurar oximetria de pulso, para garantir a administração da dose correta de oxigênio.
7. Observar com frequência a alteração do estado do paciente, o funcionamento do equipamento e o nível da água no umidificador.
8. Anotar a velocidade do fluxo e a intolerância do paciente ao tratamento, que pode ser representada por alterações mentais, na pressão arterial, na frequência circulatória, na frequência respiratória, ou ainda, presença de sudorese.

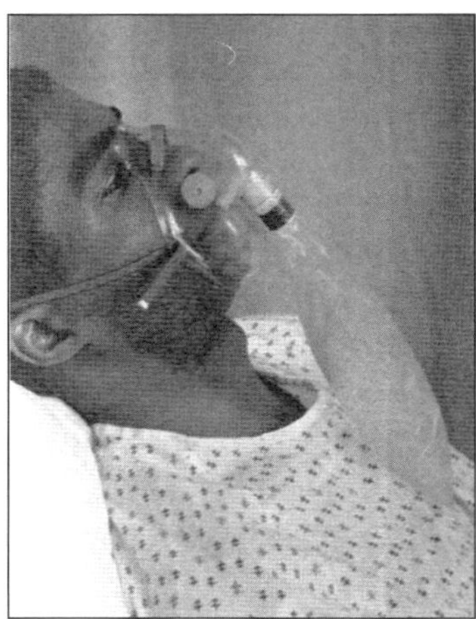

Fig. 19.7
Fonte: Brunner e Suddarth (2002, p. 477).

Máscaras de Venturi

São máscaras indicadas quando o paciente necessita de alto fluxo de ar com enriquecimento controlado do oxigênio. É o método de administração de oxigênio mais confiável e preciso, indicado para pacientes com diagnóstico de Doença Pulmonar Obstrutiva Crônica (DPOC). O aparelho possui um dispositivo que mistura ar e oxigênio e ainda favorece a manutenção constante da concentração de oxigênio. Além disso, possibilitam baixos níveis de oxigênio suplementar, o que evita o risco de supressão do reflexo da hipóxia, caracterizada por queda da frequência respiratória, alteração da função mental e aumento da pressão de gás carbônico (CO_2) (Fig.19.8).

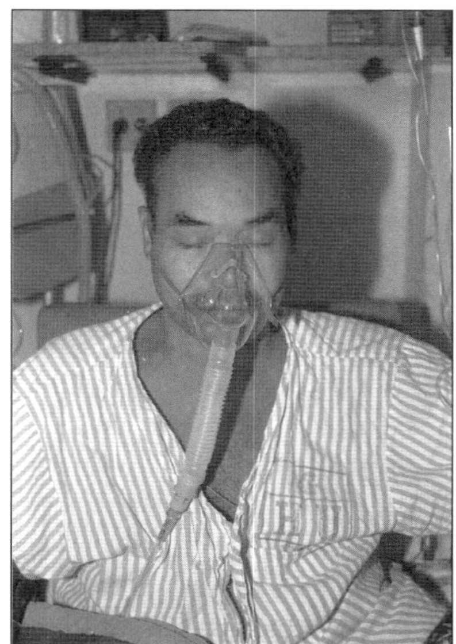

Fig. 19.8

CPAP (*Continuous Positive Airway Pressure*) (Fig. 19.9)

Consiste no uso de pressão positiva aplicada às vias aéreas, por meio de máscara nasal ou facial para diminuir o trabalho inspiratório e expiratório, proporcionando maior estabilidade alveolar, eficiência diafragmática, evitando assim a estafa muscular e melhorando as trocas gasosas. Possui um mecanismo intrínseco que retira ar do meio ambiente, filtra-o e o envia ao paciente por meio de um tubo flexível. O ar é enviado para as vias aéreas, por meio de máscaras, sob pressão preestabelecida para cada paciente. O limite de pressão do aparelho é estabelecido pelo médico.

É indicado na profilaxia da insuficiência respiratória aguda, na hipoxemia (PaO_2 abaixo de 60 mmHg), na dispneia, no *shunt* direito e esquerdo, na hipoventilação alveolar e no colapso alveolar.

O paciente que será submetido ao tratamento com este suporte ventilatório deve estar com bom nível de consciência, estabilidade hemodinâmica e normocapnia; não apresentar arritmias ou isquemia cardíaca, sangramento respiratório ou digestivo, lesão facial e hipocapnia. É contraindicado no enfisema pulmonar avançado, na hipovolemia, na hipotensão arterial, no pneumotórax não drenado, na cardiopatia severa e na insuficiência renal.

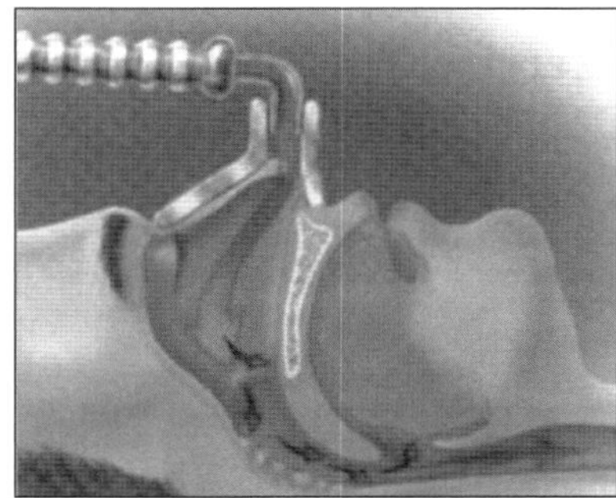

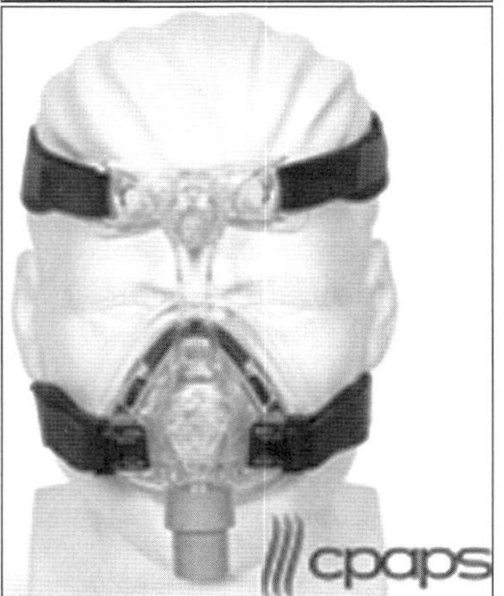

Fig. 19.9: Mascaras de CPAPS.
Fonte: www.globalmed.combr.

Cuidados Importantes

1. Observar nível de consciência do paciente e orientar sobre o método ventilatória.

2. Ajustar a máscara de modo que evite a dispersão do fluxo de oxigênio sem lesar a área de compressão. Verificar frequentemente sinais de lesão da pele desta área, principalmente a região nasal e o ressecamento das vias aéreas, qualquer alteração, iniciar o cuidado específico e adequado.
3. Abrir o oxigênio, ajustando o fluxo prescrito indicado no dispositivo da máscara. Em seguida, verificar se o oxigênio está fluindo pelos orifícios de ventilação.
4. Efetuar oximetria de pulso, para garantir a administração da dose correta de oxigênio.
5. Garantir que os orifícios de entrada de ar da máscara não estão obstruídos pela roupa de cama do paciente. Isso propicia um funcionamento correto do aparelho, o qual depende da mistura adequada de oxigênio.
6. Anotar o fluxo de oxigênio, observando a tolerância do paciente ao tratamento, pois o oxigênio pode deprimir o estímulo hipóxico. Qualquer alteração no quadro clínico comunicar o médico responsável.
7. Avaliar as condições clínicas do paciente, antes da realização de cuidados como: higiene, alimentação e outros cuidados.
8. Para facilitar o tratamento com CPAP o paciente deve ser orientado quanto: a higienização dos filtros que é fundamental para respirar um ar limpo; ao manuseio adequado e utilização correta para uma boa conservação do equipamento.

Inalação

Conceito

É a aspiração de certos gases ou líquidos pulverizados por via respiratória.

Tipos

- Seca: substância volátil;
- Úmida: quente – a vapor;
- Fria – nebulização.

Nebulização

Conceito

É a introdução de medicamentos – transformados em pequenas partículas voláteis – através do trato respiratório por um aparelho chamado nebulizador. Pode ser realizada por meio de ar comprimido ou oxigênio.

Objetivo

- Facilitar a respiração e a eliminação da secreção brônquica.
- Fluidificar as secreções brônquicas.

Material

- Nebulizador;
- Solução prescrita.

PROCEDIMENTOS	*FUNDAMENTAÇÃO*
1. Verificar a prescrição médica/enfermagem.	Certificar-se do procedimento.
2. Lavar as mãos.	Prevenir infecção hospitalar.
3. Colocar a solução prescrita no nebulizador.	
4. Posicionar o paciente de maneira confortável, de preferência em *Fowler* ou sentado.	Facilitar a penetração das partículas voláteis nas vias aéreas.
5. Orientar o paciente para manter a máscara junto à face, inspirar pelo nariz e expirar pela boca.	Evitar a dispersão das partículas voláteis.
6. Graduar o fluxômetro até visualizar a saída de névoa (no máximo 5 litros por minuto).	
7. Manter a nebulização por 15 a 20 minutos.	
8. Deixar o paciente confortável.	
9. Fazer a desinfecção do nebulizador conforme a rotina.	
10. Lavar as mãos.	Evitar infecção hospitalar. Proporcionar autoproteção.
11. Checar o horário na prescrição de enfermagem e assinar.	Documentar as ações de enfermagem.

Cuidados Importantes

1. Ao fechar a válvula do fluxômetro, observar se não há vazamento.
2. Estimular a expectoração e anotar a quantidade e características.
3. Nos pacientes traqueostomizados, adaptar o nebulizador próximo à traqueostomia.
4. Na nebulização contínua, manter a água esterilizada do frasco em níveis adequados.
5. Utilizar oxigênio somente quando não houver ar comprimido disponível ou quando houver prescrição médica para tal uso.
6. Na limpeza e desinfecção dos materiais de inaloterapia e oxigenoterapia é importante o emprego de ação mecânica com soluções adequadas pois aumentam a eficiência da limpeza, contribuindo efetivamente para controle das infecções hospitalares e de doenças transmissíveis de alta prevalência no país (tuberculose, hepatite B).
7. Colocar os materiais (inalação; máscaras de nebulização e de alto fluxo), na solução de água e sabão, após encaminhar ao centro de material para termodesinfecção. A máscara de CPAP é encaminhada para esterilização em óxido de etileno, pois alta temperatura danifica o silicone, deformando toda a máscara.

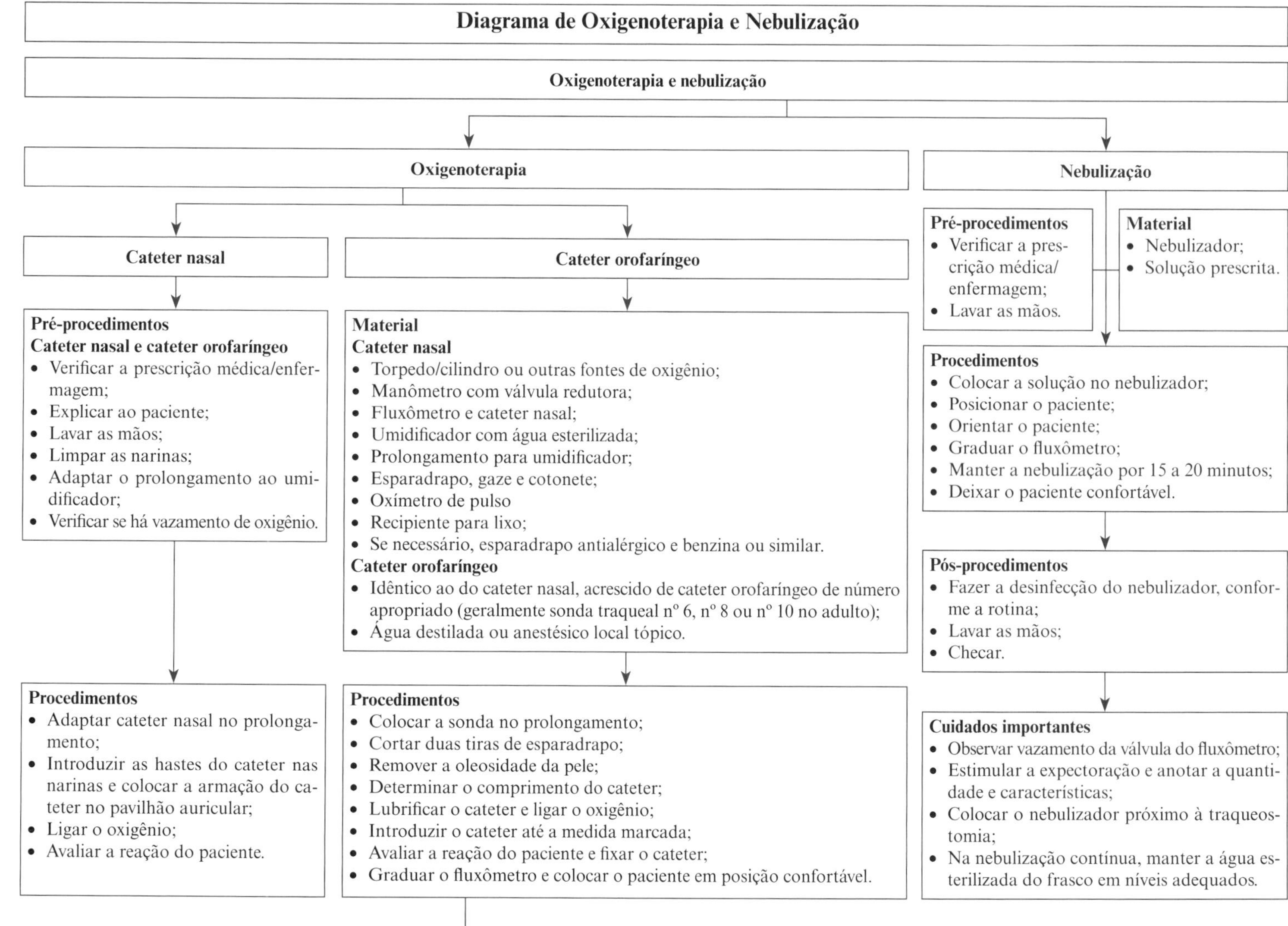
Diagrama de Oxigenoterapia e Nebulização
Oxigenoterapia e nebulização
Oxigenoterapia
Nebulização
Cateter nasal
Cateter orofaríngeo
Pré-procedimentos
Cateter nasal e cateter orofaríngeo
• Verificar a prescrição médica/enfermagem;
• Explicar ao paciente;
• Lavar as mãos;
• Limpar as narinas;
• Adaptar o prolongamento ao umidificador;
• Verificar se há vazamento de oxigênio.
Material
Cateter nasal
• Torpedo/cilindro ou outras fontes de oxigênio;
• Manômetro com válvula redutora;
• Fluxômetro e cateter nasal;
• Umidificador com água esterilizada;
• Prolongamento para umidificador;
• Esparadrapo, gaze e cotonete;
• Oxímetro de pulso
• Recipiente para lixo;
• Se necessário, esparadrapo antialérgico e benzina ou similar.
Cateter orofaríngeo
• Idêntico ao do cateter nasal, acrescido de cateter orofaríngeo de número apropriado (geralmente sonda traqueal nº 6, nº 8 ou nº 10 no adulto);
• Água destilada ou anestésico local tópico.
Procedimentos
• Adaptar cateter nasal no prolongamento;
• Introduzir as hastes do cateter nas narinas e colocar a armação do cateter no pavilhão auricular;
• Ligar o oxigênio;
• Avaliar a reação do paciente.
Procedimentos
• Colocar a sonda no prolongamento;
• Cortar duas tiras de esparadrapo;
• Remover a oleosidade da pele;
• Determinar o comprimento do cateter;
• Lubrificar o cateter e ligar o oxigênio;
• Introduzir o cateter até a medida marcada;
• Avaliar a reação do paciente e fixar o cateter;
• Graduar o fluxômetro e colocar o paciente em posição confortável.
Pré-procedimentos
• Verificar a prescrição médica/enfermagem;
• Lavar as mãos.
Material
• Nebulizador;
• Solução prescrita.
Procedimentos
• Colocar a solução no nebulizador;
• Posicionar o paciente;
• Orientar o paciente;
• Graduar o fluxômetro;
• Manter a nebulização por 15 a 20 minutos;
• Deixar o paciente confortável.
Pós-procedimentos
• Fazer a desinfecção do nebulizador, conforme a rotina;
• Lavar as mãos;
• Checar.
Cuidados importantes
• Observar vazamento da válvula do fluxômetro;
• Estimular a expectoração e anotar a quantidade e características;
• Colocar o nebulizador próximo à traqueostomia;
• Na nebulização contínua, manter a água esterilizada do frasco em níveis adequados.

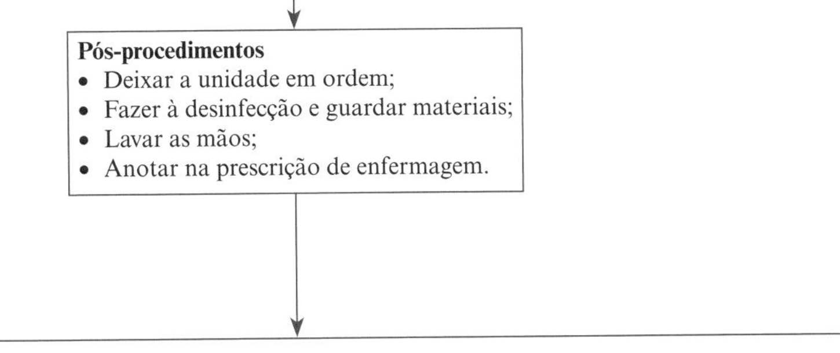

Pós-procedimentos
- Deixar a unidade em ordem;
- Fazer à desinfecção e guardar materiais;
- Lavar as mãos;
- Anotar na prescrição de enfermagem.

Cuidados importantes
- Administrar o oxigênio com cuidado e os efeitos avaliados, através de oximetria de pulso e por amostras de gasometria;
- Seguir rigorosamente a prescrição médica;
- Explicar ao paciente os benefícios da oxigenoterapia e os cuidados relacionados ou específicos;
- Ligar o oxigênio sempre com umidificação e trocar o cateter;
- Observar o vazamento de oxigênio em todo o sistema;
- Observar sinais e sintomas de deficiência de oxigênio;
- Utilizar somente lubrificantes hidrossolúveis no cateter;
- Sendo oxigênio uma combustão não utilizar substâncias e materiais inflamáveis;
- Seguir os cuidados recomendados no manual dos equipamentos de oxigênio.

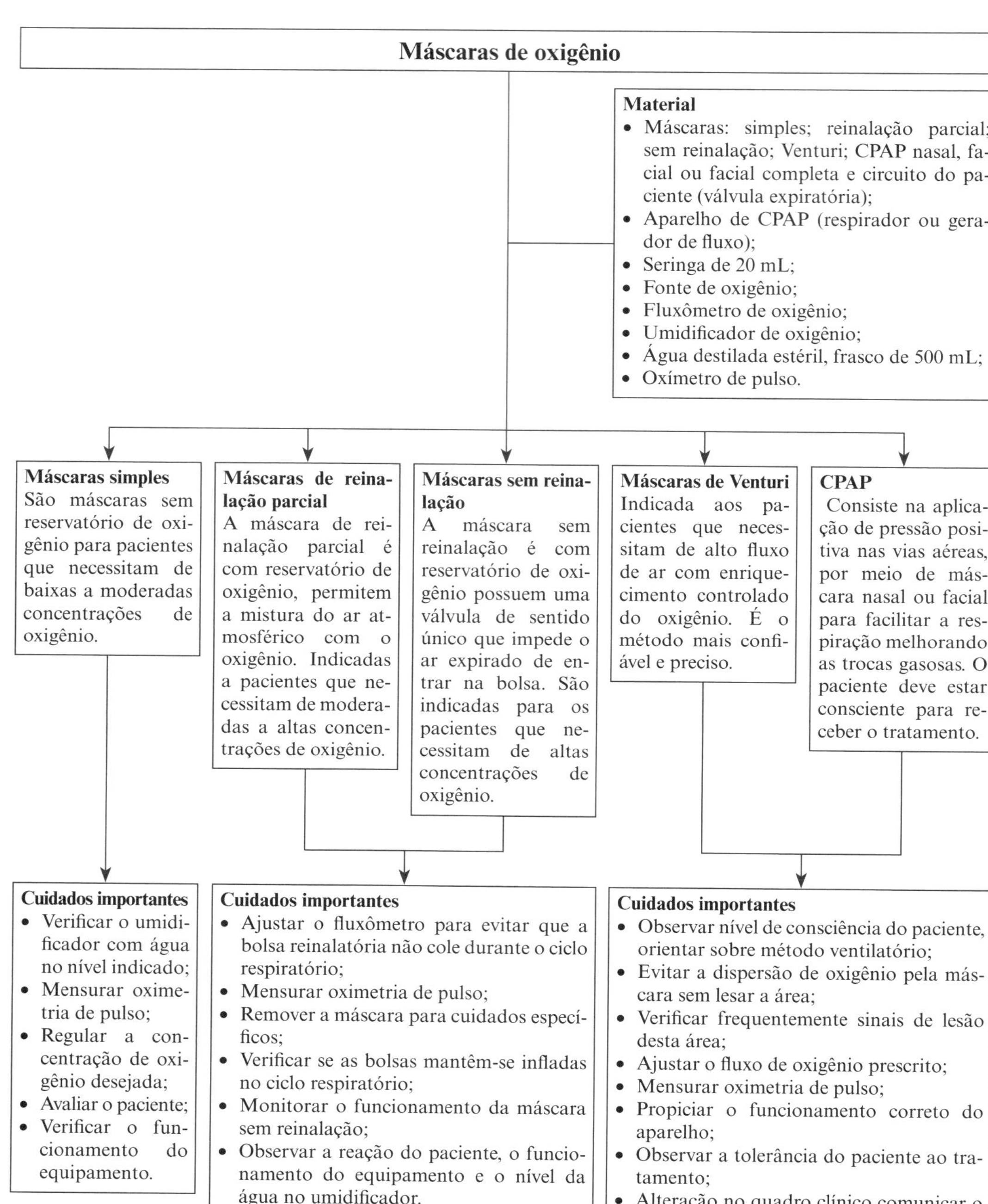

Máscaras de oxigênio

Material

- Máscaras: simples; reinalação parcial; sem reinalação; Venturi; CPAP nasal, facial ou facial completa e circuito do paciente (válvula expiratória);
- Aparelho de CPAP (respirador ou gerador de fluxo);
- Seringa de 20 mL;
- Fonte de oxigênio;
- Fluxômetro de oxigênio;
- Umidificador de oxigênio;
- Água destilada estéril, frasco de 500 mL;
- Oxímetro de pulso.

Máscaras simples
São máscaras sem reservatório de oxigênio para pacientes que necessitam de baixas a moderadas concentrações de oxigênio.

Máscaras de reinalação parcial
A máscara de reinalação parcial é com reservatório de oxigênio, permitem a mistura do ar atmosférico com o oxigênio. Indicadas a pacientes que necessitam de moderadas a altas concentrações de oxigênio.

Máscaras sem reinalação
A máscara sem reinalação é com reservatório de oxigênio possuem uma válvula de sentido único que impede o ar expirado de entrar na bolsa. São indicadas para os pacientes que necessitam de altas concentrações de oxigênio.

Máscaras de Venturi
Indicada aos pacientes que necessitam de alto fluxo de ar com enriquecimento controlado do oxigênio. É o método mais confiável e preciso.

CPAP
Consiste na aplicação de pressão positiva nas vias aéreas, por meio de máscara nasal ou facial para facilitar a respiração melhorando as trocas gasosas. O paciente deve estar consciente para receber o tratamento.

Cuidados importantes (Máscaras simples)

- Verificar o umidificador com água no nível indicado;
- Mensurar oximetria de pulso;
- Regular a concentração de oxigênio desejada;
- Avaliar o paciente;
- Verificar o funcionamento do equipamento.

Cuidados importantes (Máscaras de reinalação parcial e sem reinalação)

- Ajustar o fluxômetro para evitar que a bolsa reinalatória não cole durante o ciclo respiratório;
- Mensurar oximetria de pulso;
- Remover a máscara para cuidados específicos;
- Verificar se as bolsas mantêm-se infladas no ciclo respiratório;
- Monitorar o funcionamento da máscara sem reinalação;
- Observar a reação do paciente, o funcionamento do equipamento e o nível da água no umidificador.

Cuidados importantes (Máscaras de Venturi e CPAP)

- Observar nível de consciência do paciente, orientar sobre método ventilatório;
- Evitar a dispersão de oxigênio pela máscara sem lesar a área;
- Verificar frequentemente sinais de lesão desta área;
- Ajustar o fluxo de oxigênio prescrito;
- Mensurar oximetria de pulso;
- Propiciar o funcionamento correto do aparelho;
- Observar a tolerância do paciente ao tratamento;
- Alteração no quadro clínico comunicar o médico responsável;
- Avaliar as condições clínicas do paciente, antes da realização de cuidados.
- O paciente em tratamento com CPAP deve ser orientado quanto a cuidados relacionados ao equipamento.

capítulo

LAVAGEM INTESTINAL

20

Conceito

É a introdução de uma solução, medicamentosa ou não, no intestino grosso através de uma sonda retal. A lavagem intestinal tem como sinônima: enteroclisma, clister ou enema.

Objetivos

- Combater constipação;
- Preparar o paciente para cirurgia, parto e exames;
- Auxiliar no tratamento.

Material

- Sonda retal nº 14 a 30;
- Solução prescrita;
- Pinça;
- Lubrificante;
- Gaze;
- Esparadrapo;
- Lençol móvel;
- Cuba-rim ou similar;
- Comadre forrada;
- Biombo;
- Papel higiênico;
- Luvas de procedimento.

PROCEDIMENTOS	*FUNDAMENTAÇÃO*
1. Verificar a prescrição médica /enfermagem.	Certificar-se do procedimento.
2. Orientar o paciente sobre o procedimento.	Obter colaboração.
3. Lavar as mãos.	Prevenir infecção hospitalar.

PROCEDIMENTOS	*FUNDAMENTAÇÃO*
4. Aquecer a solução prescrita.	Obter efeito satisfatório. Evitar desconforto ao paciente.
5. Cercar a cama com biombo.	Respeitar a privacidade.
6. Preparar os materiais: a. Marcar 8 a 10 cm na sonda retal com esparadrapo. b. Adaptar a sonda retal no frasco da solução. c. Deixar escoar pequena quantidade da solução na cuba-rim para retirar o ar, testar a temperatura no dorso da mão (temperatura corporal) e pinçar. d. Passar lubrificante na sonda retal.	Facilitar a introdução.
7. Dispor o material de modo que facilite o procedimento.	
8. Colocar o paciente em posição lateral.	Facilitar a introdução da sonda retal e o fluxo da solução no cólon ascendente e transverso.
9. Colocar luvas de procedimento.	
10. Dobrar as cobertas deixando exposta apenas a região glútea (Fig. 20.1). 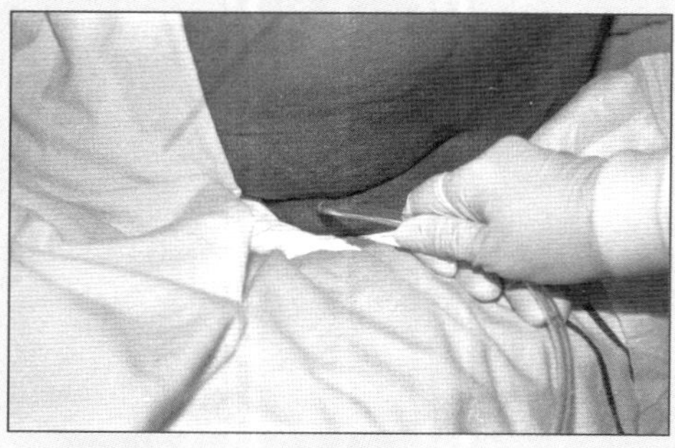 **Fig. 20.1**	Respeitar o pudor.
11. Afastar os glúteos com auxílio de papel higiênico.	Facilitar a visualização do ânus.
12. Solicitar ao paciente que inspire profundamente e introduzir delicadamente a sonda retal até o ponto marcado, no máximo 10 cm (Figs. 20.2 e 20.3).	Facilitar a introdução da sonda pelo relaxamento do esfíncter anal. Evitar traumatismo de mucosa e perfuração do intestino.

PROCEDIMENTOS	*FUNDAMENTAÇÃO*
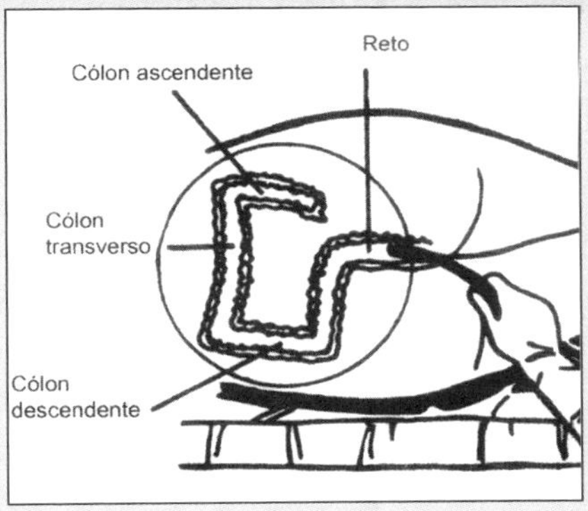 Reto Cólon ascendente Cólon transverso Cólon descendente **Fig. 20.2** Fonte: Brunner e Suddarth (2002, p. 244).	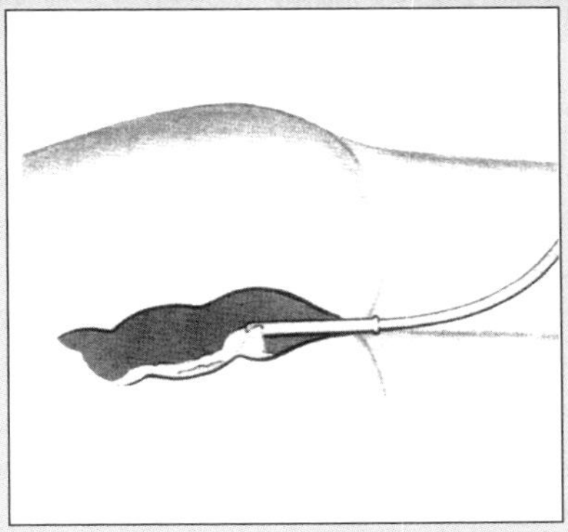 **Fig. 20.3**
13. Abrir a pinça e infundir lentamente a solução.	Evitar espasmo muscular e desconforto ao paciente. Assegurar o efeito satisfatório.
14. Pinçar a sonda retal ao término da solução.	Evitar retorno da solução.
15. Retirar a sonda retal e colocar na cuba-rim ou similar.	
16. Solicitar ao paciente que retenha a solução por 10 a 15 minutos.	Obter efeito satisfatório.
17. Colocar a comadre ou acompanhar o paciente ao banheiro, orientando-o para não dar descarga para observar a quantidade e o aspecto da eliminação.	Verificar a eficiência do procedimento.
18. Retirar as luvas de procedimento.	
19. Deixar o paciente confortável e a unidade em ordem.	
20. Lavar e guardar o material.	
21. Lavar as mãos.	Prevenir infecção hospitalar. Proporcionar autoproteção.
22. Na prescrição de enfermagem, anotar horário, quantidade e aspecto da eliminação (cor, consistência) e reação do paciente e assinar.	Documentar as ações de enfermagem.

Observação: Na lavagem intestinal com prolongamento, colocar o frasco com a solução prescrita no suporte da solução, até no máximo 50 cm acima do nível da cama para evitar espasmo muscular, desconforto e assegurar o efeito satisfatório.

Cuidados Importantes

1. Pinçar a sonda em caso de dor e desconforto e aguardar o alívio dos sintomas.
2. A infusão rápida ou a temperatura inadequada da solução levam a um efeito insatisfatório da lavagem intestinal devido ao desconforto, espasmo e à dificuldade de retenção da solução.
3. Em pacientes acamados, colocar a comadre para eliminação das fezes e proceder à higiene íntima em seguida.
4. Em casos de enteroclisma gota a gota (*Murphy*), fixar sonda retal e controlar o gotejamento da solução de acordo com a prescrição médica.
5. Em pacientes com muita dificuldade de retenção da solução, utilizar a posição genupeitoral ou Trendelemburg, objetivando nestas posições a possibilidade de obtenção de melhor efeito.

Diagrama de Lavagem Intestinal

Lavagem intestinal

Pré-procedimentos

- Verificar prescrição médica/enfermagem;
- Aquecer a solução prescrita;
- Orientar o paciente sobre o procedimento e colocá-lo em posição lateral;
- Cercar a cama com biombo;
- Lavar as mãos;
- Adaptar a sonda retal no frasco da solução, retirar o ar, testar a temperatura, pinçar e lubrificar.

Material

- Sonda retal n.º 14 a 30 (marcar 8 a 10 cm na sonda retal com esparadrapo);
- Solução prescrita;
- Pinça;
- Lubrificante;
- Gaze;
- Esparadrapo;
- Lençol móvel;
- Cuba-rim;
- Comadre forrada;
- Papel higiênico;
- Luvas de procedimento.

Procedimentos

- Solicitar ao paciente que inspire profundamente e introduzir delicadamente a sonda retal até o ponto marcado;
- Infundir lentamente a solução e pinçar a sonda retal ao término da solução;
- Solicitar ao paciente que retenha por 10 a 15 minutos;
- Acompanhar o paciente ao banheiro;
- Observar a quantidade e o aspecto da eliminação.

Cuidados importantes

- Pinçar a sonda em caso de dor e desconforto;
- A infusão deve ser lenta e a temperatura adequada para que o efeito seja satisfatório;
- Em pacientes acamados, colocar a comadre para eliminação das fezes e proceder à higiene íntima em seguida;
- Em casos de enteroclisma gota a gota (*Murphy*), fixar sonda retal e controlar o gotejamento da solução;
- Em pacientes com dificuldade de retenção da solução, utilizar a posição genupeitoral ou Trendelemburg;
- Na lavagem intestinal com prolongamento, colocar o frasco com a solução até no máximo 50 cm acima do nível da cama para evitar espasmo muscular e desconforto.

Pós-procedimentos

- Deixar o paciente confortável e a unidade em ordem;
- Fazer a limpeza/desinfecção dos materiais;
- Lavar as mãos;
- Anotar na prescrição de enfermagem o aspecto da eliminação e reação do paciente.

capítulo 21

ADMINISTRAÇÃO DE MEDICAMENTOS

Conceito

É o preparo e administração de substância química no organismo humano, visando à obtenção de efeito terapêutico.

Vias de Administração

- Gastrintestinal: oral ou bucal; sublingual; gástrica/duodenal; retal;
- Cutânea ou tópica ou percutânea ou transdérmica;
- Auricular;
- Ocular;
- Respiratória: vide capítulo de oxigenoterapia;
- Nasal;
- Vaginal;
- Parenteral: intradérmica (ID); subcutânea (SC); intramuscular (IM); endovenosa (EV) ou intravenosa (IV); venóclise.

Vias Utilizadas Somente por Médicos

- Infra-articular;
- Intratecal;
- Intrapericárdica;
- Intrapleural;
- Intracardíaca;
- Intra-arterial.

Regras Gerais na Administração de Medicamentos

1. Todo medicamento a ser administrado ao paciente deve ser prescrito pelo médico ou odontólogo.
2. Toda prescrição de medicamento deve conter: data, nome do paciente, registro do prontuário, enfermaria, leito, idade, nome do medicamento, dosagem, via de administração, frequência e assinatura do médico.

3. Lavar as mãos antes, durante e após o preparo e administração do medicamento.
4. Fazer a limpeza/desinfecção concorrente da bandeja antes do preparo e após administração do medicamento.
5. Manter o local de preparo de medicamento limpo e em ordem.
6. A medicação prescrita pelo médico deve ser transcrita no cartão de medicação, e ao realizá-la deve colocar um ponto ao lado do horário da medicação prescrita, evitando administração em dose dupla ou a não administração.
7. Não conversar durante o preparo do medicamento para não desviar a atenção.
8. Manter a prescrição de enfermagem e/ou receita médica ou cartão de medicamento próximo do executante.
9. Ao preparar e ao administrar, seguir a "regra dos cinco certos": paciente certo, via certa, dose certa, horário certo e medicamento certo.
10. Certificar-se das condições de conservação do medicamento (sinais de decomposição, turvação, deterioração, precipitação e outros).
11. O medicamento sem rótulo, em más condições de conservação e com prazo de validade vencido deve ser desprezado.
12. Ler o rótulo do medicamento três vezes:
    - Antes de retirar o recipiente do local onde estiver (farmácia, armário e outros);
    - Antes de preparar o medicamento;
    - Antes de guardar o recipiente no local apropriado.
13. Sempre verificar a data de validade do medicamento.
14. Em caso de dúvida, não administrar o medicamento até que a mesma seja esclarecida.
15. Utilizar técnica asséptica ao manusear o material esterilizado.
16. Preferencialmente, os medicamentos devem ser preparados e administrados pela mesma pessoa para evitar erros.
17. Após a administração de medicamentos como analgésico, antipirético, antiemético, anti-hipertensivo e outros, o paciente deve ser observado quanto ao efeito terapêutico desejado.
18. Os antibióticos devem ser administrados no máximo 15 minutos antes ou depois do horário prescrito.
19. A administração de antibióticos deve ser priorizada quando houver outros medicamentos prescritos para o mesmo horário.
20. Os medicamentos devem ser guardados em local limpo, seco, arejado e sem exposição aos raios solares, para assegurar a sua conservação.
21. A administração de medicamentos no primeiro trimestre de gravidez deve ser feita com cautela, seguindo criteriosamente a prescrição médica, para evitar efeitos teratogênicos.
22. Manter sob refrigeração medicamentos como: insulina, vacinas, soros antiofídico, antitetânico, anticrotálico, antiaracnídico e antirrábico, supositórios, alguns antibióticos, citostáticos, frascos de Nutrição Parenteral Total (NPT), frascos de Intralipid, frascos de oligoelementos e outros.
23. Controlar rigorosamente os narcóticos e psicotrópicos e seus derivados, guardando-os em **gaveta chaveada**.

24. Registrar todos os narcóticos e psicotrópicos, conforme norma do serviço, e guardar as ampolas utilizadas.
25. Identificar o paciente, certificando-se do seu nome completo antes da administração de um medicamento.
26. Manter a bandeja de medicamento sempre à vista do funcionário responsável pela administração do mesmo.
27. Orientar o paciente quanto: ao nome do medicamento; à ação da medicação; ao procedimento, e ao autocuidado (horário, doses, cuidados gerais).
28. Orientar o paciente quanto ao perigo da automedicação.
29. Posicionar o paciente adequadamente, mantendo-o confortável.
30. Identificar a seringa e recipiente de via oral com número do quarto, leito, via e nome do medicamento.
31. Lavar os materiais não descartáveis utilizados por via oral, enxugando-os e guardando-os em local apropriado.
32. Checar e rubricar os medicamentos administrados conforme rotina da instituição: durante o dia com tinta vermelha e durante a noite com tinta azul.
33. Circular o horário em azul e anotar o motivo na coluna da observação quando:
    - O medicamento estiver em falta no hospital;
    - O paciente recusa o medicamento ou apresenta náuseas ou vômitos.
34. Comunicar ao médico responsável e aguardar a sua conduta, quando:
    - O paciente estiver em jejum;
    - O paciente não se encontrar na unidade;
    - O medicamento for suspenso.
35. Circular o horário em vermelho caso o medicamento não tenha sido administrado por esquecimento.
36. Quaisquer sinais e/ou sintomas do paciente (vômitos, diarreia, erupções cutâneas e outros) que possam estar relacionados ao medicamento devem ser comunicados ao enfermeiro e anotados.
37. Proceder à limpeza da bandeja antes e após a administração de medicamentos.
38. Desprezar os materiais perfurocortantes no recipiente apropriado.
39. Fazer limpeza semanal dos armários onde estão guardados as seringas, agulhas e os medicamentos.

Administração de Medicamentos por Via Gastrintestinal (vias oral, sublingual, gástrica/duodenal e retal)

Conceito

É a administração de medicamento por via digestiva.

Objetivos

- Obter efeitos locais no trato digestivo;
- Produzir efeitos sistêmicos após a absorção na circulação sanguínea;

- Proporcionar a absorção lenta e contínua do medicamento;
- Evitar procedimentos invasivos.

Via Oral

Conceito

É a administração de medicamentos pela boca.

Objetivo

- Obter absorção do medicamento através da mucosa gástrica e do intestino, de modo a chegarem à circulação sanguínea e serem distribuídos pelo organismo.

Formas de Apresentação

- Líquida: xarope, suspensão, elixir, emulsão e outros;
- Sólida: comprimidos, drágeas, cápsulas, pérolas, pastilhas e outros.

Material

- Conta-gotas;
- Copos graduados ou colher ou seringas estéreis;
- Espátula;
- Gaze;
- Etiqueta autoadesiva ou similar;
- Recipiente para medicamento sólido;
- Triturador/macerador de medicamento;
- Cartão de medicamento;
- Recipiente para lixo.

PROCEDIMENTOS	*FUNDAMENTAÇÃO*
1. Verificar a prescrição médica, observando se o paciente está em jejum, se tem restrição hídrica e outros cuidados específicos.	Certificar-se do procedimento e evitar interferência no tratamento.
2. Identificar o paciente, perguntando seu nome completo.	Evitar troca de medicamento.
3. Verificar as condições do paciente, tais como nível de consciência, deglutição, presença de sondas e outros.	Preparar o medicamento conforme a necessidade.
4. Lavar as mãos.	Prevenir infecção hospitalar.
5. Preparar o material mantendo o cartão de medicação, ou a prescrição, próximo à bandeja.	Facilitar a execução correta.

PROCEDIMENTOS	*FUNDAMENTAÇÃO*
6. Colocar os medicamentos nos recipientes adequados, com a respectiva identificação, que deve conter: nome do paciente, quarto, leito, via e nome do medicamento abreviado (com etiquetas autoadesivas ou similares).	Assegurar a administração correta do medicamento ao paciente certo.
7. Chamar o paciente pelo nome completo.	Evitar troca de medicamento.
8. Informar ao paciente o nome e a ação do medicamento.	Esclarecer o paciente e obter colaboração.
9. Certificar se o paciente deglutiu o medicamento.	
10. Lavar, secar e guardar o material utilizado.	Evitar infecção hospitalar.
11. Lavar as mãos.	Evitar infecção hospitalar e proporcionar autoproteção.
12. Checar o horário da administração do medicamento.	Evitar que o medicamento seja administrado novamente e confirmar a administração.
13. Anotar qualquer intercorrência antes, durante e após administração do medicamento e assinar.	Fornecer subsídios para nova prescrição médica e de enfermagem. Documentar as ações de enfermagem.

Cuidados Importantes

1. Antes de preparar o medicamento, certificar-se da dieta, jejum e ou controle hídrico do paciente.
2. Ao manusear vidros com medicamentos líquidos, colocar o rótulo voltado para a palma da mão para evitar sujá-lo.
3. Homogeneizar os medicamentos em suspensão antes de colocar no recipiente.
4. O copo graduado tem as seguintes medidas (sistema caseiro):
   - 15 mL = 1 colher de sopa;
   - 10 mL = 1 colher de sobremesa;
   - 5 mL = 1 colher de chá;
   - 3 mL = 1 colher de café;
   - 15 mL = 1 medida adulta;
   - 5 mL = 1 medida infantil.
5. Ao colocar o medicamento no recipiente, mantê-lo ao nível dos olhos, certificando-se da graduação correta.
6. Fazer limpeza do frasco de medicação e guardá-lo no local apropriado.
7. Evitar mistura dos medicamentos em forma líquida.
8. Homogeneizar o medicamento que está no recipiente para ser administrado (quando apresentar fases distintas: soluto e solvente – suspensão).

9. O medicamento em gotas deve ser colocado no recipiente mantendo-se o conta-gotas ou frasco em ângulo de 45° para obtenção de gotas adequadas.
10. Dissolver os medicamentos para os pacientes que apresentam disfagia (dificuldade na deglutição).
11. Os medicamentos por via oral devem ser diluídos com aproximadamente 15 mL de água. Após sua ingestão, oferecer mais água.
12. Dividir o medicamento em comprimido na dosagem correspondente ou diluir, na impossibilidade da divisão, e proceder o cálculo da dosagem correta.
13. Os medicamentos em pó devem ser dissolvidos.
14. Sempre que possível, acrescentar açúcar ou mel ao diluir os medicamentos para melhorar o paladar, salvo contraindicação (diabete, por exemplo).
15. Colocar o medicamento sólido no recipiente próprio com auxílio da tampa do frasco de medicação, evitando tocar o medicamento com a mão.
16. O veículo de administração (água, leite e outros) deve ser apropriado ao medicamento.
17. O medicamento em pastilha deve ser dissolvido naturalmente na boca, evitando mastigar.
18. Os medicamentos à base de óleos devem ser administrados com outros líquidos de sabor agradável (sucos, por exemplo).
19. Não misturar medicamentos orais.
20. Nunca deixar o medicamento com o paciente, pois o mesmo pode não tomá-lo.
21. Utilizar bandeja para levar os medicamentos ao(s) paciente(s) e não nas mãos.
22. Os medicamentos a base de ferro e tetraciclina não devem ser administrados com leite por interferir na absorção destes.

Via Sublingual

Conceito

Consiste em colocar o medicamento sob a língua do paciente.

Objetivo

- Obter absorção rápida e eficaz, devido as mucosas situadas na região sublingual ser altamente vascularizadas por capilares sanguíneos;
- Evitar efeito de primeira passagem hepática, pois a drenagem venosa é para veia cava superior.

Material

- Bandeja;
- Recipiente com medicamento;
- Copo com água e cuba-rim;
- Toalha de rosto;
- Etiqueta autoadesiva ou similar;
- Cartão de medicamento.

PROCEDIMENTOS E CUIDADOS ESPECÍFICOS
1. Posicionar o paciente, se possível, em semi-fowler ou decúbito lateral, para evitar deglutição de medicamentos.
2. Antes de administrar medicamento sublingual, se possível, fornecer água ao paciente para enxaguar a boca e remover resíduos alimentares, com a finalidade de facilitar a absorção.
3. Colocar o medicamento sob a língua do paciente e orientá-lo para não deglutir a saliva e não tomar a água até dissolver o medicamento, a fim de obter o efeito desejado.
4. Não administrar por via oral porque o suco gástrico inativa a ação do medicamento.
5. A via sublingual possui ação mais rápida do que a via oral.
6. Lavar, secar e guardar o material utilizado.
7. Lavar as mãos.
8. *Checar* o horário da administração do medicamento.
9. Anotar qualquer intercorrência antes, durante e após administração de medicamento e assinar.

Via Gástrica/Duodenal

Conceito

É a introdução do medicamento por meio da sonda gástrica.

Objetivos

- Produzir efeitos sistêmicos após a absorção na circulação sanguínea.
- Obter efeitos locais.
- Possibilitar administração de medicamentos aos pacientes inconscientes, com dificuldade de deglutição, com lesão na cavidade bucal e outros.

Material

- Bandeja;
- Medicamento prescrito;
- Estetoscópio;
- Triturador/macerador;
- Copo graduado;
- Seringa de 20 mL;
- Gaze;
- Recipiente para lixo;
- Bolas de algodão;
- Almotolia com álcool a 70%;
- Etiqueta autoadesiva ou similar;
- Cartão de medicamento.

PROCEDIMENTOS E CUIDADOS ESPECÍFICOS

1. O medicamento deve ser triturado e dissolvido em água para a administração.
2. Colocar o paciente em proclive para evitar aspiração, exceto quando contraindicado.
3. Antes da administração de medicamentos, certificar-se de que a sonda está no estômago através da observação e testes:
   a. Observar a demarcação do esparadrapo ou o comprimento da sonda nasogástrica exposta, verificando se está correta.
   b. Testes:
      - É importante primeiro realizar o teste de aspiração da secreção gástrica em vez do teste do estetoscópio, para evitar introdução do suco gástrico nas vias respiratórias, no caso em que a sonda nasogástrica esteja fora do estômago;
      - A aspiração contínua de secreção gástrica por meio de uma seringa de 20 mL confirma a localização no estômago;
      - Colocar o estetoscópio abaixo do apêndice xifoide e introduzir aproximadamente 10 mL de ar pela sonda com auxílio da seringa. O ar introduzido produzirá ruídos hidroaéreos que serão auscultados através do estetoscópio, confirmando a localização correta da sonda.
4. Fazer a desinfecção da extremidade da sonda antes e após a administração de medicamentos, utilizando bolas de algodão com álcool a 70%.
5. Introduzir lentamente o medicamento por sifonagem, ou através de seringa, evitando introduzir ar, prevenindo, dessa forma, a flatulência.
6. Lavar a sonda com aproximadamente 40 mL de água após a administração do medicamento, a fim de remover partículas aderidas a ela e introduzir todo medicamento até o estômago.
7. Caso a sonda tenha finalidade de drenagem, mantê-la fechada por 30 minutos após a administração de medicamentos para evitar o refluxo do medicamento e favorecer a sua total absorção.

Via Retal

Conceito

É a introdução de medicamento na mucosa retal.

Objetivos

- Deixar o medicamento livre do metabolismo de primeira passagem, no fígado, pois a droga entra em vasos que a levam direto á veia cava inferior;
- Limpar e esvaziar a ampola retal;
- Promover sedação;
- Aliviar a dor.

Material

- Bandeja;
- Medicamento prescrito;

- Gaze;
- Papel higiênico;
- Recipiente para lixo;
- Supositório;
- Luvas de procedimento;
- Etiqueta autoadesiva ou similar;
- Cartão de medicamento.

PROCEDIMENTOS E CUIDADOS ESPECÍFICOS
1. Calçar as luvas de procedimento para autoproteção.
2. Envolver o supositório em uma gaze.
3. Colocar o paciente em decúbito lateral ou Sims expondo somente a área necessária para a introdução do supositório.
4. Afastar a prega interglútea, com auxílio do papel higiênico, para melhor visualização do ânus.
5. Introduzir delicadamente o supositório além do esfíncter anal, e pedir ao paciente que o retenha por 30 minutos.
6. Certificar-se de que o supositório realmente tenha sido introduzido.
7. Caso o paciente tenha condições de autoaplicação, orientá-lo quanto ao procedimento.

Cuidados Importantes

1. Devido a absorção irregular e incompleta e provocam irritação da mucosa retal, a sua indicação é restrita aos pacientes com emese, com disfagia e inconsciente.
2. Esta via evita a ação do suco gástrico ou da circulação porta.
3. Nos pacientes com diarreia, a administração de medicamento por esta via é contraindicada por impossibilitar a absorção do mesmo.
4. A via retal é indicada para evitar a ação do suco gástrico ou da circulação porta.

Administração de Medicamentos por Via Cutânea ou Tópica

Conceito

É a aplicação do medicamento na pele.

Objetivo

- Obter ação local, principalmente, e sistêmica, eventualmente;
- Promover a absorção rápida de medicamentos;
- Tratar as lesões;
- Proteger a pele.

Material

- Bandeja;
- Gaze;
- Espátula;
- Medicamento prescrito;
- Recipiente para lixo;
- Bolinha de algodão;
- Almotolia com álcool a 70%;
- Etiqueta autoadesiva ou similar;
- Cartão de medicamento.

PROCEDIMENTOS E CUIDADOS ESPECÍFICOS
1. Em pele oleosa e/ou com sujidade, fazer a limpeza com água e sabão antes da aplicação do medicamento, para melhor absorção do mesmo.
2. Antes de abrir o medicamento, fazer desinfecção do bico do tubo com algodão embebido em álcool a 70%.
3. Desprezar a primeira porção do medicamento.
4. Aplicar o medicamento massageando a pele delicadamente.
5. Observar qualquer alteração na pele: erupções, prurido, edema, eritema e outros.
6. Quando o medicamento for armazenado em recipiente, retirá-lo com auxílio da espátula.
7. Antes de aplicar a pomada recomenda-se fazer o teste de sensibilidade.
8. Limpar o bico do tubo com gaze e guardá-lo.

Observação: A via percutânea ou via transdérmica ou transmucosa é uma via de administração na pele, para obter ação local e sistêmica. O local de aplicação mais comum é atrás do pavilhão auricular, por ser um local vascularizado. Essa via é indicada para medicamentos lipofílicos e ativos em quantidades muito pequenas. Exemplo: os selos de nicotina, estradiol (TSH), fentanil (analgésico, opiáceo).

Administração de Medicamentos por Via Auricular

Conceito

É a introdução de medicamento no canal auditivo.

Objetivos

- Prevenir ou tratar processos inflamatórios e infecciosos;
- Facilitar a saída de cerúmen;
- Aliviar dor local.

Material

- Bandeja;
- Cotonetes;

- Gaze;
- Medicamento prescrito;
- Recipiente para lixo;
- Etiqueta autoadesiva ou similar;
- Cartão de medicamento.

PROCEDIMENTOS E CUIDADOS ESPECÍFICOS
1. Posicionar o paciente, lateralizando a cabeça (sentado ou deitado).
2. Proceder a limpeza do pavilhão auditivo externo com auxílio de cotonetes.
3. Posicionar o canal auditivo no adulto da seguinte maneira: segurar o pavilhão auricular e tracionar delicadamente para cima e para trás, para facilitar a visualização do canal auditivo e a introdução do medicamento.
4. Desprezar uma gota do medicamento.
5. Instilar o medicamento no canal auditivo sem contaminar o conta-gotas.
6. Orientar o paciente quanto à manutenção da posição inicial por alguns minutos, para obter a ação do medicamento.
7. Não instilar gotas otológicas frias, pois esta região é sensível a temperaturas extremas, friccionar o frasco entre as mãos antes de administrá-lo.

Administração de Medicamentos por Via Nasal

Conceito

É a aplicação de medicamento na mucosa nasal.

Objetivos

- Aliviar a congestão nasal;
- Facilitar drenagem de secreção nasal;
- Promover absorção rápida do medicamento.

Material

- Bandeja;
- Frasco de medicamento;
- Gaze;
- Recipiente de lixo;
- Conta-gotas;
- Cotonetes;
- Etiqueta autoadesiva ou similar;
- Cartão de medicamento.

PROCEDIMENTOS E CUIDADOS ESPECÍFICOS
1. Preparar o paciente. a. Paciente deitado (decúbito dorsal): colocar o travesseiro sob o ombro, de modo que a cabeça fique inclinada para trás (hiperextensão); b. Paciente sentado: inclinar a cabeça para trás (hiperextensão).
2. Fazer a higienização das narinas com cotonetes.
3. Desprezar uma gota do frasco.
4. Pingar o medicamento nas narinas evitando que o conta-gotas toque na mucosa nasal.
5. Instruir o paciente para que permaneça nesta posição por mais alguns minutos, a fim de que o medicamento penetre profundamente na cavidade nasal.

Observação: O conta-gotas e/ou frasco com conta-gotas deve ser de uso individual, para prevenir infecção cruzada.

Administração de Medicamentos por Via Ocular

Conceito

Consiste em aplicar colírio ou pomada no saco conjuntival inferior.

Objetivos

- Combater infecção;
- Evitar ulceração da córnea;
- Provocar midríase (dilatação da pupila) ou miose (constrição da pupila);
- Aplicar anestésico;
- Manter umidificação ocular;
- Diminuir pressão intraocular.

Material

- Bandeja;
- Medicamento (pomada ou colírio);
- Gaze ou similar;
- Recipiente de lixo;
- Água boricada ou outra solução conforme prescrição médica/enfermagem;
- Etiqueta autoadesiva ou similar;
- Cartão de medicamento.

PROCEDIMENTOS E CUIDADOS ESPECÍFICOS
1. Preparar o paciente colocando-o deitado (decúbito dorsal) ou sentado com a cabeça inclinada para trás.
2. Antes da aplicação do medicamento, proceder à higiene, removendo as secreções oculares, da comissura interna à externa do olho.
3. Desprezar uma gota do medicamento.

PROCEDIMENTOS E CUIDADOS ESPECÍFICOS
4. Afastar a pálpebra inferior com o dedo polegar com auxílio da gaze ou similar, apoiando a mão na face do paciente.
5. Pedir ao paciente que olhe para cima. Pingar o medicamento no núcleo da conjuntiva ocular (porção média da pálpebra inferior), sem tocar o conta-gotas ou o tubo de pomada na conjuntiva.
6. Ao aplicar a pomada, depositá-la ao longo de toda extensão do saco conjuntival inferior.
7. Solicitar ao paciente que feche as pálpebras e faça movimentos giratórios do globo ocular, a fim de dispersar o medicamento, facilitando a sua absorção.
8. Remover o excedente do medicamento com a gaze ou similar.

Observação:

a. O medicamento ocular deve ser de uso individual;
b. Os medicamentos oculares de uso individual deverão ser identificados;
c. Evitar a instilação de qualquer medicamento diretamente na córnea, devido a presença de inúmeras fibras dolorosas.

Administração de Medicamentos por Via Vaginal

Conceito

Consiste em introduzir o medicamento na mucosa vaginal.

Objetivos

- Prevenir ou diminuir infecção vaginal;
- Preparar a paciente para cirurgias dos órgãos genitais;
- Auxiliar em tratamentos diversos.

Material

- Bandeja;
- Medicamento (óvulos e pomadas vaginais);
- Gaze ou similar;
- Recipiente para lixo;
- Aplicador próprio;
- Luvas de procedimento.
- Etiqueta autoadesiva ou similar;
- Cartão de medicamento.

PROCEDIMENTOS E CUIDADOS ESPECÍFICOS
1. Fazer higiene íntima antes da aplicação, se necessário.
2. Respeitar a privacidade da paciente, cercando a cama com biombos.
3. Calçar luvas de procedimento para autoproteção.

PROCEDIMENTOS E CUIDADOS ESPECÍFICOS
4. Colocar a paciente em posição ginecológica.
5. Adaptar o óvulo ou a pomada vaginal no aplicador próprio.
6. Afastar os pequenos lábios com o dedo indicador e o polegar – com auxílio de gazes.
7. Introduzir delicadamente o aplicador, 10 cm aproximadamente, pressionando simultaneamente o seu êmbolo ao retirar o aplicador, para dispersar o medicamento.
8. Solicitar à paciente que permaneça no leito, a fim de evitar a saída do medicamento.
9. Lavar o aplicador com água e sabão (o aplicador é de uso individual).
10. Em paciente com hímen íntegro utilizar aplicador apropriado.
11. A paciente deve ser orientada para realizar a aplicação preferencialmente à noite, ao deitar-se, para melhor absorção do medicamento.

Administração de Medicamentos por Via Parenteral

Conceito

É a administração de um agente terapêutico por vias intradérmica, subcutânea, intramuscular e endovenosa ou intravenosa. Existem outras vias parenterais cuja administração de medicamento é realizada por profissional médico, tais como: intratecal, intracardíaca, intra-arterial intrapericárdica, intrapleural, intra-articular e outros.

Material

- Bandeja;
- Seringa estéril;
- Agulha estéril;
- Recipiente com bolas de algodão;
- Recipiente para lixo;
- Garrote para via endovenosa;
- Almotolia com álcool a 70%;
- Medicamento prescrito;
- Etiqueta autoadesiva ou similar;
- Caneta azul e vermelha;
- Cartão de medicamento;
- Luvas de procedimento.

Cuidados Gerais

- A medicação a ser administrada deve ser: estéril, sem precipitação, sem flocos e diluição correta.
- Utilizar seringas e agulhas estéreis.
- Desinfetar o frasco do medicamento com algodão embebido em álcool a 70%.
- Os medicamentos em frasco com tampa de borracha, preferencialmente, trocar a agulha, após, a aspiração do medicamento.
- Lavar as mãos.

- Utilizar técnica asséptica no preparo, a fim de minimizar o perigo de injetar microrganismos na corrente sanguínea ou nos tecidos.
- Fazer antissepsia da pele.
- Manejar corretamente o material esterilizado.
- Explicar ao paciente quanto ao procedimento.
- Utilizar o método de administração corretamente.
- Para antissepsia e hemostasia, evitar o uso de algodão com excesso de álcool, minimizando a irritação local.
- Antes de preparar, observar a integridade do frasco:
  - Se está hermeticamente fechado;
  - O aspecto da solução utilizada;
  - O prazo de validade.
- Desprezar os materiais perfurocortantes no recipiente apropriado, não recapar a agulha após a aplicação de medicamento e seguir as outras normas de precaução padrão.

Composição da Seringa e da Agulha

Partes da Seringa

Bico, cilindro ou corpo, êmbolo e cabeça do êmbolo. No corpo há indicação de graduação em cm^3 e a capacidade da seringa (Fig. 21.1).

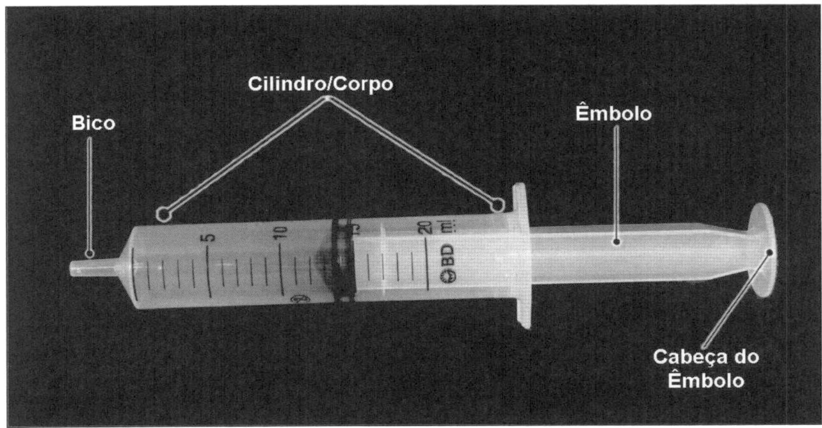

Fig. 21.1

Partes da Agulha

Bisel, haste e canhão. No canhão da agulha metálica há indicação do diâmetro e comprimento da agulha (Fig. 21.2). Nas agulhas descartáveis o diâmetro e o comprimento da haste são identificados pelas cores e números no invólucro protetor de cada agulha.

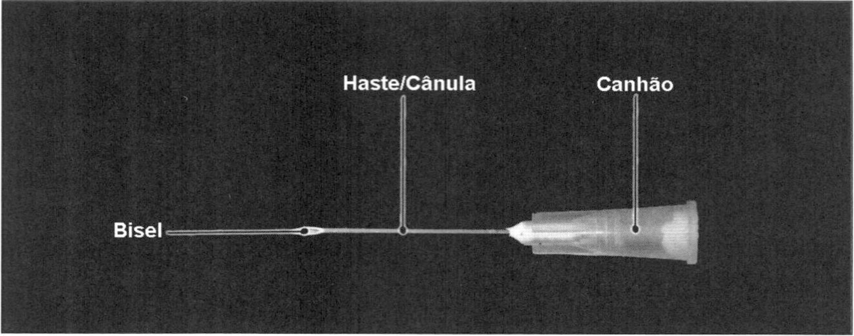

Fig. 21.2

Partes da seringa que devem ser mantidas estéreis são: bico, interior do cilindro ou corpo e êmbolo.

Partes da agulha que devem ser mantidas estéreis são: bisel e haste.

Via Intradérmica (ID)

Conceito

É a introdução de pequena quantidade de medicamento na capa dérmica ou no cório.

Indicação

- Avaliar sensibilidade;
- Verificar reações de hipersensibilidade de PPD (tuberculose) SHICK (difteria); aplicar vacina BCG (Bacilo de Calmette Guerin);
- Realizar dessensibilização.

Material

- Bandeja;
- Bolas de algodão;
- Almotolia com álcool a 70%;
- Seringa esterilizada de 1 mL;
- Agulha estéril de 13 × 3,8 ou 13 × 4,5 ou 13 × 3,3 mm, seringa agulhada 0,8 × 3,3 mm;
- Etiqueta autoadesiva ou similar;
- Medicação prescrita;
- Cartão de medicamento.

Posição da Agulha

A agulha é inserida na pele com o bisel voltado para cima, formando ângulo de 10° a 15°, ou paralela à superfície da pele (Figs. 21.3 e 21.4). A agulha deve ser preferencialmente de calibre 13 × 0,38.

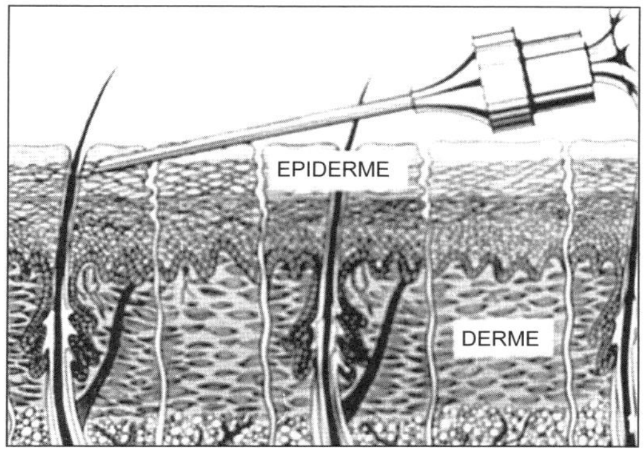

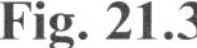
Fig. 21.3

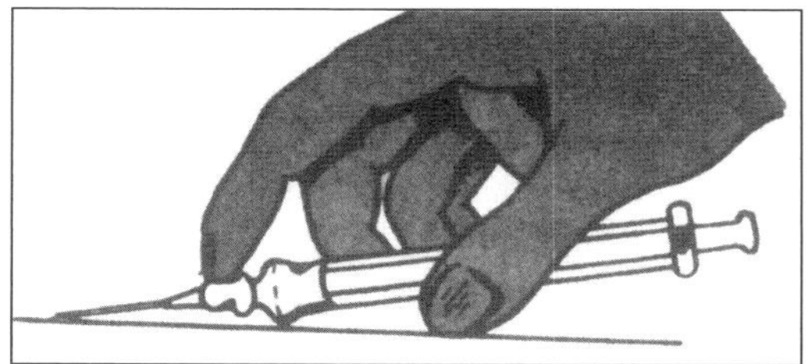

Fig. 21.4

Fonte: Skelley (1977, p. 113).

Áreas de Aplicação

Face interna do antebraço, inserção inferior do deltoide em áreas com menor pilosidade, pigmentação e distante de vasos sanguíneos.

Procedimentos e Cuidados Específicos

1. A limpeza da pele é feita com água e sabão para não interferir na ação da droga e em testes de sensibilidade.
2. Esticar a pele, com auxílio dos dedos polegar e indicador, para facilitar a introdução da agulha.
3. Introduzir somente o bisel, voltado para cima, sob a epiderme, com angulação de 10 a 15 graus. Não há necessidade de aspirar ou tracionar o êmbolo.
4. Injetar lentamente a solução e observar a formação da pápula.
5. Retirar a agulha rápida e precisa, em seguida colocar algodão seco, fazendo leve compressão no local.
6. Deixar o paciente confortável e unidade em ordem.
7. Desprezar as seringas e agulhas em recipiente perfurocortante.
8. Proceder à limpeza/desinfecção dos materiais e guardá-los.
9. Lavar as mãos
10. Checar a medicação, anotar quaisquer intercorrências e assinar.

CUIDADOS IMPORTANTES
1. Aspirar na seringa o volume prescrito e mais o volume do lúmen da agulha.
2. Antes da aplicação do medicamento, avaliar e selecionar o local, evitando áreas inflamadas, hipotróficas, com nódulos, paresias, plegias e outros que possam dificultar a absorção do medicamento.
3. Não é realizado por esta via a antissepsia do local escolhido, pode causar resultado falso positivo.

PROCEDIMENTOS E CUIDADOS ESPECÍFICOS
4. A vacina BCG intradérmica, por padronização universal, é aplicada na área de inserção inferior do deltoide direito.
5. O volume a ser administrado não deve ultrapassar 0,5 mL, por ser tecido de pequena expansibilidade.

Via Subcutânea (SC)

Conceito

É a introdução de medicamento no tecido subcutâneo ou hipoderme.

Indicação

- Aplicação de vacinas, insulina, anticoagulante, hormônios e sedativos.

Material

- Bandeja;
- Bolas de algodão;
- Almotolia com álcool a 70%;
- Seringa esterilizada de 1 mL ou 3 mL;
- Agulha estéril de 13 × 4,5 ângulo de 90 graus ou 25 × 7 ângulo de 45, 60 graus;
- Medicação prescrita;
- Etiqueta autoadesiva ou similar;
- Cartão de medicamento.

Posição da Agulha

O ângulo depende da quantidade de tecido subcutâneo, local de aplicação e do comprimento da agulha. O ângulo a ser aplicado deve ser de acordo com o tipo de agulha e a constituição do tecido subcutâneo do paciente para não ultrapassar o tecido (45º, 60º, 90º).

Na falta de agulha específica utilizar a agulha 25 × 6, que deve ter 1/3 da sua haste inserida na pele, formando ângulo de 45° (Fig. 21.5).

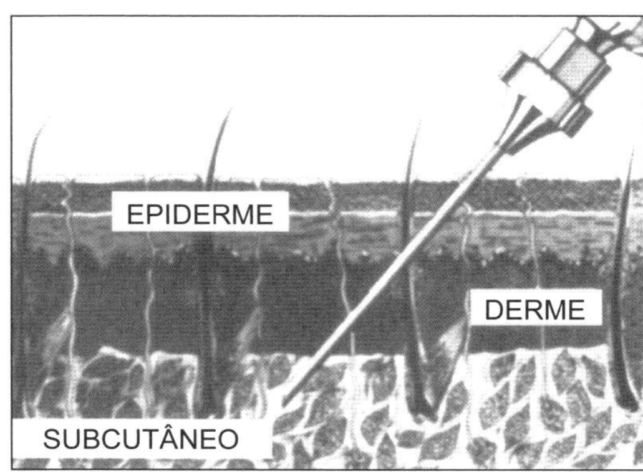

Fig. 21.5

Áreas de Aplicação (Fig. 21.6)

- Face externa do braço;
- Região acima da cintura;
- Região glútea;
- Região periumbilical;
- Região lateral do abdômen;
- Face anterior e lateral da coxa.

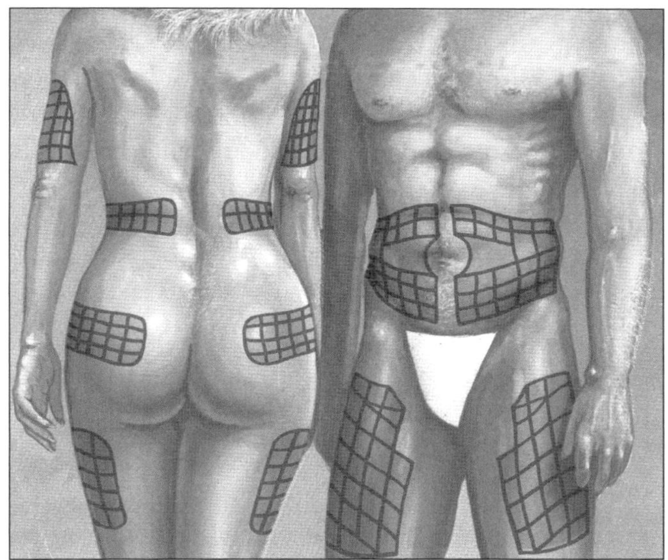

Fig. 21.6

Fonte: Novonordisk.

PROCEDIMENTOS E CUIDADOS ESPECÍFICOS
1. Fazer antissepsia ampla no local com álcool a 70%.
2. Fazer levemente uma prega na pele com os dedos polegar e indicador.
3. Introduzir a agulha em ângulo de 45, 60 ou 90 graus, com impulso. Em seguida, tracionar o êmbolo para certificar-se de que não tenha atingido um vaso.
4. Aplicar lentamente o medicamento.
5. Retirar a agulha fazendo leve compressão do local com algodão, sem friccionar a pele, para propiciar absorção gradativa do medicamento.
6. Desprezar as seringas e agulhas em caixa de material cortante.
7. Deixar paciente confortável e a unidade em ordem.
8. Proceder à limpeza/desinfecção dos materiais e guardá-los.
9. Lavar as mãos.
10. *Checar* a medicação, anotar quaisquer intercorrências e assinar.

Cuidados Importantes

1. Evitar aplicação próxima aos grandes vasos sanguíneos, nervos, articulações, umbigo, cintura, linha mediana do abdômen e face anterior do antebraço.
2. Utilizar rodízio sistemático dos locais de aplicação das injeções diárias de insulina para evitar a lipodistrofia (uma depressão que pode surgir na pele no local da aplicação da insulina).
3. A posição do bisel da agulha (13 × 0,38) na via subcutânea é indiferente.
4. Antes da aplicação do medicamento, avaliar e selecionar o local, evitando áreas inflamadas, hipotróficas, com nódulos, paresias, plegias e outros que possam dificultar a absorção do medicamento.
5. O volume a ser administrado preferencialmente não deve ultrapassar 2 mL, exceto em tratamento de pacientes terminais em que se utiliza a terapia de hipodermóclise, que consiste na infusão de grandes volumes no tecido subcutâneo.
6. Não massagear quando for insulina e heparina.
7. Na aplicação de heparina subcutânea, não aspirar, para evitar a pressão negativa no tecido causando hematoma cutâneo.

Via Intramuscular (IM)

Conceito

É a introdução de medicamentos nas camadas musculares.

Indicação

O músculo estriado é dotado de elevada vascularização, sendo em contrapartida, pouco inervado por fibras sensitivas, facilitando a absorção dos medicamentos e sendo menos dolorosa. A via intramuscular é indicada para administração de medicamentos irritantes, de difícil absorção, e por comportar maior volume de solução e pela absorção mais rápida que as vias subcutâneas e intradérmicas.

Material

- Bandeja;
- Bolas de algodão;
- Almotolia com álcool a 70%;
- Seringa esterilizada de 5 mL e 10 mL;
- Agulha estéril de 25 × 6, 25 × 7, 25 × 8, 30 × 6, 30 × 7, 30 × 8;
- Medicação prescrita;
- Etiqueta auto adesiva ou similar;
- Diluentes.

Posição da Agulha

A inserção da agulha deve ser perpendicular à pele, ou formar ângulo de 90°, a fim de evitar o risco de lesar as fibras musculares e ou administração do medicamento no tecido subcutâneo.

Áreas de Aplicação

A seleção de uma região para injeção intramuscular depende de vários fatores: idade, quantidade de tecido, natureza do medicamento e estado da pele.

Locais Utilizados

- Deltoide;
- Glúteo: dorso glúteo e ventro glúteo;
- Coxa.

Deltoide

- O volume máximo não deve ultrapassar 3 mL;
- A aplicação do medicamento deve ser na parte mais volumosa de massa muscular, aproximadamente 3 a 4 cm abaixo do processo acrômico.
- A localização correta é importante para não lesar o nervo radial (Figs. 21.7 e 21.8).

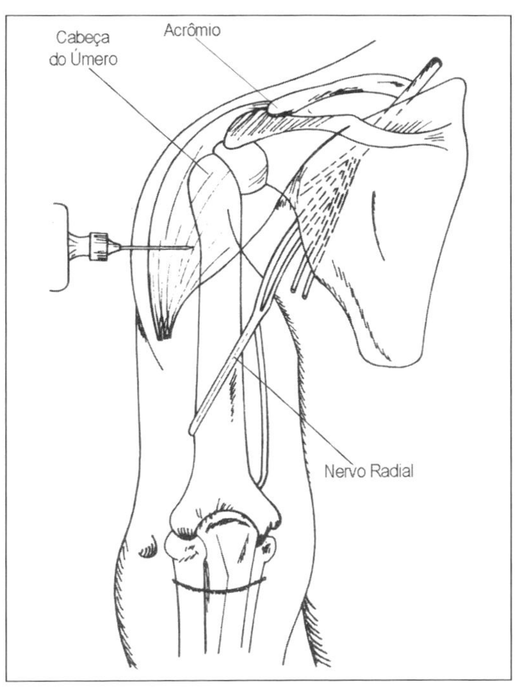

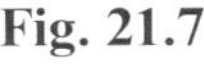
Fig. 21.7

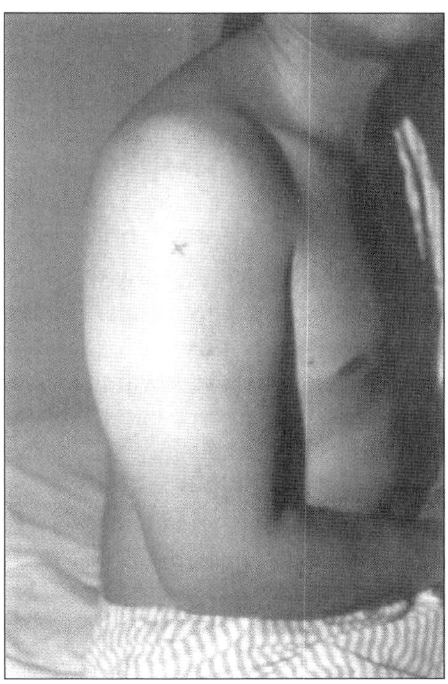

Fig. 21.8

Glúteo

Delimitar o local correto de introdução da agulha para evitar lesão do nervo ciático, responsável pela motricidade dos membros inferiores. O volume máximo introduzido não deve ultrapassar 5 mL.

Dorso Glúteo (Músculo Médio e Máximo)

Para evitar lesar o nervo ciático: divide-se a nádega em quatro partes, toma-se uma linha mediana e vertical que vai da crista ilíaca posterior à borda inferior da nádega, e outra linha horizontal que vai das últimas vértebras sacrais à parte superior da articulação coxofemoral. A injeção é feita no quadrante superior externo (Figs. 21.9 e 21.10).

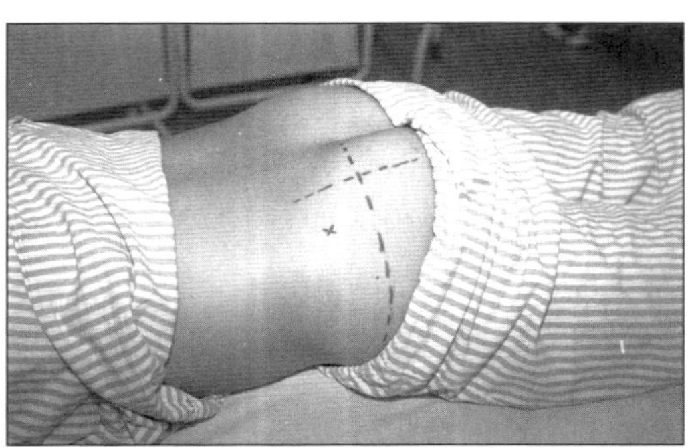

Fig. 21.9

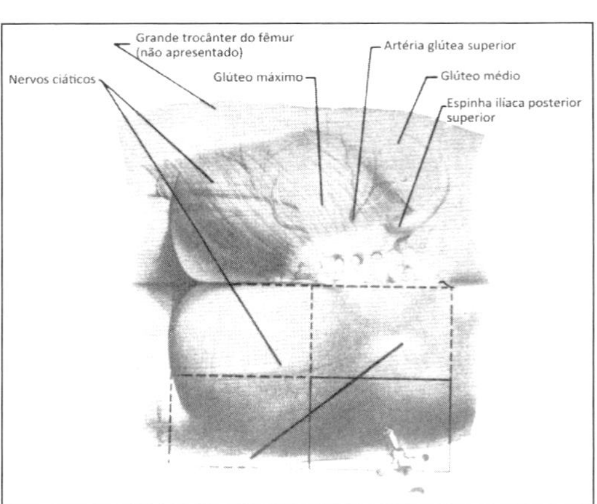

Fig. 21.10

Fonte: Dugas (1988, p. 478).

Ventroglúteo ou Hochstetter (Músculo Glúteo Médio)

Esta região é indicada para crianças ou adultos, pois não há grandes vasos e nervos e tem pouco tecido adiposo.

- Para localização correta, coloca-se a mão direita no quadril esquerdo, ou vice-versa, apoiando o dedo indicador sobre a espinha ilíaca anterossuperior e a palma voltada sobre a cabeça do fêmur, afastar os demais dedos formando um triângulo e aplicar no meio deste (Fig. 21.11).

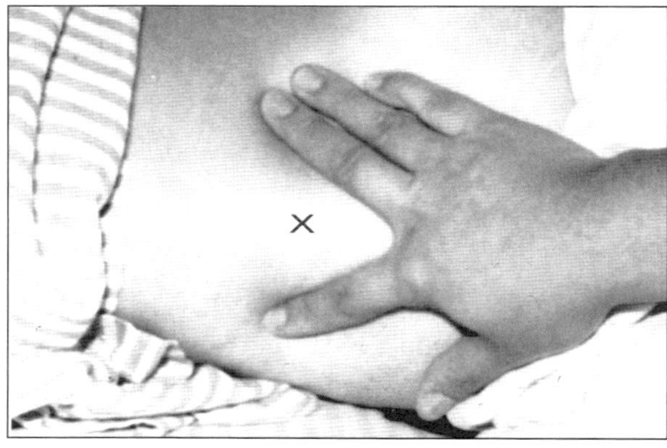

Fig. 21.11

Coxa (Músculo Vasto Lateral da Coxa e Reto Femoral)

Aplicam-se no terço médio anterior e lateral da coxa, local livre de grandes vasos e nervos (Figs. 21.12, 21.13 e 21.14). Volume máximo não deve ultrapassar 3 mL.

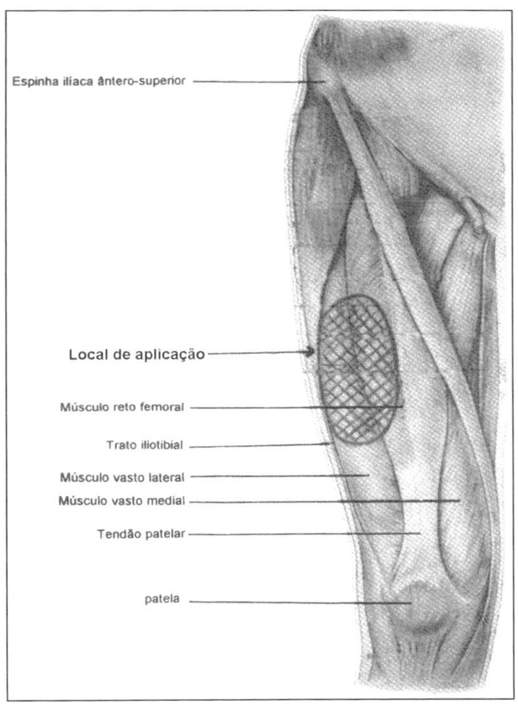

Fig. 21.12
Fonte: Jacob e Francone (1976, p. 172).

Fig. 21.13
Fonte: Jacob e Francone (1976, p. 174).

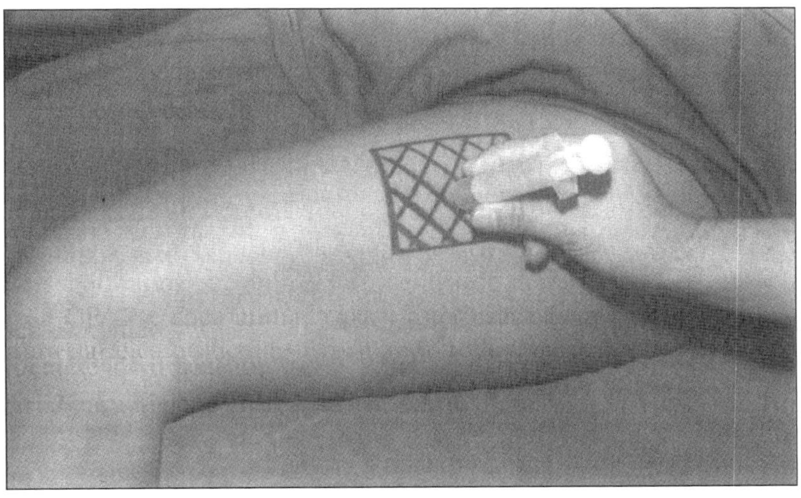

Fig. 21.14

PROCEDIMENTOS E CUIDADOS ESPECÍFICOS
1. Fazer antissepsia ampla.
2. Posicionar a agulha formando ângulo de 90° ou perpendicular à pele, a fim de evitar a introdução do medicamento no tecido subcutâneo.
3. Aplicar com um único impulso, sem hesitar, para diminuir o desconforto.
4. Tracionar o êmbolo até retornar as bolhas de ar.
5. Injetar o medicamento lentamente, para minimizar a dor.
6. Fazer compressão e massagear o local após aplicação, se não houver contraindicação, facilitando a absorção do medicamento e minimizando a dor.
7. Deixar paciente confortável e unidade em ordem.
8. Desprezar as seringas e agulhas em caixa de material cortante.
9. Proceder à limpeza/desinfecção dos materiais e guardá-los.
10. Lavar as mãos.
11. Checar a medicação, anotar quaisquer intercorrências e assinar.

Cuidados Importantes

1. Antes da aplicação do medicamento, avaliar e selecionar o local, evitando áreas inflamadas, hipotróficas, com nódulos, paresias, plegias e outros que possam dificultar a absorção do medicamento.
2. O paciente deve estar em posição confortável e com o músculo relaxado, evitando extravasamento do líquido e minimizando a dor.
3. Na administração de medicamento de coloração semelhante ao sangue, poderá ser feita de duas maneiras:
   a. Realizar em duas etapas com duas seringas (uma sem e outra com medicação); utilizar a seringa sem medicação para aspiração, mantendo a agulha no local, trocá-la pela seringa com medicação e administrar o medicamento.
   b. Utilizar uma seringa com medicação, mantendo a haste da agulha e o bico da seringa sem medicamento para certificar se a agulha não lesou algum vaso.
4. Na administração de medicamentos irritantes, utilizar agulha apropriada e técnica em Z.
5. Na aplicação, deve segurar o mais próximo do canhão da agulha para aumentar a estabilidade, evitando movimentos desnecessários e lesão muscular.
6. Em pacientes idosos, criança menores de 10 anos, com Acidente Vascular Cerebral (AVC), com parestesia ou com paralisia dos braços, mastectomizados, caquéticos ou muito emagrecidos devem evitar aplicação de medicamentos no músculo deltoide.

Acidentes na Aplicação de Injeção Intramuscular

- Infecções inespecíficas;
- Abscesso;
- Ulceração/necrose de tecido;
- Lesões nervosas: paralisia dos músculos do membro superior e inferior;
- Dores tardias;

- Atrofia do deltoide;
- Gangrena por lesão de vasos sanguíneos.

Via Intravenosa (IV) Endovenosa (EV)

Conceito

É a introdução do medicamento diretamente na corrente sanguínea.

Indicação

- Administração de soluções aquosas, isotônicas possuindo um pH neutro e isento de pirógenos;
- Obtenção da absorção rápida do medicamento.

Material

- Bolas de algodão;
- Almotolia com álcool a 70%;
- Seringa esterilizada de 5 mL, 10 mL, 20 mL;
- Agulhas estéril de 25 × 8, 25 × 9, 30 × 12;
- Dispositivo intravenoso periférico;
- Garrote;
- Medicação prescrita;
- Etiqueta auto adesiva ou similar;
- Esparadrapo ou adesivo antialérgico;
- Recipiente para lixo;
- 1 par de luvas de procedimento.

Áreas de Aplicação

Veias superficiais de grande calibre da região cubital (cefálica, mediana e basílica), dorso da mão e antebraço (Fig. 21.15).

Posição da Agulha

Ângulo de 15° ou paralela à pele (Fig. 21.16).

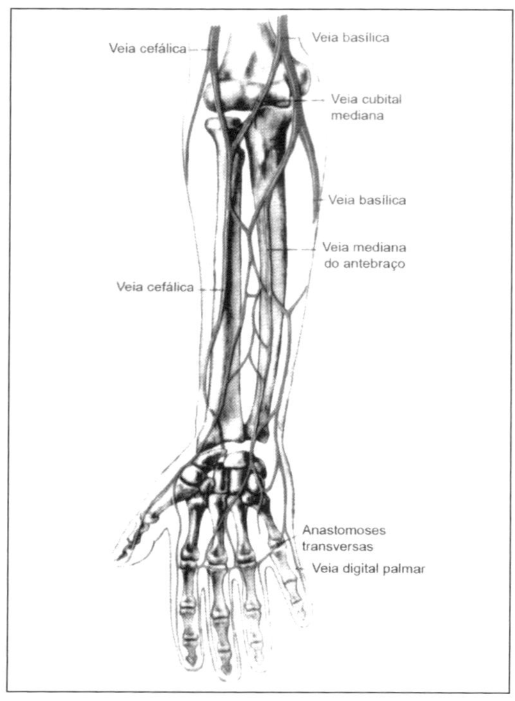

Fig. 21.15
Fonte: Jacob e Francone (1976, p. 352)

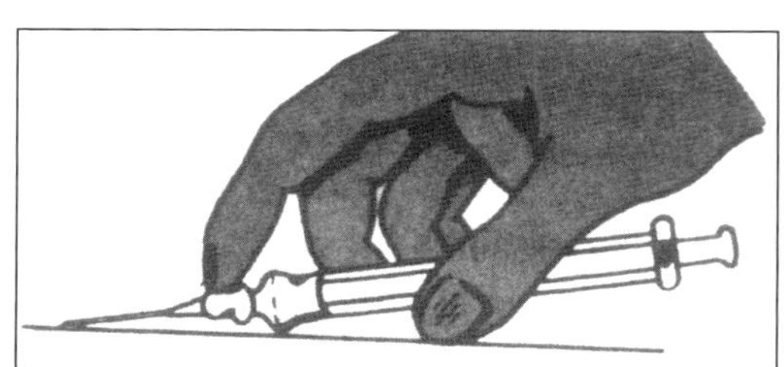

Fig. 21.16
Fonte: Skelley (1977, p. 113).

PROCEDIMENTOS E CUIDADOS ESPECÍFICOS

1. Garrotear 4 cm acima da fossa cubital para facilitar a visualização e seleção das veias (Fig. 21.17).
2. Fazer antissepsia ampla, obedecendo o retorno venoso.
3. Calçar luva de procedimento.
4. Posicionar o bisel da agulha voltado para cima (Fig. 21.18).
5. Fixar a veia e esticar a pele com auxílio do dedo polegar (Fig. 21.17).

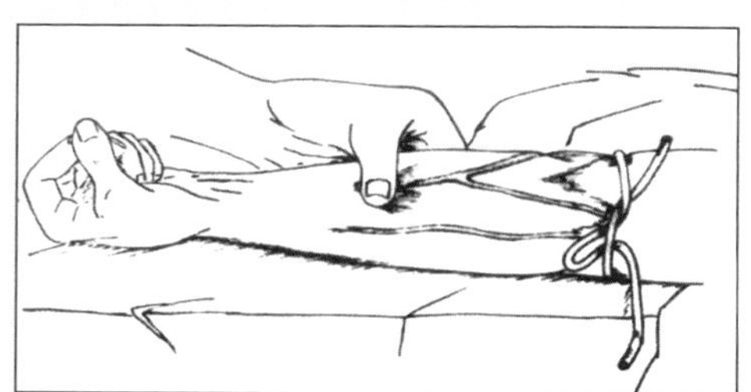

Fig. 21.17

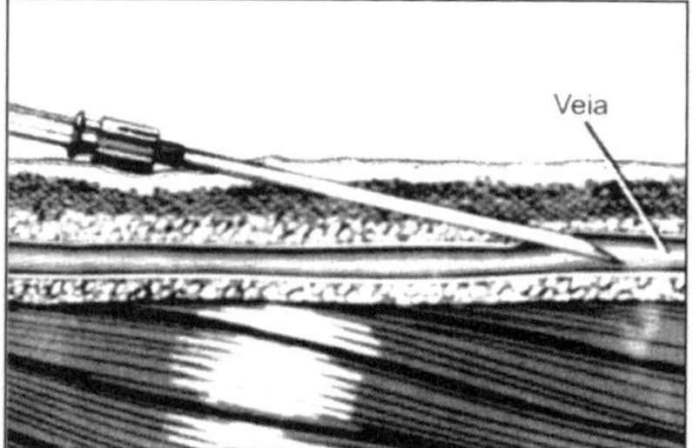

Fig. 21.18

6. Puncionar a veia. Refluindo o sangue, soltar o garrote.

PROCEDIMENTOS E CUIDADOS ESPECÍFICOS
7. Aplicar a droga, lentamente, observando a reação do paciente. Não deve haver presença de ar na seringa, prevenindo embolia gasosa.
8. Retirar a agulha comprimindo com firmeza o local, sem fletir o braço e sem friccionar a pele, para prevenir a formação de hematomas.
9. Colocar a paciente em posição confortável e a unidade em ordem.
10. Desprezar as seringas e agulhas em caixa de material cortante.
11. Retirar luvas de procedimento.
12. Proceder à limpeza/desinfecção dos materiais e guardá-los.
13. Lavar as mãos.
14. Checar a medicação, anotar quaisquer intercorrência e assinar.

Cuidados Importantes

1. Aos pacientes com difícil acesso venoso, podem-se utilizar os seguintes recursos: aquecer e/ou massagear o local ou pedir ao paciente para colocar o braço voltado para baixo, aumentando assim o fluxo sanguíneo.
2. Cada medicação endovenosa deve ser preparada e administrada separadamente, após infusão de cada medicamento colocar 10 a 15 mL de soro no equipo com bureta, para garantir a introdução da dose prescrita. Se houver outros medicamentos proceder da mesma forma.

Acidentes na Aplicação de Injeção por Via Endovenosa

- Infiltração – devido ao extravasamento da solução fora da veia.
- Hematoma – devido a coleção de sangue em um órgão ou tecido.
- Equimose – devido a infiltração de sangue na malha dos tecidos.
- Esclerose da veia – devido a aplicação frequente na mesma veia e ou administração de soluções hipertônicas.
- Flebite e tromboflebite – é um processo inflamatório das veias, tornando a área dolorosa e hiperemiada.
- Abscessos – são processos infecciosos, devido a falta de assepsia e introdução de soluções irritantes fora da veia.
- Choque – paciente apresenta como principais sintomas: palidez, lipotimia, ansiedade, tremores, sudorese, pele fria e úmida, cianose. Pode ser:
  - Séptico (pirogênico): causado pela presença de pirógeno e contaminação de soluções de materiais utilizados na administração por via EV;
  - Anafilático: é causado por uma grave reação alérgica quando um paciente que já produziu anticorpos a uma substância estranha (antígeno) desenvolve uma reação antígeno-anticorpo sistêmica;
  - Periférico: causado pelo distúrbio na microcirculação referente à distribuição sanguínea, como aplicação rápida, dosagem elevada, fatores emocionais e outros.

- Embolia – é uma afecção em que o vaso sanguíneo é obstruído por um coágulo de sangue, bolhas de ar, conglomerados de bactérias ou gotículas de gordura. O que provoca a obstrução chama-se êmbolo. Em geral é fatal, pode ser:
  - Gasosa: tipo de embolia causado pela introdução de ar na circulação sanguínea;
  - Oleosa: tipo de embolia causado pela introdução de solução oleosa na circulação;
  - Sanguínea: tipo de embolia causado pela mobilização de trombo.

Venóclise

Conceito

É a infusão de solução dentro da veia, em quantidade relativamente grande. A venóclise tem como sinonímia, soroterapia, fluidoterapia, flebóclise e perfusão endovenosa.

Objetivos

- Possibilita a absorção e distribuição imediata do medicamento;
- Manter acesso venoso para medicação;
- Repor líquidos;
- Facilitar o fracionamento de dose maior;
- Manter equilíbrio dos eletrólitos;
- Administrar nutrientes.

Material

- Frasco com solução prescrita;
- Equipo de infusão EV (Fig. 21.19) e ou equipo de infusão EV com bureta (Fig. 21.20);
- Dispositivo intravenoso periférico (agulha, escalpe e outros);
- Esparadrapo ou adesivo antialérgico;
- Recipiente com bolas de algodão;
- Almotolia com álcool a 70%;
- Garrote;
- Identificação da solução;
- Tesoura limpa;
- Recipiente para lixo.
- 1 par de luvas de procedimento.

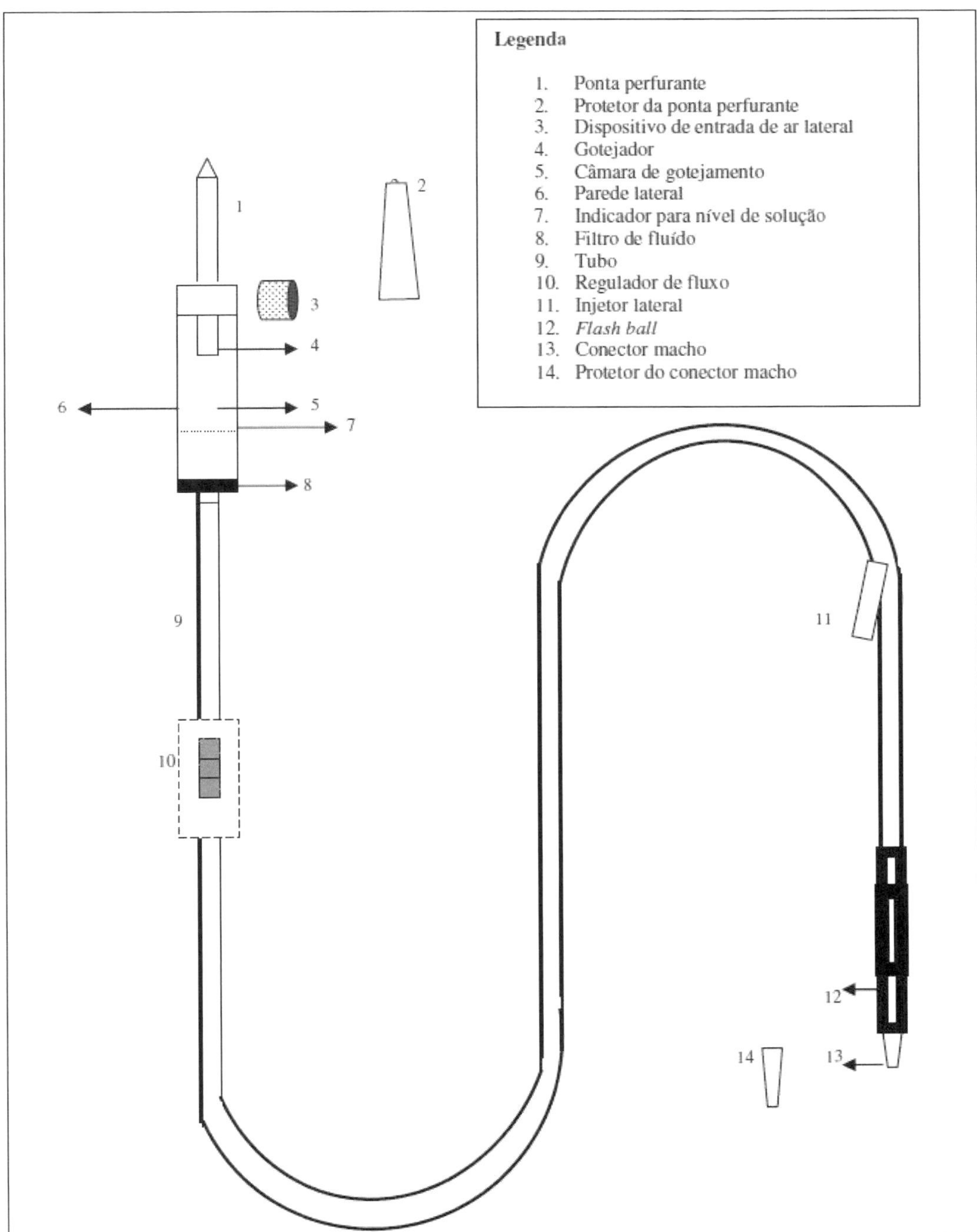

Fig. 21.19: Equipo de infusão e acessórios.

Fonte: Januário, LH. Equipo de infusão endovenosa – critérios de seleção utilizados por enfermeiros em um hospital de ensino de Belo Horizonte, 2001. http://www.enf.ufmg.br/mestrado/dissertacoes/LeticiaJanuario.pdf

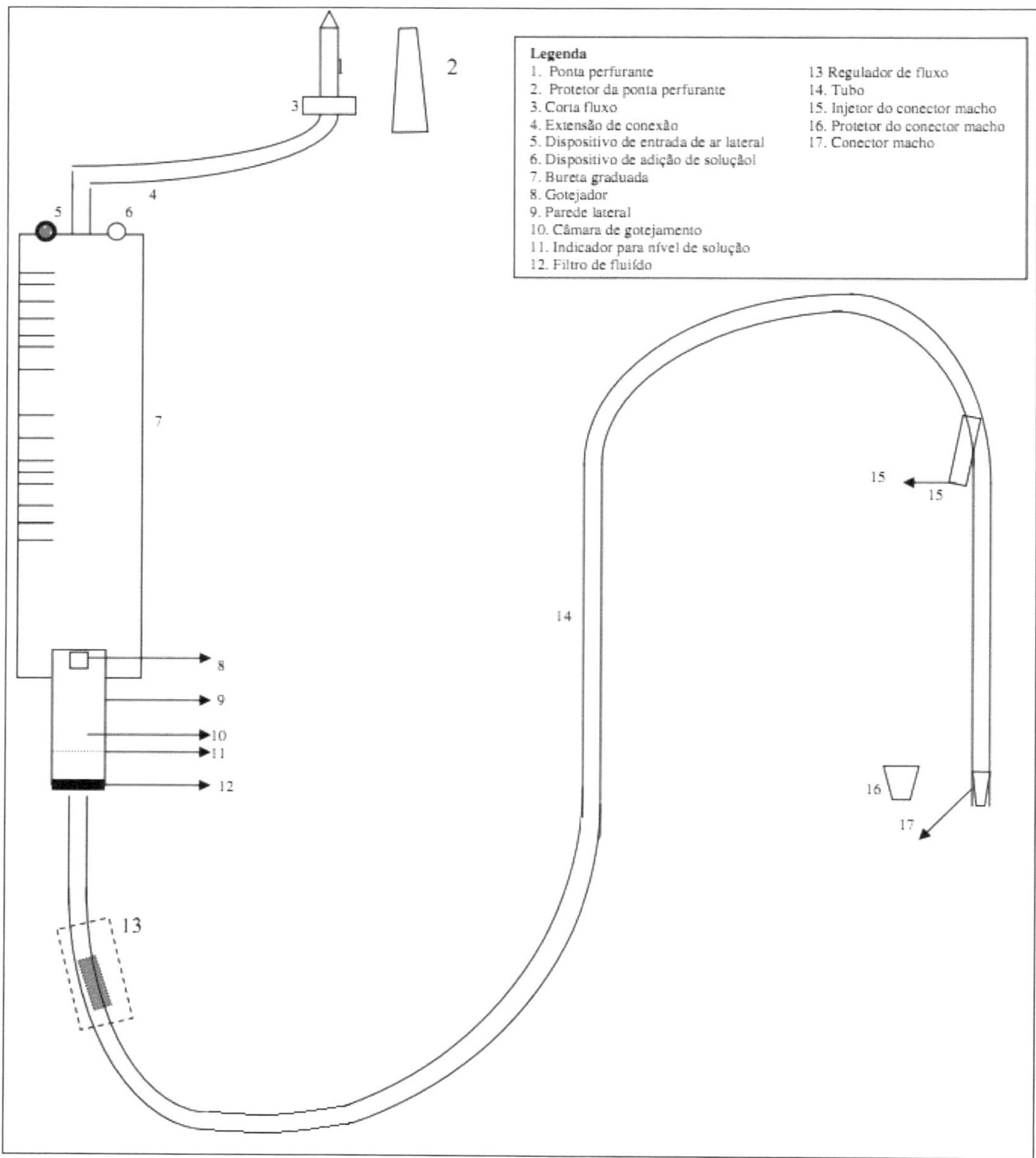

Fig. 21.20: Equipo de infusão com bureta e acessórios.

Fonte: Januário, LH. Equipo de infusão endovenosa – critérios de seleção utilizados por enfermeiros em um hospital de ensino de Belo Horizonte, 2001. http://www.enf.ufmg.br/mestrado/dissertacoes/LeticiaJanuario.pdf

PROCEDIMENTOS	*FUNDAMENTAÇÃO*
1. Verificar a prescrição médica e transcrever na identificação da solução.	Certificar-se do procedimento.
2. Orientar o paciente quanto ao procedimento.	Obter a colaboração.
3. Lavar as mãos.	Prevenir infecção hospitalar.
4. Preparar o material.	
5. Abrir o pacote do equipo da solução.	
6. Desinfetar o gargalo e o bico do frasco da solução com algodão embebido em álcool (Fig. 21.21).	Evitar contaminação.

Fig. 21.21

<table>
<tr><td>7. Abrir o frasco da solução evitando contato da mão com o bico.</td><td>Evitar contaminação.</td></tr>
<tr><td>8. Conectar a ponta perfurante do equipo de infusão no frasco da solução (Fig. 21.22).</td><td></td></tr>
</table>

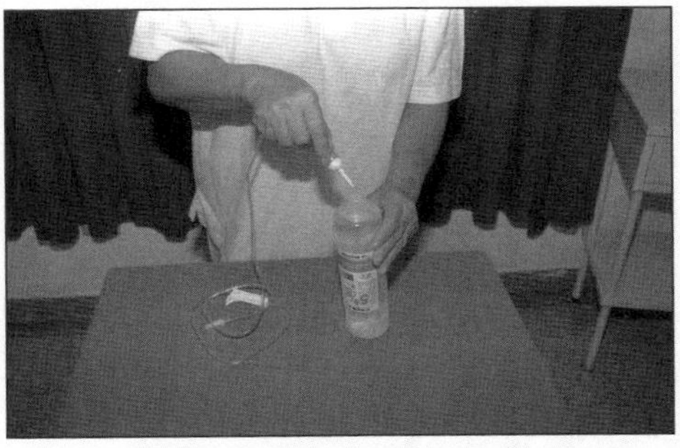

Fig. 21.22

PROCEDIMENTOS	*FUNDAMENTAÇÃO*
9. Fazer o nível de solução na câmara gotejamento e retirar todo o ar do tubo. Em seguida, fechar o regulador de fluxo do tubo (presilha) (Fig. 21.23).	Prevenir embolia.

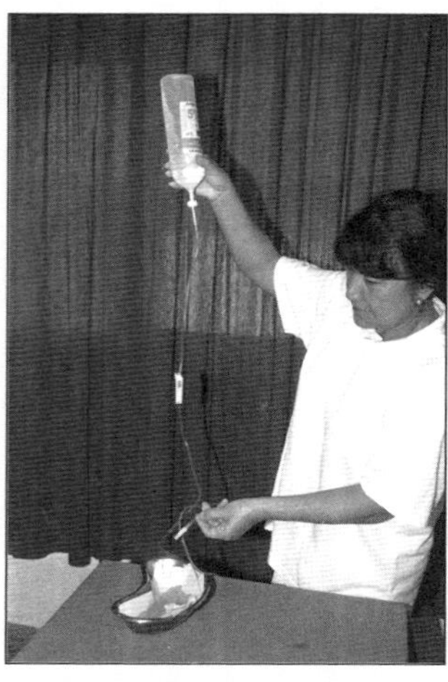

Fig. 21.23

10. Identificar o soro.	Evitar trocas.
11. Colocar escala de horário no frasco da solução (Fig. 21.24).	Permitir o controle da infusão do volume do soro, com respectivo horário.

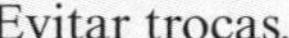

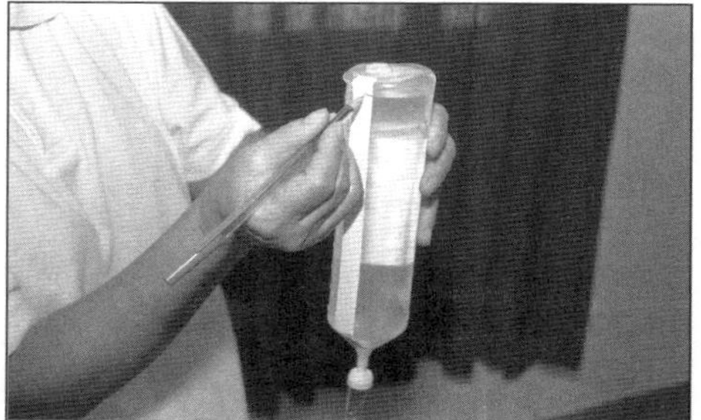

Fig. 21.24

12. Levar todo o material na unidade do paciente.	
13. Colocar o frasco da solução no suporte.	
14. Conectar a agulha do dispositivo intravenoso periférico no conector macho do tubo (equipo) e retirar o ar.	Prevenir embolia.
15. Calçar luva de procedimento.	

PROCEDIMENTOS	*FUNDAMENTAÇÃO*
16. Puncionar a veia conforme a técnica já descrita. Refluindo o sangue, soltar o garrote.	
17. Abrir o regulador de fluxo (presilha) mantendo a solução gota a gota.	Evitar obstrução da agulha.
18. Fixar a agulha do dispositivo intravenoso periférico com esparadrapo.	
19. Controlar o gotejamento do soro conforme prescrição médica.	Assegurar a administração do volume prescrito e o término do soro no horário preestabelecido.
20. Deixar o paciente confortável e a unidade em ordem.	
21. Desprezar as seringas e agulhas em caixa de material cortante.	
22. Proceder à limpeza/desinfecção dos materiais e guardá-los.	
23. Lavar as mãos.	Prevenir infecção hospitalar e proporcionar autoproteção.
24. Checar a medicação, anotar quaisquer intercorrências, horário de início e volume de soro e assinar.	Documentar as ações de enfermagem.

Cuidados Importantes

1. Caso modifique a altura do frasco, controlar o gotejamento do soro para manter o fluxo constante.
2. Controlar rigorosamente o gotejamento da solução para evitar desequilíbrio hidroeletrolítico.
3. Verificar a infusão em intervalos regulares para manutenção do volume do fluxo.
4. Na falta de dispositivo de punção flexível, evitar punção venosa nas articulações. Se a punção venosa for próxima de uma articulação, aconselha-se o uso de tala para evitar transfixação da veia pela agulha.
5. Caso haja dificuldade em puncionar a veia, anotar a frequência e o motivo.
6. Observar o local da punção venosa frequentemente, identificando a presença de edema, rubor, infiltração da solução e queixas do paciente; retirar a solução, caso apresente qualquer desses sinais. Providenciar outra via de acesso.
7. Manter o equipo sem bolhas de ar durante toda a infusão.
8. Para verificar se a agulha está dentro da veia, abaixar o frasco da solução a níveis inferiores ao do local da infusão, com o regulador de fluxo (presilha) aberto. Ocorrendo retorno de sangue constata-se que a agulha está dentro da veia.

9. A identificação da solução deve conter os seguintes dados: nome, quarto, leito, tipo e volume da solução, medicação, tempo de infusão, número de gotas, início, término, data e rubrica.
10. Pacientes que deambulam devem ser orientados para manter o frasco elevado, com gotejamento contínuo, evitando refluxo e obstrução do cateter.
11. Sempre que possível iniciar a punção das veias pelas extremidades do membro superior.
12. Veias esclerosadas não devem ser puncionadas devido à deficiência circulatória.
13. O gotejamento não deve ser alterado em casos de atraso, evitando sobrecarga cardíaca.
14. A troca do frasco da solução deve ser feita imediatamente após seu término, evitando interrupção e perda da permeabilidade da via de acesso.
15. As conexões do sistema devem estar bem adaptadas, evitando contaminação, extravasamento de solução e entrada de ar.
16. Antes de realizações de procedimentos que necessitem de movimentos excessivos como movimentação e transporte, higiene no leito e banho de aspersão, observar se as conexões do sistema estão bem adaptadas e verificar a infusão durante o procedimento para manter o fluxo constante.

Observação: O Cateter Venoso Central de Inserção Periférica/*Peripherally Inserted Central Cattheters* (PICC ou CCIP) é um dispositivo intravenoso inserido por veia periférica, o qual progride até a veia cava superior ou inferior, adquirindo característica de um cateter central. São dispositivos longos, flexíveis, radiopaco, com alta resistência a dobras, constituído por poliuretano ou silicone. A competência técnica legal do enfermeiro para inserir e manipular o PICC, é amparada pela lei 7498/86 e seu decreto 94406/87, além da resolução do Conselho Federal de Enfermagem COFEN nº 258/2001, desde que possua curso de capacitação técnica específico.

Retirada de Venóclise

Material

- Recipiente com bola de algodão;
- Almotolia com álcool a 70%;
- Benzina;
- Recipiente para lixo;
- Tira de esparadrapo ou adesivo antialérgico.

PROCEDIMENTOS	*FUNDAMENTAÇÃO*
1. Verificar a prescrição médica/enfermagem.	Certificar-se do procedimento.
2. Lavar as mãos.	Prevenir infecção hospitalar.
3. Orientar o paciente quanto ao procedimento.	Obter a colaboração.
4. Preparar o material.	

PROCEDIMENTOS	*FUNDAMENTAÇÃO*
5. Fechar o regulador de fluxo (presilha). Descolar o esparadrapo com bolas de algodão embebido em benzina.	
6. Comprimir o local junto ao dispositivo intravenoso periférico com algodão levemente embebido em álcool e retirá-lo.	Evitar equimose e/ou hematoma.
7. Pressionar firmemente o local de onde foi retirado o dispositivo intravenoso periférico com algodão embebido em álcool sem friccioná-lo até obter a hemostasia. • O algodão com álcool não deve ser friccionado; • Se necessário, promover a hemostasia utilizando uma tira de esparadrapo ou adesivo antialérgico. Para retirada da agulha localizada na região cubital, comprimir o local sem fletir o braço.	
8. Deixar o paciente confortável e a unidade em ordem.	
9. Desprezar os materiais em locais apropriados.	
10. Proceder à limpeza dos materiais e guardá-los.	
11. Lavar as mãos.	Prevenir infecção hospitalar e proporcionar autoproteção.
12. Na prescrição de enfermagem, anotar horário e procedimento e assinar.	Documentar as ações de enfermagem.

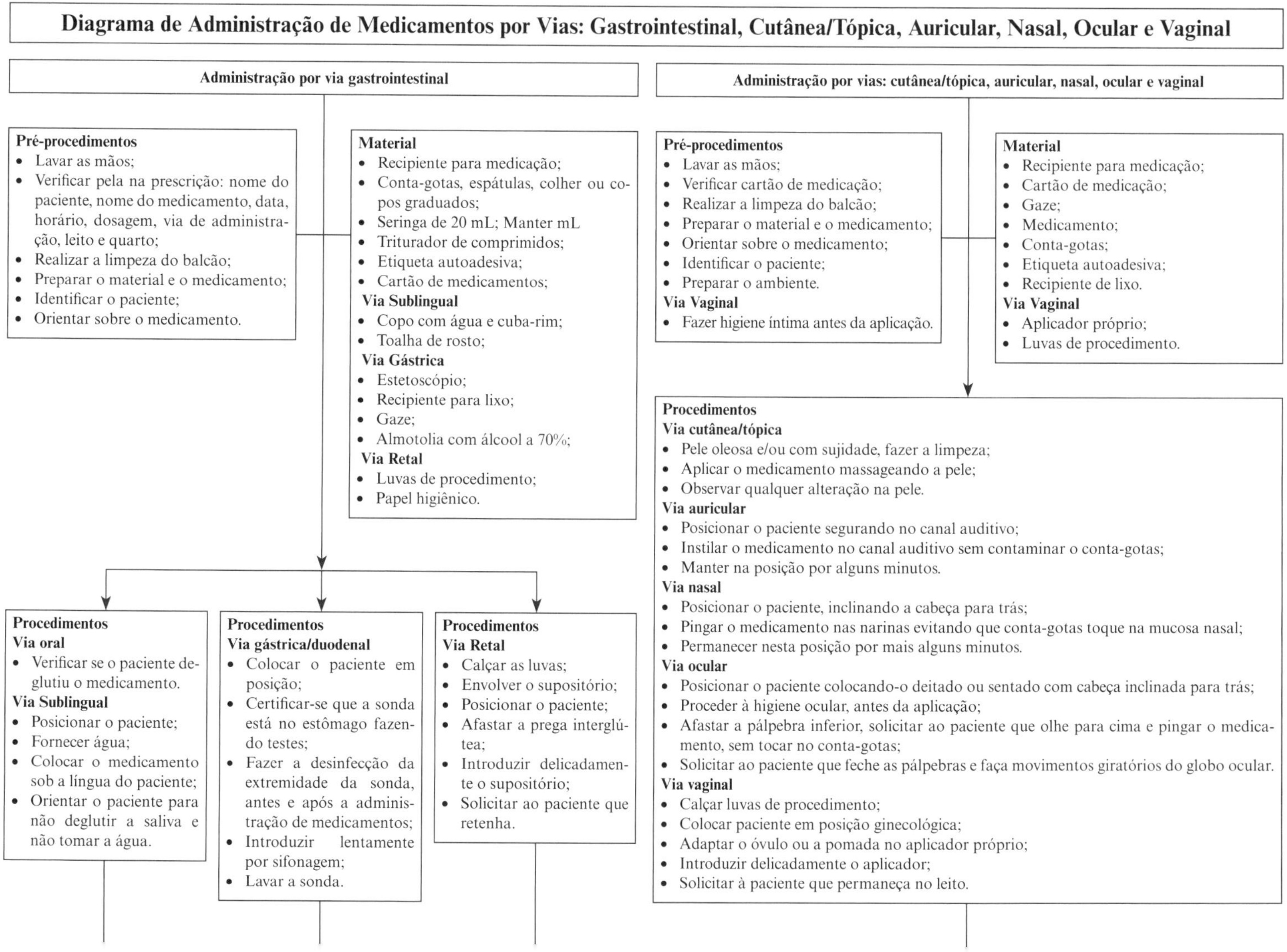

Diagrama de Administração de Medicamentos por Vias: Gastrointestinal, Cutânea/Tópica, Auricular, Nasal, Ocular e Vaginal

Administração por via gastrointestinal

Pré-procedimentos
- Lavar as mãos;
- Verificar pela na prescrição: nome do paciente, nome do medicamento, data, horário, dosagem, via de administração, leito e quarto;
- Realizar a limpeza do balcão;
- Preparar o material e o medicamento;
- Identificar o paciente;
- Orientar sobre o medicamento.

Material
- Recipiente para medicação;
- Conta-gotas, espátulas, colher ou copos graduados;
- Seringa de 20 mL; Manter mL
- Triturador de comprimidos;
- Etiqueta autoadesiva;
- Cartão de medicamentos;

Via Sublingual
- Copo com água e cuba-rim;
- Toalha de rosto;

Via Gástrica
- Estetoscópio;
- Recipiente para lixo;
- Gaze;
- Almotolia com álcool a 70%;

Via Retal
- Luvas de procedimento;
- Papel higiênico.

Procedimentos
Via oral
- Verificar se o paciente deglutiu o medicamento.

Via Sublingual
- Posicionar o paciente;
- Fornecer água;
- Colocar o medicamento sob a língua do paciente;
- Orientar o paciente para não deglutir a saliva e não tomar a água.

Procedimentos
Via gástrica/duodenal
- Colocar o paciente em posição;
- Certificar-se que a sonda está no estômago fazendo testes;
- Fazer a desinfecção da extremidade da sonda, antes e após a administração de medicamentos;
- Introduzir lentamente por sifonagem;
- Lavar a sonda.

Procedimentos
Via Retal
- Calçar as luvas;
- Envolver o supositório;
- Posicionar o paciente;
- Afastar a prega interglútea;
- Introduzir delicadamente o supositório;
- Solicitar ao paciente que retenha.

Administração por vias: cutânea/tópica, auricular, nasal, ocular e vaginal

Pré-procedimentos
- Lavar as mãos;
- Verificar cartão de medicação;
- Realizar a limpeza do balcão;
- Preparar o material e o medicamento;
- Orientar sobre o medicamento;
- Identificar o paciente;
- Preparar o ambiente.

Via Vaginal
- Fazer higiene íntima antes da aplicação.

Material
- Recipiente para medicação;
- Cartão de medicação;
- Gaze;
- Medicamento;
- Conta-gotas;
- Etiqueta autoadesiva;
- Recipiente de lixo.

Via Vaginal
- Aplicador próprio;
- Luvas de procedimento.

Procedimentos
Via cutânea/tópica
- Pele oleosa e/ou com sujidade, fazer a limpeza;
- Aplicar o medicamento massageando a pele;
- Observar qualquer alteração na pele.

Via auricular
- Posicionar o paciente segurando no canal auditivo;
- Instilar o medicamento no canal auditivo sem contaminar o conta-gotas;
- Manter na posição por alguns minutos.

Via nasal
- Posicionar o paciente, inclinando a cabeça para trás;
- Pingar o medicamento nas narinas evitando que conta-gotas toque na mucosa nasal;
- Permanecer nesta posição por mais alguns minutos.

Via ocular
- Posicionar o paciente colocando-o deitado ou sentado com cabeça inclinada para trás;
- Proceder à higiene ocular, antes da aplicação;
- Afastar a pálpebra inferior, solicitar ao paciente que olhe para cima e pingar o medicamento, sem tocar no conta-gotas;
- Solicitar ao paciente que feche as pálpebras e faça movimentos giratórios do globo ocular.

Via vaginal
- Calçar luvas de procedimento;
- Colocar paciente em posição ginecológica;
- Adaptar o óvulo ou a pomada no aplicador próprio;
- Introduzir delicadamente o aplicador;
- Solicitar à paciente que permaneça no leito.

Pós-procedimentos
- Deixar o paciente confortável e a unidade em ordem;
- *Checar* e rubricar o horário de medicamento;
- Fazer limpeza/desinfecção dos materiais e guardá-los;
- Lavar as mãos;
- Fazer anotações de enfermagem.

Cuidados importantes
Via Oral
- Antes do preparo do medicamento, certificar-se há prescrição de jejum ou restrição hídrica ao paciente;
- Ao manusear medicamentos líquidos, colocar o rótulo voltado para a palma da mão para evitar sujá-lo;
- Homogeneizar os medicamentos em suspensão antes de colocar no recipiente;
- Os medicamentos devem ser colocados diretamente no recipiente, evitando contato com as mãos.

Via Sublingual
- Fornecer água para enxaguar a boca e remover resíduos alimentares facilitando a sua absorção;
- Colocar o medicamento sob a língua e orientar para não deglutir a saliva e não tomar a água até dissolver o medicamento.

Via Gástrica/Duodenal
- Certificar se a sonda está no estômago/duodeno;
- O medicamento deve ser triturado e dissolvido em água para a administração;
- Manter a cabeceira elevada por 30 minutos, se caso não houver contra indicação, durante e após a administração do medicamento;
- Manter a sonda fechada por 30 minutos após administração, evitando refluxo do medicamento.

Via Retal
- Posicionar o paciente em decúbito lateral ou Sims;
- Introduzir delicadamente o supositório além do esfíncter anal;
- Solicitar que retenha o medicamento.

Pós-procedimentos
- Deixar o paciente confortável e a unidade em ordem;
- Checar e rubricar o horário de medicamento;
- Fazer limpeza/desinfecção dos materiais e guardá-los;
- Lavar as mãos;
- Fazer anotações de enfermagem.

Cuidados importantes
Via Cutânea/Tópica
- Antes de aplicar a pomada recomenda-se fazer o teste de sensibilidade;
- Alguns medicamentos administrados topicamente, por meio de adesivos cutâneos, produzem efeitos sistêmicos.

Via Auricular
- O conta-gotas do frasco deve ser de uso individual.

Via Nasal
- Na impossibilidade de manter a cabeça para trás, orientar o paciente que faça uma inspiração nasal profunda;
- Deve ser de uso individual o conta-gotas do frasco.

Via Ocular
- O medicamento ocular deve ser de uso individual;
- O paciente deve estar em decúbito dorsal ou sentado com o pescoço em hiperextensão e olhando para cima.

Via Vaginal
- O aplicador deve ser de uso individual, podendo ser lavado com água e sabão para uso posterior;
- O aplicador deve ser introduzido no máximo 10 cm;
- Em paciente com hímen íntegro utilizar aplicador apropriado;
- Orientar para realizar o autoaplicação.

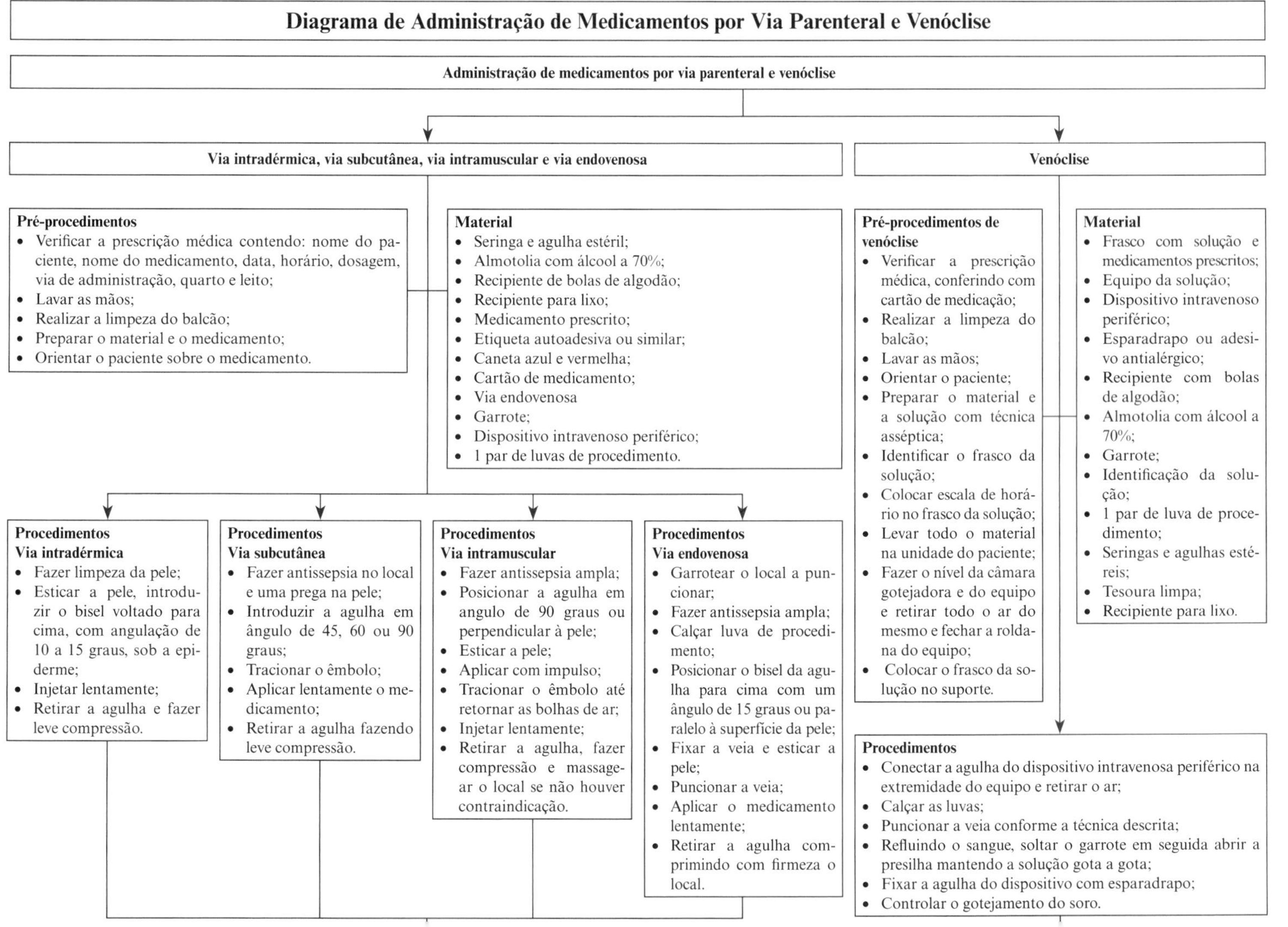

Diagrama de Administração de Medicamentos por Via Parenteral e Venóclise
Administração de medicamentos por via parenteral e venóclise
Via intradérmica, via subcutânea, via intramuscular e via endovenosa
Venóclise
Pré-procedimentos
• Verificar a prescrição médica contendo: nome do paciente, nome do medicamento, data, horário, dosagem, via de administração, quarto e leito;
• Lavar as mãos;
• Realizar a limpeza do balcão;
• Preparar o material e o medicamento;
• Orientar o paciente sobre o medicamento.
Material
• Seringa e agulha estéril;
• Almotolia com álcool a 70%;
• Recipiente de bolas de algodão;
• Recipiente para lixo;
• Medicamento prescrito;
• Etiqueta autoadesiva ou similar;
• Caneta azul e vermelha;
• Cartão de medicamento;
• Via endovenosa
• Garrote;
• Dispositivo intravenoso periférico;
• 1 par de luvas de procedimento.
Procedimentos
Via intradérmica
• Fazer limpeza da pele;
• Esticar a pele, introduzir o bisel voltado para cima, com angulação de 10 a 15 graus, sob a epiderme;
• Injetar lentamente;
• Retirar a agulha e fazer leve compressão.
Procedimentos
Via subcutânea
• Fazer antissepsia no local e uma prega na pele;
• Introduzir a agulha em ângulo de 45, 60 ou 90 graus;
• Tracionar o êmbolo;
• Aplicar lentamente o medicamento;
• Retirar a agulha fazendo leve compressão.
Procedimentos
Via intramuscular
• Fazer antissepsia ampla;
• Posicionar a agulha em angulo de 90 graus ou perpendicular à pele;
• Esticar a pele;
• Aplicar com impulso;
• Tracionar o êmbolo até retornar as bolhas de ar;
• Injetar lentamente;
• Retirar a agulha, fazer compressão e massagear o local se não houver contraindicação.
Procedimentos
Via endovenosa
• Garrotear o local a puncionar;
• Fazer antissepsia ampla;
• Calçar luva de procedimento;
• Posicionar o bisel da agulha para cima com um ângulo de 15 graus ou paralelo à superfície da pele;
• Fixar a veia e esticar a pele;
• Puncionar a veia;
• Aplicar o medicamento lentamente;
• Retirar a agulha comprimindo com firmeza o local.
Pré-procedimentos de venóclise
• Verificar a prescrição médica, conferindo com cartão de medicação;
• Realizar a limpeza do balcão;
• Lavar as mãos;
• Orientar o paciente;
• Preparar o material e a solução com técnica asséptica;
• Identificar o frasco da solução;
• Colocar escala de horário no frasco da solução;
• Levar todo o material na unidade do paciente;
• Fazer o nível da câmara gotejadora e do equipo e retirar todo o ar do mesmo e fechar a roldana do equipo;
• Colocar o frasco da solução no suporte.
Material
• Frasco com solução e medicamentos prescritos;
• Equipo da solução;
• Dispositivo intravenoso periférico;
• Esparadrapo ou adesivo antialérgico;
• Recipiente com bolas de algodão;
• Almotolia com álcool a 70%;
• Garrote;
• Identificação da solução;
• 1 par de luva de procedimento;
• Seringas e agulhas estéreis;
• Tesoura limpa;
• Recipiente para lixo.
Procedimentos
• Conectar a agulha do dispositivo intravenosa periférico na extremidade do equipo e retirar o ar;
• Calçar as luvas;
• Puncionar a veia conforme a técnica descrita;
• Refluindo o sangue, soltar o garrote em seguida abrir a presilha mantendo a solução gota a gota;
• Fixar a agulha do dispositivo com esparadrapo;
• Controlar o gotejamento do soro.

Pós-procedimentos
- Deixar o paciente confortável e a unidade em ordem;
- Desprezar as seringas e agulhas em recipientes perfurocortantes;
- Proceder à limpeza/desinfecção dos materiais e guardá-los;
- Lavar as mãos;
- Checar a medicação e anotar quaisquer intercorrências.

Cuidados importantes

Via intradérmica
- A medicação é aplicada na face interna do antebraço ou região escapular;
- A aplicação correta é identificada pela formação da pápula no local;
- Não é necessário tracionar o êmbolo, devido à ausência de vaso sanguíneo na epiderme.

Via Subcutânea
- O medicamento deve ser aplicado na face externa do braço, região escapular, região inframamária e flancos, região perumbilical, região glútea, face anterior e externa da coxa.

Via Intramuscular
- O medicamento deve ser aplicado na regiões: deltoide, dorso glútea, ventro glútea e anterolateral da coxa;
- Para diminuir a dor da aplicação, a agulha deve ser introduzida e retirada com impulso.

Via Endovenosa
- O medicamento deve ser aplicado nas veias superficiais de grande calibre: região cubital, dorso da mão e antebraço;
- Não deve haver presença de ar na seringa.

Pós-procedimentos venóclise
- Deixar o paciente confortável e a unidade em ordem;
- Retirar as luvas;
- Lavar as mãos;
- Na prescrição médica colocar horário, volume do soro e checar.

Cuidados importantes na venóclise
- O controle do gotejamento da infusão, bem como a altura e posição do frasco, devem ser observados constantemente;
- Sempre que possível iniciar a punção das veias pelas extremidades do membro superior;
- Veias esclerosadas não devem ser puncionadas devido à deficiência circulatória;
- A troca do frasco da solução deve ser feita imediatamente após seu término, evitando interrupção e perda da permeabilidade da via de acesso;
- Pacientes que deambulam devem ser orientados para manter o frasco elevado, com gotejamento contínuo, evitando refluxo e obstrução do cateter;
- Na retirada de venóclise deve comprimir o local onde foi retirado dispositivo intravenoso periférico até obter a hemostasia, sem fletir o braço.

ASSISTÊNCIA AO PACIENTE TRAQUEOSTOMIZADO

capítulo 22

Conceito

Traqueostomia é uma abertura cirúrgica realizada na parede anterior da traqueia, na qual é inserida uma cânula para estabelecer comunicação entre a traqueia e o exterior.

Objetivos

- Desobstruir as vias aéreas superiores (tumores, traumatismos, edemas, corpos estranhos, inflamações e outros);
- Facilitar a remoção de secreções traqueobrônquicas;
- Instalar ventilação mecânica nas insuficiências respiratórias graves;
- Substituir o tubo endotraqueal em pacientes entubados por mais de cinco a sete dias;
- Evitar aspiração de secreções orofaríngeas ou gástricas em pacientes inconscientes ou paralisados.

Tipos de Cânulas de Traqueostomia

Cânula Plástica

Em geral, consiste numa cânula com *cuff* ou balonete e mandril (obturador), identificadas por números conforme calibre.

O *cuff* tem a finalidade de vedar o espaço entre a cânula e a traqueia, prevenindo aspiração e permitindo o uso de ventilação artificial (Figs. 22.1A e 22.1 B).

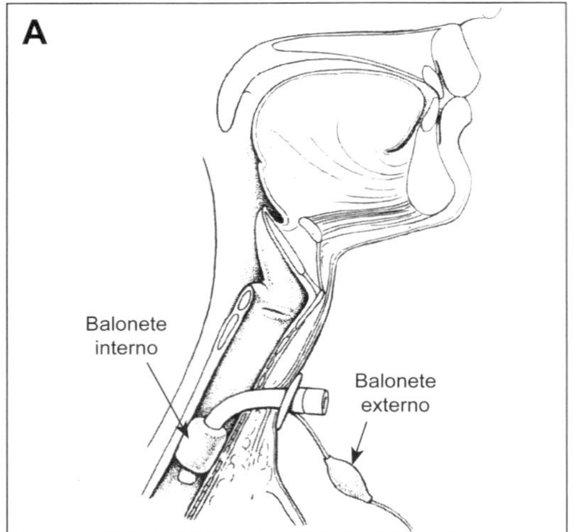

Fig. 22.1A
Fonte: Brunner e Suddarth (1982, p. 471).

Fig. 22.1B

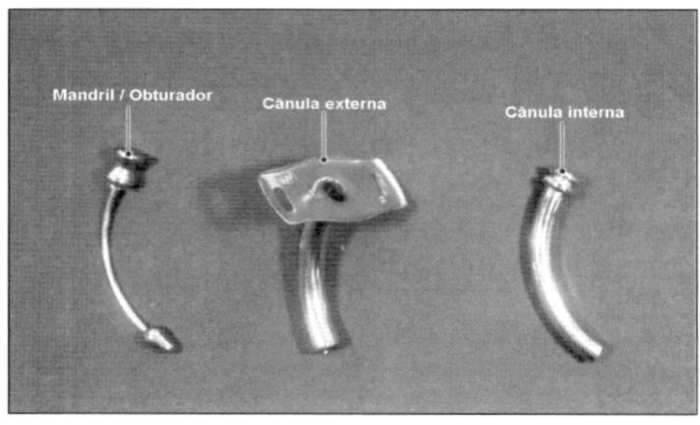

Fig. 22.2

Cânula Metálica (Aço Inoxidável)

Consiste em três partes: obturador, cânula externa e cânula interna.

As peças constituem um conjunto com as partes identificadas por números, conforme o calibre, e não podem ser substituídas por partes de outros conjuntos (Fig. 22.2).

Técnica de Aspiração de Secreções pela Traqueostomia

Técnica Aberta

Material

- Luvas de látex estéreis;
- Sonda de aspiração estéril de número apropriado (geralmente n.º 10 a 12 para adultos, conforme calibre da cânula);
- Cúpula estéril ou outro recipiente pequeno estéril;

- Água destilada estéril;
- Pacote de gaze estéril;
- Fonte de aspiração (vácuo portátil ou de parede);
- Frasco para aspiração com extensões;
- Ressuscitador manual (Ambu) conectado à rede de oxigênio;
- Máscara, óculos protetores e avental se necessário.

PROCEDIMENTOS	*FUNDAMENTAÇÃO*
1. Verificar a prescrição médica/enfermagem.	Certificar-se do procedimento.
2. Lavar as mãos.	Prevenir infecção hospitalar.
3. Informar o paciente sobre o procedimento.	Obter colaboração.
4. Avaliar as condições gerais do paciente (padrão respiratório, frequência cardíaca e oximetria).	Evitar agravamento das condições respiratórias.
5. Colocar o paciente em decúbito dorsal, com a cabeceira elevada a 30° (posição semi-*Fowler* ou *Fowler*), se não houver contra indicação.	Facilitar a respiração do paciente e a execução do procedimento. Evitar a broncoaspiração.
6. Testar o funcionamento do aspirador.	Garantir a realização do procedimento.
7. Colocar máscara, óculos protetores e avental.	Proporcionar autoproteção e prevenir infecção hospitalar.
8. Abrir o campo estéril da cúpula e colocar água destilada estéril na mesma, em quantidade de acordo com a característica e o volume da secreção (Fig. 22.3).	Permitir a limpeza da sonda e do prolongamento durante e após a aspiração.

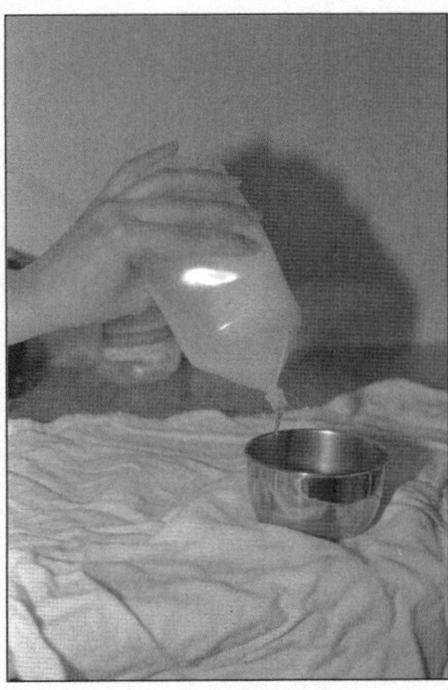

Fig. 22.3

PROCEDIMENTOS	*FUNDAMENTAÇÃO*
9. Abrir a embalagem da sonda, expondo somente a extremidade que será conectada ao prolongamento, deixando o restante da sonda protegida.	Assegurar a esterilidade do material.
10. Adaptar a extremidade da sonda ao prolongamento, mantendo a sonda dentro da embalagem e sobre campo da cúpula. Cuidar para que o peso do prolongamento não tracione a sonda (Fig. 22.4). 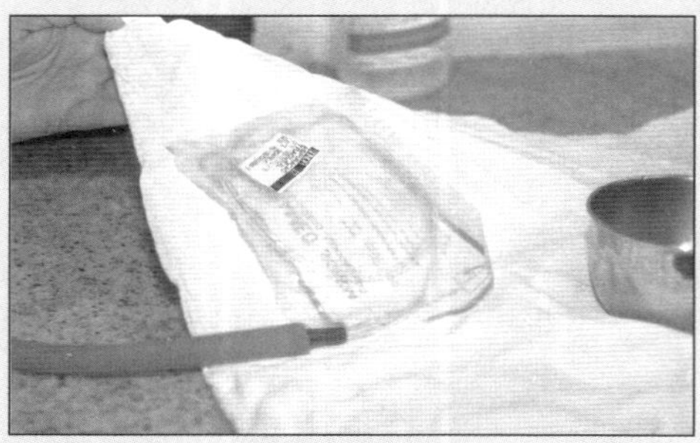 **Fig. 22.4**	Evitar contaminação do material.
11. Calçar as luvas com técnica asséptica. • A luva direita é utilizada para técnica asséptica e a esquerda para autoproteção.	
12. Expor a sonda e segurá-la com a mão direita, evitando que toque em qualquer objeto. Usar a mão direita somente para manipular a sonda (Fig. 22.5). 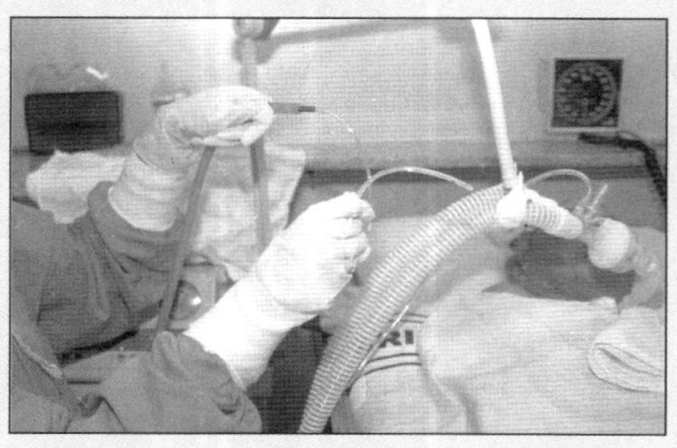 **Fig. 22.5**	Manter a esterilidade do material.
13. Firmar o prolongamento sob o braço direito, pressionando-o de encontro ao tórax.	Manter livre a mão esquerda, para facilitar a execução da técnica.
14. Ligar o aspirador com a mão esquerda regulando a pressão a vácuo entre 100 e 120 mmHg. Afastar o nebulizador ou respirador.	Assegurar a aspiração de secreções sem lesar a mucosa traqueal.

PROCEDIMENTOS	*FUNDAMENTAÇÃO*
15. Introduzir a sonda de aspiração na traqueostomia até sentir resistência sem aspirar, retornar aproximadamente 2 cm e aspirar. Tomar cuidado para não contaminar a sonda ou a luva nas áreas ao redor do orifício. (Fig. 22.6). 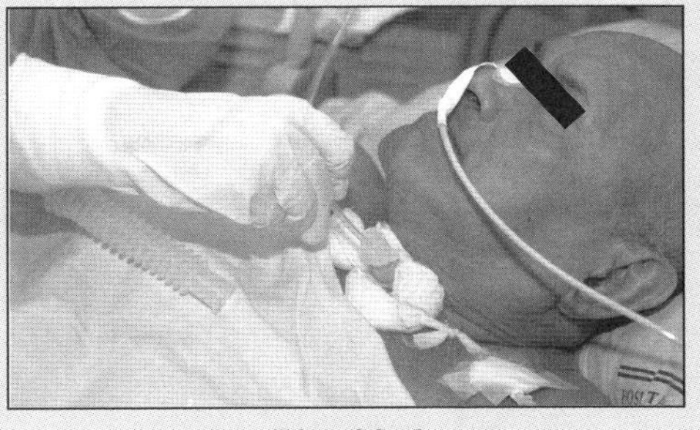 **Fig. 22.6**	Evitar traumatismo e sangramento da traqueia.
16. Aspirar as secreções, em seguida retirar a sonda com movimento rotatório, pressionando o prolongamento de modo intermitente para que não exerça pressão negativa contínua, cuidando para que não haja aspiração da mucosa traqueal. Observar o aspecto das secreções.	Evitar traumatismo e sangramento da traqueia.
17. Manter a sonda com pressão negativa por, no máximo, 10 a 15 segundos e, se possível, coincidir o momento da pressão negativa com o tempo expiratório do paciente.	Evitar a diminuição do volume de ar inspirado, pois a sucção prolongada pode produzir queda na concentração de O_2 arterial (hipóxia e arritmias cardíacas).
18. Limpar a parte externa da sonda com gaze e a interna aspirando a solução da cúpula se necessário, entre as aspirações.	Manter a sonda limpa e desobstruída.
19. Repetir a aspiração (itens 15, 16,17 e 18), quantas vezes forem necessárias, sempre intercalando com ventilações do paciente. Com auxílio de outra pessoa, pode-se aspirar pelo menos uma vez com a cabeça do paciente posicionada para a direita e para a esquerda.	Remover todas as secreções e reexpandir as áreas de colapso que pode surgir durante a sucção devido à pressão negativa. O posicionamento da cabeça facilita a remoção de secreções de ambos os brônquios em uma aspiração mais profunda.
20. Observar sinais e sintomas de complicações como: queda da oximetria; hipotensão arterial, bradicardia, arritmia cardíaca, broncoespasmo, cianose, ansiedade, agitação, angústia respiratória e outros. Nessa condição, interromper o procedimento e comunicar imediatamente o enfermeiro responsável.	Evitar instabilidade hemodinâmica.

PROCEDIMENTOS	FUNDAMENTAÇÃO
21. Ao término da aspiração, limpar a luz da sonda e do prolongamento, aspirando toda água destilada estéril, contida na cúpula (Fig. 22.7).	Evitar proliferação de microrganismos.

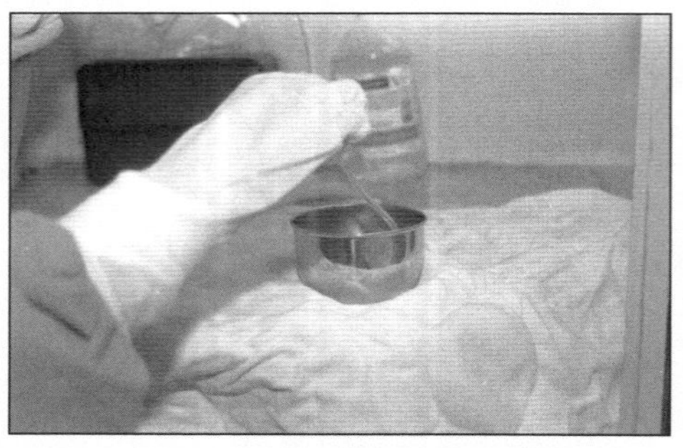

Fig. 22.7

PROCEDIMENTOS	FUNDAMENTAÇÃO
22. Desligar o aspirador e desconectar a sonda.	
23. Retirar as luvas, envolvendo a sonda em seu interior e desprezá-las.	Proporcionar autoproteção e evitar infecção hospitalar.
24. Colocar o paciente em posição confortável.	
25. Recolocar a nebulização contínua e permanecer junto do paciente até a regularização do seu ritmo respiratório.	Evitar complicações cardiopulmonares.
26. Deixar a unidade em ordem e colocar a cúpula em solução de água e sabão.	
27. Desprezar as secreções no expurgo.	
28. Lavar as mãos.	Evitar infecção hospitalar e proporcionar autoproteção.
29. Na prescrição de enfermagem anotar: volume, coloração, odor, consistência das secreções aspiradas, intercorrências ocorridas durante o procedimento e assinar.	Documentar ações de enfermagem.

Técnica Fechada

A técnica fechada consiste na utilização de uma sonda de aspiração estéril, envolta por uma proteção (plástica ou de silicone), tendo em sua ponta proximal uma porta de irrigação com um tubo T que fica conectado entre a traqueostomia e o circuito do respirador. Em sua ponta distal há uma válvula para controle de sucção e uma ponta para adaptar ao prolongamento de aspiração (Fig. 22.8).

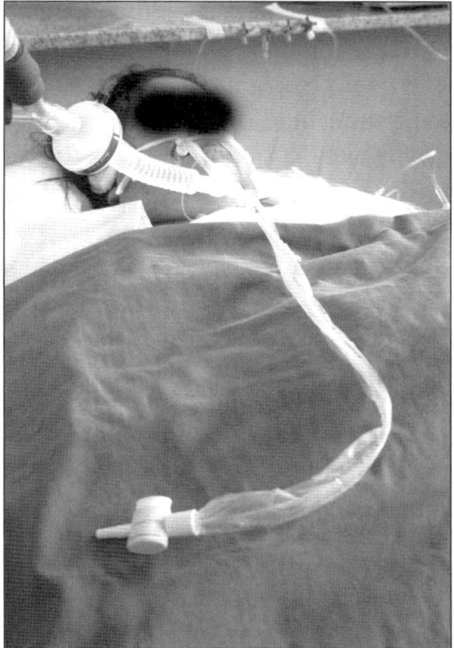

Fig. 22.8: Sonda de aspiração estéril.

Indicados em pacientes com:

- Pressão Expiratória Final Positiva (PEEP) elevada, pois, não há necessidade de desconectar do respirador evitando queda de oximetria e perda de PEEP;
- Tuberculose;
- Influenza A (H1N1), com a finalidade de proteger a equipe, evitando a exposição da mesma;
- Técnica fácil, pode ser realizada por uma só pessoa, porém tem custo alto, devendo ser de uso restrito.

Cuidados Importantes

1. Para evitar lesões na mucosa traqueal e instabilidade hemodinâmica é de fundamental importância o uso correto da técnica de aspiração traqueal e o procedimento deve ser realizado com base na avaliação clínica do paciente, conforme suas necessidades e não de forma rotineira.
2. Quando as secreções estiverem espessas, pode-se instilar 3 a 5 mL de água destilada estéril ou solução salina estéril na traqueia, tendo o cuidado de aspirar imediatamente depois. Esse procedimento ajuda a fluidificar as secreções, estimula o reflexo da tosse e facilita a remoção de secreções.
3. Em pacientes com ventilação mecânica é recomendável a presença de duas pessoas, de modo que se poça intercalar algumas ventilações entre uma aspiração e outra e diminuir o tempo em que o paciente fica sem a ventilação mecânica.

4. Caso o paciente estiver recebendo a dieta enteral, interrompê-la durante a aspiração.
5. Preferencialmente não utilizar a mesma sonda para aspirar traqueia, narinas e boca, especialmente em pacientes com bactéria multirresistente na traqueia.
6. Usar luvas de procedimento para manipular o frasco de aspirador e desprezar as secreções. Lavar e desinfetar o frasco.
7. Fazer higiene oral frequente.
8. Deixar o paciente na posição sentada ou semi-*Fowler*, se não houver contraindicação, pois, estas posições melhoram a complacência pulmonar.
9. Realizar mudança de decúbito pelo menos a cada duas horas para proporcionar a ventilação pulmonar, impedir estase de secreções e ainda prevenir úlcera de pressão.

Cuidados Especiais em Pacientes com Traqueostomia

1. Trocar o curativo no mínimo uma vez ao dia, e sempre que se apresentar com secreções. Utilizar gaze dobrada, sem cortá-la, evitando que fios soltos penetrem na abertura (Fig. 22.9).

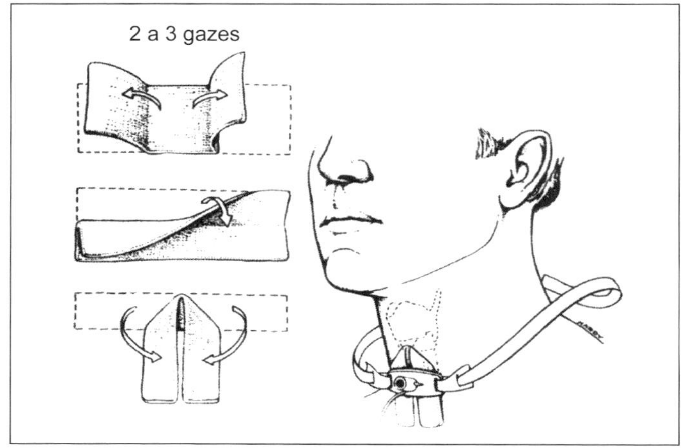

Fig. 22.9

Fonte: Brunner e Suddarth (1977, p. 306).

2. Utilizar cadarço macio e trocá-lo ao fazer o curativo e sempre que estiver sujo ou úmido. Após fixar as tiras na cânula, amarrar as pontas ao lado do pescoço, de forma que fiquem firmes, mas não apertadas, sem dar nó. Com isso, mantém-se a cânula bem fixada sem que se lese a pele e evita-se o incômodo da laçada atrás do pescoço. Cuidar para que a cânula não seja expelida durante o procedimento.
3. Em pacientes com ventilação mecânica ou *Continous Positive Airway Pressure* (CPAP), que é um método ventilatório, o balonete do tubo de traqueostomia deve ficar continuamente inflado.
4. Monitorar a pressão do balonete a cada quatro horas, mantendo o volume mínimo de oclusão (VMO), através do cufômetro, injetando a quantidade de ar que oclua adequadamente ao redor da cânula sem excesso de pressão (máximo de 20 cm de H_2O).

Cufômetro (medidor de *cuff*): composto por um manômetro com cabo para leitura de pressão de 0-120 cm/H_2O. Fornece a pressão do balonete interno da cânula de traqueostomia, prevenindo isquemia da traqueia (Fig. 22.10).

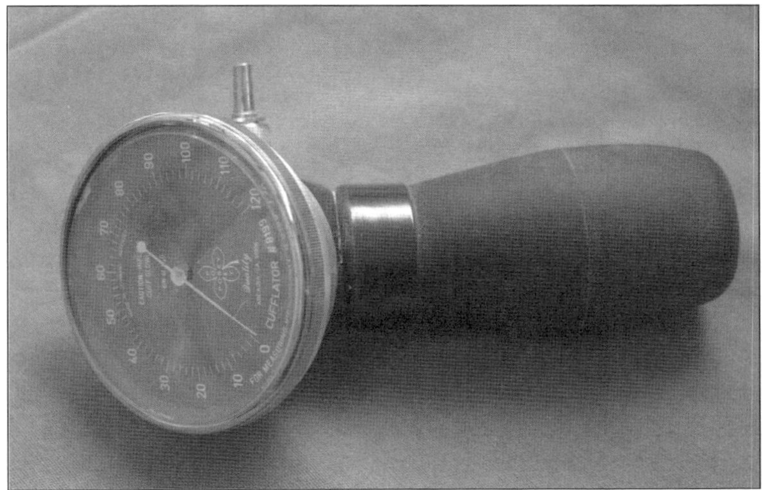

Fig. 22.10: Cufômetro.

5. Cuidar para não tracionar a cânula de traqueostomia.
6. Planejar com o paciente o método de comunicação adequado (sinais, movimento labial, escrita, mensagem codificada, utilização da lousa mágica e outros).
7. Em pacientes com cânula metálica, trocar a cânula interna periodicamente para evitar obstrução por acúmulo de secreções seguindo as instruções abaixo:
   a. Lavar as mãos;
   b. Explicar o procedimento ao paciente;
   c. Providenciar um conjunto de cânulas do mesmo número que está sendo utilizado no paciente;
   d. Abrir pacote do conjunto novo;
   e. Calçar luvas estéreis;
   f. Aspirar as secreções, conforme técnica descrita, se necessário;
   g. Retirar a cânula interna;
   h. Colocar a cânula interna do conjunto sobressalente sem contaminá-la, girando-a até que se encaixe na cânula externa;
   i. Proceder a limpeza/desinfecção da cânula usada conforme a rotina da instituição;
   j. A periodicidade da troca depende da quantidade e viscosidade das secreções;
   l. Antes da troca da cânula interna deve-se fluidificar as secreções através de nebulização ou instilando 3 a 5 mL de água destilada diretamente na traqueostomia, sendo 1 mL de cada vez. Em seguida, solicitar ao paciente que tussa para eliminar as secreções. Proceder, então, a limpeza externa.

Diagrama de Assistência ao Paciente Traqueostomizado

Assistência ao paciente traqueostomizado

Pré-procedimentos
- Verificar a prescrição médica/enfermagem;
- Lavar as mãos;
- Informar o paciente sobre o procedimento;
- Avaliar as condições gerais do paciente e colocá-lo em posição de *Fowler*, se não houver contraindicação;
- Testar o funcionamento do aspirador;
- Colocar máscara, óculos protetores e avental;
- Abrir o campo estéril da cúpula e a embalagem da sonda;
- Colocar água destilada estéril na cúpula;
- Conectar a extremidade da sonda ao prolongamento.

Material
- Luvas de látex estéreis;
- Sonda de aspiração estéril de número apropriado (geralmente nº 10 a 12 para adultos, conforme calibre da cânula);
- Cúpula estéril ou outro recipiente pequeno estéril;
- Fonte de aspiração (vácuo portátil ou de parede);
- Frasco para aspiração com extensões;
- Água destilada estéril;
- Pacote de gaze estéril;
- Máscara, óculos protetores e avental se necessário;
- Ressuscitador manual (Ambu) conectado à rede de oxigênio.

Procedimentos
Técnica aberta
- Calçar as luvas estéril;
- Segurar a sonda com a mão direita;
- Ligar o aspirador com a mão esquerda;
- Introduzir a sonda na traqueostomia, aspirar com cuidado e retirá-la com movimento rotatório;
- Repetir a aspiração, sempre intercalando com ventilações do paciente;
- Limpar a luz da sonda e do prolongamento com água destilada estéril;
- Desligar o aspirador, desconectar a sonda e retirar as luvas.
- **Obs.: Na técnica de aspiração fechada** utiliza-se uma sonda estéril, envolta por uma proteção plástica, sendo uma extremidade adaptada à cânula de traqueostomia e a outra ao aspirador, não sendo necessário desconectar o tubo do ventilador.

Pós-procedimentos
- Colocar o paciente em posição confortável;
- Recolocar a nebulização contínua;
- Deixar a unidade em ordem e fazer a limpeza/desinfecção dos materiais utilizados;
- Lavar as mãos;
- Anotar na prescrição de enfermagem.

Cuidados importantes
- Usar técnica correta de aspiração traqueal para evitar lesões na mucosa traqueal e instabilidade hemodinâmica;
- Realizar o procedimento a partir da avaliação clínica do paciente;
- Interromper a dieta enteral durante a aspiração;
- Introduzir a sonda durante a inspiração e mantê-la na traqueostomia por 10 a 15 segundos (pressão negativa) e retirá-lo durante a expiração;
- Observar sinais e sintomas de complicações durante o procedimento;
- Caso as secreções estiverem espessas instilar 3 a 5 mL de solução salina estéril ou água destilada estéril na traqueia;
- Deve primeiramente aspirar secreções da - traqueostomia em seguida com a mesma sonda as narinas ou boca, nunca proceder ao contrário;
- Fazer higiene oral frequente;
- Após a aspiração observar ritmo respiratório até a sua regularização;
- Realizar troca de curativo da traqueostomia ao menos uma vez ao dia;
- Monitorar a pressão do balonete a cada quatro horas;
- Paciente com cânula metálica fazer a troca da cânula interna periodicamente;
- Planejar com o paciente método adequado de comunicação.

DRENAGEM DE TÓRAX: CUIDADOS NA TROCA DO FRASCO

capítulo 23

Conceito

Drenagem de tórax é a colocação de um dreno no espaço intrapleural para remoção de conteúdo anormal (ar, sangue, pus e outros líquidos acumulados).

Objetivo

- Remover uma coleção de líquido ou ar alojada na cavidade pleural, para recuperar a expansão pulmonar, normalizando a pressão negativa intrapleural.

Troca do Frasco de Drenagem

Material

- Kit de drenagem de tórax estéril (frasco de 2.000 mL);
- Solução fisiológica 0,9% ou água esterilizada de 1.000 mL;
- Pinças Kelly ou Kocher, com as ranhuras protegidas com esparadrapo ou borracha;
- Esparadrapo;
- Gaze;
- Benzina.

PROCEDIMENTOS	*FUNDAMENTAÇÃO*
1. Verificar prescrição médica/enfermagem.	Certificar-se do procedimento.
2. Explicar o procedimento ao paciente.	Obter colaboração.
3. Lavar as mãos.	Prevenir infecção hospitalar.
4. Preparar o material.	
5. Abrir o *kit* de drenagem de tórax estéril com técnica asséptica.	
6. Abrir o frasco de solução fisiológica a 0,9% ou água esterilizada.	

PROCEDIMENTOS	*FUNDAMENTAÇÃO*
7. Abrir a tampa do frasco de drenagem e colocar solução fisiológica 0,9% ou água esterilizada em quantidade suficiente para que o tubo fique com a ponta imersa cerca de 2 a 3 cm.	Impedir entrada de ar no espaço intrapleural através do tampão formado pela água.
8. Fechar o frasco rosqueando a tampa totalmente com técnica asséptica.	Evitar contaminação.
9. Identificar com etiqueta autoadesiva, contendo data, horário, volume do líquido colocado no frasco e assinatura.	
10. Colocar a etiqueta de identificação no frasco (Fig. 23.1). **Fig. 23.1**	Facilitar a visualização.
11. Colocar o material na bandeja e levá-lo ao quarto do paciente.	
12. Pinçar o dreno de tórax.	Evitar pneumotórax.
13. Retirar o esparadrapo e desconectar o prolongamento.	
14. Conectar o prolongamento do frasco ao dreno de tórax sem contaminar.	Manter estéril o sistema de drenagem.
15. Vedar com esparadrapo a conexão dreno-prolongamento.	
16. Colocar o frasco de drenagem em um nível abaixo do tórax.	Evitar a entrada do material drenado para dentro da cavidade pleural.
17. Despinçar o dreno.	
18. Observar a oscilação de líquido no tubo.	Avaliar permeabilidade do sistema de drenagem.
19. Deixar a unidade em ordem.	
20. Fazer a limpeza/desinfecção dos materiais e guardá-los.	Prevenir infecção hospitalar

PROCEDIMENTOS	*FUNDAMENTAÇÃO*
21. Lavar as mãos.	Prevenir infecção hospitalar e proporcionar autoproteção.
22. Na prescrição de enfermagem, anotar horário da troca do frasco, volume e aspecto da secreção drenada (hemotórax, piotórax, hidrotórax e outros) e assinar.	Documentar as ações de enfermagem.

Cuidados Importantes

1. O frasco de drenagem deve ser mantido abaixo do nível do tórax do paciente.
2. Trocar o frasco de drenagem a cada 24 horas, ou se o frasco estiver cheio.
3. Manter uma pinça próxima ao dreno de tórax para fechá-lo caso ocorra quebra do frasco ou desconexão do prolongamento.
4. Verificar constantemente a oscilação do sistema de drenagem, se o tubo está permeável e no espaço pleural, o líquido deverá subir no tubo durante a inspiração, quando a pressão pleural é mais negativa e deverá cair na expiração.
5. Intensificar a observação do dreno quando a drenagem é espessa (rica em coágulo e fibrina) devido a fácil obstrução do dreno.
6. Caso haja diminuição da drenagem ou da oscilação do nível do líquido deve realizar ordenha mecânica para deslocar coágulos ou grumos de secreção. Iniciar a ordenha que consiste em prender e estabilizar com o polegar e o indicador de uma das mãos ao tubo adjacente ao tórax e depois fechar o clampe (ou utilizar pinça específica de ordenha) e deslizar o mesmo no sentido parede torácica, em direção ao frasco, a fim de comprimir todo o comprimento do tubo sem tracionar o dreno.
7. Ao transportar o paciente cuidar para o tubo do frasco de drenagem não fique fora da água e não fechar ou clampear o dreno. O clampeamento do dreno é absolutamente necessário quando o frasco de drenagem for passar por cima do paciente em nível superior a cintura, na troca de frasco ou em caso de quebra acidental do frasco.
8. Se não for observada nenhuma oscilação durante a respiração espontânea, deve-se pedir ao paciente para fazer o máximo esforço inspiratório ou pedir para tossir; se ainda não houver movimento, poderá ser devido ao tubo fora da cavidade, dreno dobrado no interior do espaço pleural ou obstrução por coágulo ou fibrina, ou ainda pode indicar expansão total do pulmão.
9. Durante a realização da troca do frasco de drenagem deve observar o curativo do dreno torácico, presença de sangramento, situação da fixação do dreno na parede torácica, presença de enfisema subcutâneo e a falha em alguma conexão, pois estas situações propiciam a entrada de ar na cavidade pleural, dificultando a expansão pulmonar, podendo até mesmo causar insuficiência respiratória.
10. Fazer tratamento de secreções contaminadas, conforme rotina do hospital.
11. Evitar dobras no prolongamento, pois dificultam a drenagem.
12. Caso o paciente tenha mais que um dreno, identificar corretamente os frascos.
13. Posicionar o prolongamento de maneira que não cause desconforto ao paciente.
14. Orientar o paciente que ao movimentar no leito ou ao deambular deve segurar na alça do frasco e não no dreno ou prolongamento para evitar a desconexão do mesmo.

Diagrama de Drenagem de Tórax: Cuidados na Troca do Frasco

Cuidados na troca do frasco de drenagem de tórax

Pré-procedimentos
- Verificar a prescrição médica/enfermagem;
- Explicar o procedimento ao paciente;
- Lavar as mãos;
- Preparar o material;
- Colocar solução fisiológica 0,9% ou água esterilizada de modo que o tubo fique com a ponta imersa cerca de 2 a 3 cm;
- Fechar o frasco;
- Colocar a etiqueta de identificação no frasco.

Material
- Kit de drenagem de tórax estéril (frasco de 2.000 mL);
- Solução fisiológica 0,9% ou água esterilizada de 1.000 mL;
- Pinças Kelly ou Kocher, com as ranhuras protegidas com esparadrapo ou borracha;
- Esparadrapo;
- Gaze;
- Benzina.

Procedimentos
- Pinçar o dreno de tórax;
- Retirar o esparadrapo e desconectar o prolongamento;
- Conectar o prolongamento do frasco ao dreno de tórax sem contaminar;
- Vedar com esparadrapo a conexão dreno-prolongamento;
- Colocar o frasco de drenagem em um nível abaixo do tórax;
- Despinçar o dreno;
- Observar a oscilação de líquido no tubo.

Pós-procedimentos
- Deixar a unidade em ordem;
- Proceder a limpeza/desinfecção dos materiais e guardá-los;
- Lavar as mãos;
- Fazer anotações na prescrição de enfermagem.

Cuidados importantes
- Verificar constantemente a oscilação do sistema de drenagem;
- Intensificar a observação do dreno quando a drenagem é espessa;
- Caso o dreno venha obstruir deve realizar ordenha mecânica para desobstruir;
- Se não for observada nenhuma oscilação durante a respiração espontânea, poderá ser devido ao tubo fora da cavidade, dreno dobrado no interior do espaço pleural ou obstrução por coágulo ou fibrina ou ainda pode indicar expansão total do pulmão;
- Durante a realização da troca do frasco de drenagem deve observar aspecto do curativo do dreno torácico, situação da fixação do dreno, presença de enfisema subcutâneo, dificuldade respiratória e outros.

PRESSÃO VENOSA CENTRAL

capítulo 24

Conceito

É a pressão existente nas grandes veias intratorácicas de retorno ao coração. Permite avaliar o equilíbrio entre o retorno venoso e o desempenho do ventrículo direito.

Indicações

- Choques de qualquer etiologia;
- Cirurgias de grande porte (controle trans e pós-operatório);
- Paciente em estado grave, com anormalidades hemodinâmicas;
- Pacientes em que são previstas perdas sanguíneas elevadas.

Fatores que Influenciam na Verificação de Pressão Venosa Central (PVC)

A pressão de um sistema venoso resulta da pressão arterial que lhe é transmitida através do leito capilar. Por conseguinte, a PVC depende também da inter-relação dos efeitos dos componentes básicos da circulação: ação da bomba cardíaca, volume sanguíneo circulante e tônus vascular. Assim, permanecendo constantes dois desses componentes, a PVC varia indiretamente com a bomba cardíaca, diretamente com o volume sanguíneo, decresce com a vasodilatação e eleva-se com a vasoconstrição.

A PVC exprime relação direta entre o retorno venoso e o débito ventricular direito, caracterizando o volume sanguíneo fisiologicamente ativo. Além de avaliar a condição volumétrica do sistema, permite estimar o grau de competência cardíaca em manobrar volumes, aceitando e expelindo o sangue que chega ao átrio direito. Sob tais aspectos, é guia excelente e seguro quanto à necessidade, grau e intensidade da reposição volumétrica.

Convém ressaltar que a PVC constitui-se em excelente índice do volume sanguíneo relativo à capacidade da bomba cardíaca, não podendo, entretanto, ser índice de um ou de outro isoladamente.

Cateter Venoso Central

Para determinar a PVC é necessário a colocação de um cateter na veia cava superior, próximo ao átrio direito. Esse procedimento sempre é realizado pelo médico. A introdução pode ser feita, preferencialmente, por meio de punção venosa ou por dissecção de veia dos membros superiores. As principais vias de acesso para a veia cava superior são: basílica, cefálica, umeral, axilar, subclávia e jugular. Em qualquer via escolhida, o cateter deve ter calibre suficiente para permitir a transmissão da pressão.

A veia cava inferior é geralmente evitada, uma vez que as variações da pressão intra-abdominal provocam alterações nos valores. Com certa frequência, essa via pode levar a complicações tromboembólicas.

Na colocação do cateter é importante saber as referências exatas em relação à sua extremidade distal (medir o cateter, desde o local da incisão até a altura da junção da clavícula com o esterno).

A leitura da PVC só será correta se o cateter estiver bem localizado, isto é, com sua extremidade na veia cava superior, próximo ao átrio direito. Para evitar leituras erradas é necessário realizar uma radiografia.

Para a mensuração da PVC, pode-se utilizar um manômetro de água graduado em cmH_2O ou um transdutor eletrônico calibrado em mmHg. Espera-se que haja oscilação da coluna de água ou do gráfico no monitor, acompanhando os movimentos respiratórios do paciente.

O ponto que parece corresponder com mais exatidão à desembocadura das veias cavas no átrio direito é a linha axilar média, sendo este o ponto de referência mais utilizado nas mensurações de PVC. As equipes devem estabelecer uma rotina padronizada para realizar as mensurações de pressão intravascular, para que as medidas da PVC sejam mais precisas e confiáveis.

A monitorização da PVC em coluna de água tem como vantagem ser um método muito simples e de baixo custo, porém requer maior tempo para a coluna de água atingir a pressão intratorácica e visualização da curva de pressão.

A monitorização da PVC em transdutor tem como vantagem permitir a visualização do valor e da curva de PVC instantaneamente, sendo necessário um monitor que permita a monitorização da pressão invasiva.

Montagem do Sistema de Pressão Venosa Central

1. A monitorização da PVC em coluna de água.

Material (Fig. 24.1)

- Equipo de PVC (equipo em Y, acompanhado de fita graduada em centímetros);
- Torneira de três vias;
- Solução fisiológica a 0,9% de 250 mL;
- Suporte da solução móvel;

- Esparadrapo ou fita adesiva;
- Nivelador (tipo régua de carpinteiro);
- Recipiente para lixo.

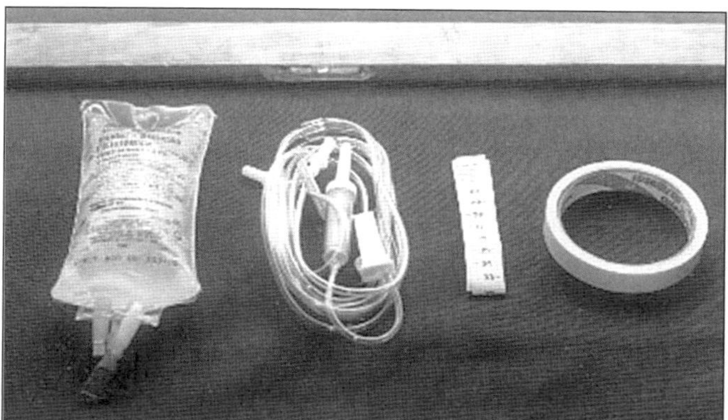

Fig. 24.1: Material.

Fonte: www.hospvirt.org.br/enfermagem/port/pvc1htm – Universidade Estadual de Campinas.

2. A monitorização da PVC com transdutor eletrônico (Fig. 24.2)

Material

- *Kit* para monitorização com transdutor;
- Bolsa pressurizada com solução salina;
- Nível ou régua para zerar o sistema;
- Monitor com entrada para pressão invasiva.

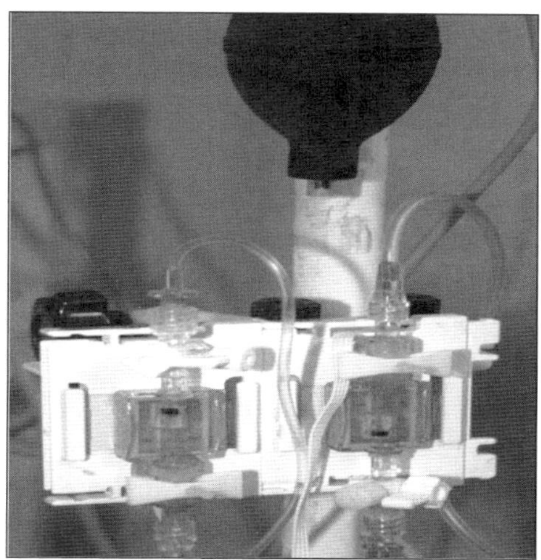

Fig. 24.2: Transdutor eletrônico.

PROCEDIMENTOS	FUNDAMENTAÇÃO
1. Verificar a prescrição médica/enfermagem.	Certificar-se do procedimento.
2. Lavar as mãos.	Prevenir infecção hospitalar.
3. Adaptar a solução fisiológica a 0,9% de 250 mL ao equipo de PVC, retirando todo o ar do circuito e fechando os reguladores de fluxo (presilhas).	Evitar embolia gasosa.
4. Identificar o frasco com data.	
5. Reunir o material em uma bandeja e levar o suporte da solução para junto do leito.	
6. Orientar o paciente quanto ao procedimento.	Obter colaboração.
7. Prender a fita graduada que vem com o equipo de PVC no suporte da solução, de modo que a metade da fita fique acima e metade abaixo da altura do tórax do paciente. Prendê-la nas duas extremidades com esparadrapo, deixando-a bem esticada.	
8. Pendurar o frasco da solução fisiológica 0,9% no suporte, fixar a bifurcação do equipo na porção inferior da fita graduada e o ramo livre do equipo na porção superior da fita esticada, sem ondulações. Esse ramo será denominado de coluna de leitura (Fig. 24.3).	Obter leitura correta.

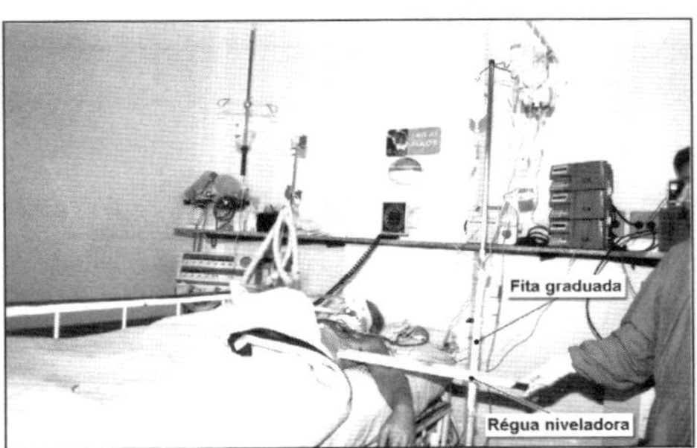

Fig. 24.3

Cuidados Importantes

1. Deve-se evitar a permanência do mesmo frasco da solução fisiológica 0,9% por mais de 24 horas na verificação de PVC.
2. Evitar prender a face adesiva da fita graduada no suporte da solução, pois esta danifica a pintura do mesmo.

3. Se a opção para a montagem do sistema for com transdutor de pressão, o valor referencial para a PVC é de 4 a 6 mmHg. Para a montagem do sistema, coloca-se a bolsa de 500 mL de solução fisiológica a 0,9% identificada e a bolsa pressurizadora de 500 mL que deverá ser mantida insuflada até 300 mmHg (marca verde) para garantir um fluxo de 3 mL/h, a fim de manter o cateter permeável. A solução fisiológica deverá estar conectada no equipo do *kit* pressurizador (*dômus*). A via do extensor que afere a PVC deve ser conectada na torneirinha (*three way*) mais próxima do cateter do paciente.

Leitura da Pressão Venosa Central

PROCEDIMENTOS	*FUNDAMENTAÇÃO*
1. Certificar-se de que a coluna de leitura esteja preenchida com a solução. Abrir a presilha da solução e da coluna e fechar a do paciente. A tampinha de proteção da coluna de leitura deve ser retirada para que a solução suba pela coluna.	
2. Posicionar o paciente em decúbito dorsal horizontal (sem travesseiros), orientando-o. Se os pés ou tórax estiverem elevados, haverá aumento da PVC (Fig. 24.3).	Obter valor real da PVC.
3. Determinar o nível zero, colocando uma das extremidades da régua niveladora sobre o esterno ou na linha axilar média e a outra na fita graduada ou no ponto mais alto da caixa torácica (Fig. 24.4). 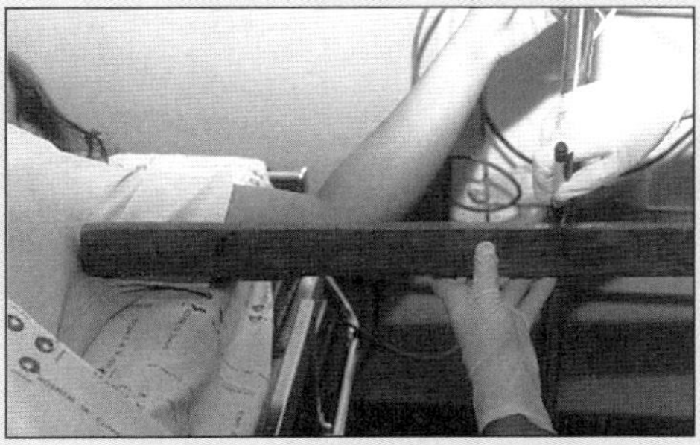 **Fig. 24.4** Fonte: www.hospvirt.org.br/enfermagem/port/pvc1htm – Universidade Estadual de Campinas.	

PROCEDIMENTOS	*FUNDAMENTAÇÃO*
• O nível zero terá seu respectivo valor na fita graduada, quando houver equilíbrio no líquido da régua niveladora (Fig. 24.5). 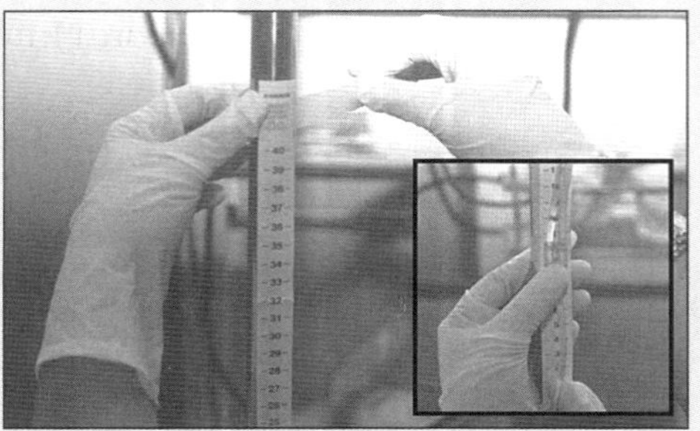 **Fig. 24.5** Fonte: www.hospvirt.org.br/enfermagem/port/pvc1htm – Universidade Estadual de Campinas. • O nível zero é assinalado em relação a um ponto correspondente ao átrio direito; • O nível de referência é extremamente importante quando se mede a PVC.	
4. Estender o braço do paciente, caso o cateter esteja em membro superior. • Girar a torneira de três vias de modo que somente a solução fisiológica a 0,9% da coluna de leitura esteja em contato com o cateter, fechando o regulador de fluxo (presilha) da solução e abrindo a da coluna de leitura e a do paciente; • O gotejamento de outras soluções deve ser interrompido.	Evitar possíveis dobras no cateter.
5. Observar a descida rápida da solução fisiológica a 0,9% na coluna de leitura e a oscilação do líquido conforme a respiração. Fazer a leitura considerando o ponto mais baixo da oscilação (em que há menor influência da respiração). • Desligar momentaneamente o respirador artificial, se possível; • Não sendo possível desligar o aparelho, presumir que a PVC poderá estar alterada para mais.	O aumento da pressão intratorácica aumenta o valor da PVC.

PROCEDIMENTOS	*FUNDAMENTAÇÃO*
6. Girar a torneira de três vias para continuar a infusão da solução de manutenção e religar o respirador.	
7. Preencher a coluna, deixando o sistema pronto para a próxima leitura e recolocar a tampinha de proteção. Manusear o regulador de fluxo (presilha) conforme descrito no item 1.	
8. Posicionar o paciente, deixando-o confortável.	
9. Anotar o valor obtido na prescrição de enfermagem e assinar.	Documentar as ações de enfermagem.

Cuidados Importantes

1. Não havendo torneira de três vias, é necessário desconectar o equipo da solução de manutenção para adaptar o equipo de PVC.
2. Deve-se tomar cuidado para não contaminar o sistema e não permitir a entrada de ar.
3. Executar todos os procedimentos com segurança e rapidez, para evitar a obstrução do cateter.

Interpretação do Valor Obtido

Os valores considerados normais variam bastante entre diferentes autores. Quando se toma o ponto mais alto da caixa torácica como referência pode-se considerar os limites de -2 cm até +2 cm de água. Quando o nível de referência escolhido for a linha axilar média, o valor considerado normal estará na dependência da altura do tórax do paciente (metade da altura do tórax), sendo em média de 10 a 12 cmH_2O ou de 3 a 6 mmHg (transdutor eletrônico).

O valor da PVC só tem importância se associado aos achados clínicos da pressão arterial, frequência cardíaca, turgor jugular, débito urinário, ausculta pulmonar, coloração da pele, mucosas, entre outros. A PVC é apenas um parâmetro, não devendo servir como dado isolado para a definição da conduta médica. A importância da PVC está na medida sequencial, onde se pode fazer uma avaliação dinâmica de volemia e da capacidade miocárdica.

Valores abaixo do normal podem sugerir hipovolemia e os mais altos podem sugerir sobrecarga volumétrica ou falência ventricular, mas devem sempre ser avaliados em associação com outros parâmetros.

Cuidados Importantes

- Prevenir a obstrução do cateter intravenoso e controlar, rigorosamente o gotejamento das infusões;
- Observar a presença de sangramento, infiltrações, enfisema subcutâneo ou dor, após a realização da flebotomia ou punção das veias para a instalação do cateter;

- Fazer a troca do curativo (local da punção ou flebotomia) e a troca de soro e equipos, segundo a rotina estabelecida pelo serviço;
- Registrar os resultados obtidos na verificação da PVC e comunicar ao enfermeiro os valores anormais;
- Usar técnica de acolhimento com o paciente durante o procedimento.

Fontes de Erro

Alguns fatores podem interferir na verificação da PVC. Dentre eles, destacam-se:

- Localização incorreta da extremidade interna do cateter: antes da última válvula do sistema venoso central ou desvio do cateter para a veia periférica ou jugular;
- Obstrução parcial ou completa do cateter por um coágulo ou por estar em contato com a parede venosa (aderência do cateter). Os coágulos podem formar um mecanismo valvulado na ponta do cateter, permitindo a entrada normal de líquidos, mas alterando a medida da PVC;
- Posicionamento inadequado do paciente (uso de travesseiros, estrado da cama, membros não estendidos);
- Nível zero incorreto;
- Gotejamento simultâneo de outros soros;
- Dobra do cateter;
- Uso de respirador com pressão positiva intermitente;
- Alterações das condições mecânicas da membrana do transdutor, ocasionadas pelo mal uso ou uso prolongado e excessivo; alterações inerentes ao funcionamento da parte eletrônica do transdutor; interferências elétricas;
- Falta de calibração periódica do monitor e transdutor.

Diagrama de Pressão Venosa Central

Montagem do sistema de pressão venosa central e verificação

PVC em coluna de água e PVC com transdutor eletrônico

Pré-procedimentos
- Verificar a prescrição médica/enfermagem;
- Lavar as mãos;
- Reunir o material;
- Adaptar o soro com identificação da data, ao equipo de PVC;
- Orientar o paciente quanto ao procedimento;
- Prender a fita graduada no suporte, nas duas extremidades;
- Pendurar o frasco de soro no suporte.

Material

PVC em Coluna de Água:
- Equipo de PVC;
- Torneira de três vias;
- Solução fisiológica de 250 mL;
- Suporte de soro;
- Esparadrapo ou fita adesiva;
- Nivelador;
- Recipiente para lixo.

PVC com Transdutor Eletrônico:
- *Kit* para monitorização com transdutor;
- Bolsa pressurizada com solução salina;
- Nível ou régua para zerar o sistema;
- Monitor com entrada para pressão invasiva.

Procedimentos
- Preencher o equipo com soro;
- Abrir o regulador de fluxo (presilha) da solução e da coluna e fechar a do paciente;
- Posicionar o paciente em decúbito dorsal horizontal, determinar o nível zero;
- Estender o braço do paciente;
- Girar a torneira de três vias, fechando o regulador de fluxo (presilha) do soro e abrindo o da coluna de leitura e do paciente;
- Observar a descida rápida do soro na coluna e fazer a leitura;
- Girar a torneira para continuar a infusão do soro de manutenção;
- Preencher a coluna e recolocar a tampinha de proteção.

Pós-procedimentos
- Posicionar o paciente, deixando-o confortável;
- Anotar o valor obtido na prescrição de enfermagem.

Cuidados importantes
- Não contaminar o sistema e não permitir a entrada de ar;
- Instalar e verificar a PVC com segurança e rapidez, para evitar a obstrução do cateter;
- Registrar os resultados obtidos da PVC e comunicar ao enfermeiro os valores anormais;
- Usar técnica de acolhimento com o paciente durante o procedimento;
- No sistema com transdutor de pressão, o valor referencial para PVC é de 4 a 6 mmHG e PVC com coluna de água é de 10 a 12 cmH_2O, quando o nível de referência for a linha axilar média.

capítulo 25

CUIDADOS COM O CORPO PÓS-MORTE

Conceito

São os cuidados realizados no corpo após a constatação médica do óbito.

Objetivos

- Deixar o corpo limpo;
- Manter o corpo em posição adequada antes de aparecimento da rigidez cadavérica;
- Preservar a aparência natural do corpo;
- Evitar a saída de gases, odores fétidos, sangue e excreções.

Material

- Biombos;
- 2 impressos plastificados ou similar para identificação;
- Barbante;
- Algodão;
- Esparadrapo;
- Ataduras de crepe;
- Pinça;
- Dois lençóis;
- Recipiente para lixo;
- Luvas de procedimento;
- Se necessário: material para curativo, material para banho e seringas.

PROCEDIMENTOS	*FUNDAMENTAÇÃO*
1. Certificar-se de que o óbito foi constatado pelo médico. Notificar imediatamente ao Serviço Social, à portaria de serviço e à telefonista.	
2. Cercar o leito com biombos.	Evitar a exposição do corpo.

PROCEDIMENTOS	*FUNDAMENTAÇÃO*
3. Elevar ligeiramente a cabeceira, deixando os membros alinhados.	Evitar alteração da coloração por estase sanguínea.
4. Colocar prótese dentária, se houver.	Conservar a aparência natural.
5. Lavar as mãos.	Evitar infecção hospitalar.
6. Preparar o material.	
7. Preencher o impresso de identificação com dados do paciente.	Evitar troca do corpo.
8. Colocar o material na mesa de cabeceira.	
9. Calçar luvas de procedimento.	Proporcionar autoproteção.
10. Fechar os olhos com auxílio de algodão embebido em água gelada.	Acelerar o resfriamento e o enrijecimento.
11. Remover sondas, drenos, cateteres e cânulas.	
12. Soltar a roupa de cama, improvisar o *hamper* e manter um lençol sobre o corpo.	Manter respeito ao corpo.
13. Proceder a higienização do corpo com água e sabonete. Fazer a barba, se necessário. Durante o cuidado com o corpo deve-se manter atitude de respeito e discrição em relação ao corpo.	Manter postura profissional.
14. Renovar os curativos mantendo-os oclusivos, se necessário.	
15. Tamponar com algodão seco a boca, o nariz e os ouvidos, com auxílio da pinça, de modo que o algodão não apareça.	Evitar saída de secreções. Conservar a aparência natural.
16. Proteger a mandíbula com algodão e sustentá-la com atadura de crepe.	Evitar marcas e queda de mandíbula.
17. Colocar o corpo em decúbito lateral e tamponar o canal anal.	Facilitar a execução e evitar saída de excreções.
18. Posicionar o corpo em decúbito dorsal horizontal.	
19. Dobrar os braços sobre o tórax e unir as mãos e os pés, amarrando-os com atadura de crepe.	
20. Amarrar ao punho e ao tornozelo os impressos plastificados de identificação, devidamente preenchido e assinado pelo enfermeiro.	Garantir a identificação.
21. Proceder à limpeza/desinfecção e guardar os materiais.	
22. Lavar as mãos	Prevenir infecção e proporcionar autoproteção.

PROCEDIMENTOS	FUNDAMENTAÇÃO
23. Anotar, na prescrição de enfermagem, horário da parada cardiorrespiratória, descrição das manobras de reanimação (massagens, ventilação, medicamentos e desfibrilação), nome do médico que prestou atendimento e constatou o óbito, horário da constatação do óbito, assinatura do atestado de óbito ou pedido de necropsia, preparo do corpo e assinar.	Documentar as ações de enfermagem.
24. Verificar se o óbito foi protocolado em caderno específico.	
25. Encaminhar o corpo e as roupas, arroladas no ato da admissão, ao necrotério. O funcionário que receber o corpo deverá assinar um caderno de protocolo, próprio para esta finalidade.	
26. Entregar os pertences e valores ao Serviço Social.	
27. Proceder à limpeza/desinfecção da unidade e da maca.	Prevenir infecção hospitalar.

Cuidados Importantes

1. Nos cuidados com o corpo pós-morte, deve-se primar pelas questões de ética, evitando comentários desnecessários, mantendo atitude de respeito e discrição em relação ao corpo.
2. Antes do preparo do corpo pós-morte desligar equipamentos (monitor, oxímetro, aspirador, oxigênio, nebulizador e outros).
3. O preparo do corpo pós-morte deve ser realizado conforme rotina da instituição.
4. As cavidades devem ser tamponadas no sentido céfalo-caudal, devido ao resfriamento do corpo que ocorre fisiologicamente nesse sentido.
5. Os curativos devem ser compressivos, para evitar extravasamento de fluidos corpóreos.
6. Prestar apoio aos familiares, encaminhando-os a outros profissionais, se necessário.
7. Em caso de necropsia e encaminhamento para o Instituto Médico-Legal, não fazer tamponamento.
8. Caso de óbito por doença infectocontagiosa o preparo do corpo pós-morte deve seguir norma específica.
9. Após o encaminhamento do corpo, proceder à limpeza/desinfecção da unidade e da maca.

Diagrama de Cuidados com o Corpo Pós-Morte

Cuidados com o corpo pós-morte

Pré-procedimentos
- Certificar-se do óbito e isolar o leito;
- Preencher o impresso de identificação;
- Lavar as mãos;
- Prepara o material

Material
- Biombos;
- 2 impressos plastificados ou similar para identificação;
- Barbante;
- Algodão;
- Esparadrapo;
- Ataduras de crepe;
- Pinça;
- Dois lençóis;
- Recipiente para lixo;
- Luvas de procedimento;
- Se necessário: material para curativo, material para banho e seringas.

Procedimentos
- Calçar as luvas de procedimento;
- Elevar a cabeceira e alinhar os membros;
- Colocar prótese dentária;
- Manter os olhos fechados com algodão e água gelada;
- Remover sondas, drenos, cateteres e cânulas;
- Manter um lençol sobre o corpo;
- Higienizar o corpo;
- Renovar os curativos;
- Tamponar boca, nariz, ouvidos e ânus;
- Sustentar mandíbula;
- Unir mãos e pés, colocando o impresso plastificado de identificação no punho e tornozelo.

Pós-procedimentos
- Limpeza/desinfecção e guarda dos materiais;
- Lavar as mãos;
- Fazer as anotações;
- Protocolar em caderno específico;
- Encaminhar o corpo ao necrotério;
- Entregar os pertences e valores ao serviço social;
- Proceder à limpeza/desinfecção da unidade e da maca.

Cuidados importantes
- Manter atitude de respeito;
- Dar apoio aos familiares;
- O tamponamento deve ser no sentido céfalo-caudal;
- Preparar o corpo conforme rotina da instituição;
- Desligar equipamentos antes do preparo do corpo;
- Óbito por doença infectocontagiosa o preparo do corpo deve seguir norma específica.

TERMINOLOGIAS

1. Abrasão/escoriação: é uma lesão com perda superficial da pele (esfolado).
2. Abscesso: é a coleção de pus geralmente causada por infecção bacteriana.
3. Aerofagia: deglutição voluntária ou não de ar em quantidade acima do normal e que se acumula no estômago. Mais comum em crianças ou em pessoas histéricas.
4. Afagia: é a dificuldade ou impossibilidade de engolir ou de ingerir alimentos.
5. Afasia: alteração ou perda da capacidade de falar ou de compreender a linguagem falada ou escrita.
6. Afebril: que está sem febre. Apirético.
7. Anorexia: é a redução ou falta de apetite.
8. Analgésico: é uma substância que suprime ou atenua à dor.
9. Análogo: semelhante, similar, idêntico.
10. Anóxia: diminuição do fornecimento de oxigênio ao nível dos tecidos e das células.
11. Antiemético: são substâncias que aliviam os sintomas como o enjoo, as náuseas e os vômitos.
12. Antissepsia: é o processo que visa a destruição ou inativação de microrganismos das camadas superficiais ou profundas de tecidos de um organismo vivo.
13. Antisséptico: é preparação química que reduz o número de microrganismos seja destruindo-os ou inativando-os.
14. Arritmias cardíacas: irregularidade do ritmo cardíaco, que afeta o número, intervalos e força das batidas do coração.
15. Aspiração: retirada de líquido de uma cavidade mediante aspirador ou seringa; ato de inalar o ar na respiração. Ato de aspirar a massa gasosa, a de ar. Extração de líquidos ou gases por meio de aspirador.
16. Assepsia: é o conjunto de técnicas utilizadas para impedir a contaminação de objetos, de substâncias, dos organismos ou dos locais previamente desinfetados.
17. Atrofia: é a falta de desenvolvimento ou diminuição adquirida do volume e do peso de um tecido, órgão ou célula, ou diminuição da espessura real ou da consistência do tegumento.

18. Autólise: é o processo de autodestruição dos tecidos, em diversos graus, sob a ação das enzimas produzidas pelas próprias células.
19. Broncoaspiração: retirada, com o auxílio do broncoscópio de líquido ou de muco do interior dos brônquios.
20. Broncoespasmo: espasmos dos músculos bronquiais.
21. Bradicardia: diminuição da frequência cardíaca a um ritmo inferior a 60 batimentos por minuto.
22. Bradisfigmia: lentidão anormal do pulso.
23. Bradpnéia: diminuição de número de movimentos respiratórios. Respiração lenta, abaixo da normalidade.
24. Bulbo: órgão ou estrutura arredondada; extremidade alongada e arredondada de um órgão.
25. Calafrio: tremor irregular que se acompanha por uma sensação de frio.
26. Cárie: é o processo pelo qual se desenvolvem, nas superfícies dos dentes, bactérias que atuam sobre hidratos de carbono e produzem ácidos que destroem gradualmente o esmalte e a dentina, resultando infecção local e destruição do dente afetado.
27. Cauterização: é a destruição de tecido orgânico por calor, agentes químicos, corrosivos, eletricidade e congelamento.
28. Censo: é a fonte de informações que permitem avaliar a assistência hospitalar, acompanhar e gerenciar a utilização dos leitos hospitalares.
29. Cerúmen ou Cerume: é uma secreção cerosa, pastosa, espessa, amarelada, secretada pelas glândulas sebáceas e sudoríparas do conduto auditivo, às vezes espessa e forma um tampão. Cera do ouvido.
30. Choque: manifestação brutal de uma insuficiência circulatória grave, caracterizada por pulso filiforme e rápido, uma queda da pressão arterial, suores frios, estado de prostação e cianose devida à diminuição do volume de sangue circulante.
31. Cianose: coloração azulada ou violácea da pele ou membrana mucosa, devida a um distúrbio circulatório, a uma alteração da oxiemoglobina ou um distúrbio da hematose.
32. Cicatrização: É o conjunto de processos complexos, interdependentes que tem a finalidade de restaurar os tecidos.
33. Cisalhamento: é resultante de duas forças, da gravidade que empurra o corpo para baixo e da fricção ou resistência entre o paciente e a superfície de suporte.
34. Cistostomia ou Drenagem Vesical Suprapúbica: é a introdução de uma sonda após uma incisão cirúrgica ou punção na região suprapúbica, sendo que a sonda é posteriormente conectada a um sistema de drenagem fechado.
35. Complacência pulmonar: facilidade com a que é feita a distensão dos pulmões em uma inspiração, expressa pela relação entre a variação da pressão correspondente.
36. Conforto: é um estado de prazer isento de ansiedade, dor ou inquietação e bem-estar físico-psicológico-social-espiritual e ambiental.
37. Conforto ambiental: é o conforto que pertence ao cenário externo da experiência humana como a luz, o barulho, o ambiente, a cor, a temperatura e os elementos naturais e sintéticos.

38. Conforto físico: é o conforto que pertence às sensações do corpo.
39. Conforto psicoespiritual: é o conforto que pertence a conscientização interna do eu, incluindo estima, conceito, sexualidade e significado na vida do indivíduo ou ainda abranger um relacionamento do indivíduo com ser superior.
40. Conforto social: é o conforto que pertence às relações interpessoais, familiares e sociais.
41. Congestão (venosa): acúmulo excessivo de sangue nos vasos de um órgão ou de um tecido. Hiperemia.
42. Constipação: estado mórbido caracterizado pela dificuldade na passagem das fezes pelo intestino, decorrente de movimentos intestinais infrequentes ou incompletos. Pode ter causas diversas. Prisão de ventre.
43. Contrarreferência: ato formal de encaminhamento de um paciente ao estabelecimento de saúde de origem, que efetuou a referência, após realização da avaliação e tratamento específico, acompanhado das informações necessárias.
44. Convulsão: toda contração involuntária dos músculos, contínua (tônica) ou com abalos (clônica). Atualmente, definida, contrações musculares em abalos repetidos, interrompidas por intervalos de relaxamento muscular.
45. Crioterapia: método de tratamento por meio de temperaturas baixas ou pelo emprego do gelo.
46. Deambular: andar, caminhar.
47. Degermante: é preparação química que por meio de ação física produz limpeza e simultaneamente por meio de antimicrobiano reduz o número de microrganismo da pele.
48. Deglutição: é o ato de engolir, quando o bolo alimentar passa para a faringe e desta para o esôfago, que se abre no estômago.
49. Deglutir: é o ato de engolir.
50. Deiscência: É uma abertura espontânea de suturas cirúrgicas.
51. Desbridamento: é o ato de secção ou excisão de tecido desvitalizado e ou material estranho presente na ferida.
52. Desbridamento autolítico: é a degradação natural do tecido desvitalizado, onde a resposta inflamatória estimula a migração leucocitária em especial os polimorfonucleares que tem a responsabilidade de realizar a lise do tecido desvitalizado elaborando as enzimas proteolíticas e fibrinolíticas.
53. Desbridamento enzimático: é a remoção de tecido necrótico por meio da aplicação de enzima desbridante diretamente no tecido necrótico.
54. Desinfecção: destruição de microrganismos patogênicos na forma vegetativa presente na superfície inerte, mediante a aplicação direta de meios físicos ou químicos. Terminologia usada quando se trata de material ou ambiente.
55. Disfagia: é a dificuldade de deglutição.
56. Dispneia: respiração difícil, penosa ou irregular.
57. Distensão abdominal ou meteorismo: é o aumento do volume do abdômen em geral associado a desconforto e dor abdominal, devido ao acúmulo de gases no intestino.

58. Dor: sensação anormal e penosa resultante da estimulação das terminações nervosas nos órgãos ou regiões sensíveis.
59. Edema: é o acúmulo excessivo de líquidos nos espaços dos tecidos, especialmente do tecido conjuntivo difuso, devido a perturbações dos mecanismos reguladores do metabolismo da água.
60. Êmese: vômito.
61. Embolia: é uma afecção em que um vaso sanguíneo é obstruído por um coágulo de sangue, bolhas de ar, conglomerados de bactérias ou gotículas de gordura, que provoca a obstrução denominada de êmbolo.
62. Enfisema subcutâneo: é a infiltração de ar no tecido subcutâneo. Pode ter origem bacteriana ou traumática.
63. Epistaxe: sangramento do nariz proveniente da mucosa nasal.
64. Equimose: nódoa proveniente de sangue extravazado da pele. Infiltração de sangue na malha dos tecidos.
65. Eritema: avermelhamento, dermatose caracterizada por manchas rubras de tamanho variável, em diversas regiões do corpo, devido à congestão de capilares, sendo um sinal típico da inflamação.
66. Eructação: é a emissão súbita e ruidosa de gases do estômago e pela boca; arroto.
67. Erupção: é o enrubescimento da pele, com febre ou sem ela, às vezes com formação de vesículas.
68. Esfigmomanômetro: aparelho que serve para medir a pressão arterial, constituído por uma braçadeira inflável que se enrola em torno do braço ligado a um manômetro. Tensiômetro.
69. Esmegma: é a secreção esbranquiçada, pastosa, que se encontra ao redor do prepúcio ou dos pequenos lábios e no clítoris.
70. Estase: lentidão ou parada da circulação sanguínea ou corrimento de um líquido ou de uma matéria orgânica.
71. Esterilização: supressão dos micro-organismos e dos esporos presentes em um meio orgânico, em uma substância ou em um objeto qualquer. Pode ser feita por meios físicos (calor, raios ultravioleta) ou químicos (antissepsia).
72. Estetoscópio: instrumento destinado à auscultação mediata, não só dos órgãos torácicos, senão também de outras partes.
73. Eupneia: respiração normal, fácil, regular e sem esforço.
74. Exsudato: é um líquido orgânico de natureza inflamatória constituídos de fluídos, proteínas do plasma e células inflamatórias principalmente neutrófilos e hemácias.
75. Ferida: é qualquer lesão da integridade da pele e tecidos adjacentes devido à causa externa (cirúrgica), com ou sem perda de tecido.
76. Ferida asséptica ou limpa: é a ferida em condições assépticas sem microrganismos.
77. Ferida infectada: é a lesão com presença de agente infeccioso no local da lesão com evidência de intensa reação inflamatória e destruição de tecidos com ou sem presença de pus.

78. Fibrina: é substância proteica do sangue e dos líquidos serosos do corpo, que constitui essencialmente o coágulo sanguíneo.
79. Flato: é o ar ou gás produzido especialmente no interior do intestino e do estômago.
80. Flatulência: é o acúmulo de gases no estômago e no intestino, resultando na distensão abdominal.
81. Fluído (corpóreo): o mesmo que líquido.
82. Gangrena: é a necrose dos tecidos ocasionada pela interrupção local da circulação sanguínea, de diversas origens.
83. Granuloma umbilical: é a reação inflamatória que produz uma secreção mucoide ou mucopurulenta do umbigo depois de este ter caído.
84. Garrote: é a faixa elástica que serve para exercer compressão externa, sobre um membro, a fim de parar ou prevenir uma hemorragia.
85. Halitose: é o mau cheiro da boca, causado pelos distúrbios locais nas gengivas, dentes, gargantas ou cavidades.
86. Hematoma: é uma coleção (acúmulo) de sangue em um órgão ou tecido, resultante de um traumatismo.
87. Hemodinâmica: estudo dos movimentos do sangue e das forças que os impulsionam.
88. Hemólise: É a destruição de glóbulos vermelhos com liberação de hemoglobina no sangue circulante ou no tecido.
89. Hemostase: é o conjunto de fenômenos fisiológicos responsáveis pela parada de uma hemorragia: vasoconstrição, formação de trombo plaquetário e coagulação.
90. Hemostasia: É a interrupção do sangramento.
91. Hemotórax: é a presença de sangue na cavidade pleural.
92. Hidrotorax: é o derrame pleural de serosidade não inflamatória.
93. Hidrossolúveis: que é solúvel na água.
94. Hipertensão: tensão ou tônus maior que o normal. Distúrbio caracterizado por uma pressão arterial elevada ou tensão arterial excessiva.
95. Hipertermia: febre extraordinariamente elevada, hiperpirexia. Aumento da produção do calor pelo organismo, um dos sinais da síndrome febril.
96. Hipocapnia: deficiência de anidrido carbônico no sangue.
97. Hipodermóclise: é a infusão de fluidos isotônicos e/ou medicamentos por via subcutânea e tem por objetivo a reposição hidroeletrolítica e/ou terapia medicamentosa.
98. Hipotensão: tensão arterial inferior à normal.
99. Hipotermia: diminuição anormal da temperatura corporal.
100. Hipotróficas: que tem o desenvolvimento menor que o normal.
101. Hipovolemia: diminuição do volume de sangue circulante.
102. Hipoxemia: oxigenação deficiente do sangue
103. Hipóxia: diminuição da tensão do oxigênio no sangue.
104. Incapacitado: falta de capacidade, falta de aptidão, de habilidade, incompetência, inaptidão.
105. Inconsciência: abolição total da consciência.

106. Incontinência urinária: indica a incapacidade de controlar voluntariamente a emissão de urina.
107. Infecção: é o resultado da invasão, multiplicação ou ação de produtos tóxicos de agentes infecciosos no hospedeiro, ocorrendo interação imunológica. A detecção de sinais e sintomas como: dor, calor, rubor, tumor e distúrbio da função caracteriza a doença ou síndrome infecciosa no hospedeiro.
108. Infecção hospitalar - é aquela adquirida após a admissão do paciente e que se manifeste durante a internação ou após a alta, quando puder ser relacionada com a internação ou procedimentos hospitalares.
109. Infiltração: é a invasão de um líquido orgânico, gás ou tecido neoplásico, no tecido celular.
110. Insuficiência respiratória: é a incapacidade do sistema respiratório de realizar as duas principais funções de oxigenar o sangue e a de eliminar dióxido de carbono.
111. Isquemia: é a falta de circulação arterial em um órgão ou uma região do organismo.
112. Lipodistrofia: é o acúmulo ou perda de gordura em determinadas parte do corpo.
113. Lipotimia: é o estado de mal-estar, com transpiração abundante, fraqueza muscular e distúrbios visuais, desmaio ligeiro com perda dos sentidos.
114. Locomoção: é a capacidade de se movimentar.
115. Microrganismos: qualquer organismo vivo microscópico capaz de sustentar processos de vida com as bactérias, vírus e os fungos.
116. Náusea: é uma sensação desagradável da vontade de vomitar. Enjoo.
117. Necropsia: exame do cadáver. O mesmo que autópsia.
118. Necrose: é a morte de uma célula ou parte de um tecido em um organismo vivo por deficiência da circulação sanguínea.
119. Nódulo: é uma protuberância, ou pequena dilatação ou saliência em forma de nó.
120. Normas: é o princípio que serve de regra, de lei.
121. Paresias: é a paralisia de nervo ou músculo que não perdeu inteiramente a sensibilidade e o movimento; paralisia ligeira ou incompleta.
122. Piotorax: é a coleção de pus na cavidade pleural.
123. Pneumonia aspirativa: é a pneumonia resultante da aspiração do conteúdo gástrico.
124. Pneumotórax: é o acúmulo de ar ou gás na cavidade pleural.
125. Posição genupeitoral: o paciente é colocado em decúbito ventral com as nádegas elevadas, com as pernas flexionadas, apoiando-se nos joelhos e cotovelos. É utilizada para exames e cirurgias do anus e reto.
126. Prepúcio: é uma dobra de duas camadas da pele e mucosa que cobre a glande do pênis e protege o meato urinário; e na mulher inclui também o capuz do clítoris.
127. Pressão Diastólica: é a pressão mínima.
128. Pressão Sistólica: é a pressão máxima.
129. Próclive: inclinado para diante, posicionado em decúbito dorsal em 20 graus.
130. Prurido: coceira ou comichão.
131. Refluxo: retorno anormal do fluxo ou desvio para trás do líquido ingerido.

132. Retração das gengivas: é o encurtamento das gengivas.
133. Rinite: inflamação aguda ou crônica da mucosa das fossas nasais.
134. Rinorreia: escorrimento de líquido pelo nariz. Coriza.
135. Rotinas: seqüência de instruções ou de etapas na realização de uma tarefa ou atividade. Caminho utilizado normalmente; itinerário habitual.
136. Saburra lingual: conhecida por língua esbranquiçada ou língua saburrosa, é uma placa bacteriana esbranquiçada, podendo ainda ter a coloração amarelada ou amarronzada, que se forma na parte posterior (fundo) da língua.
137. Seborreia: secreção excessiva das glândulas sebáceas.
138. Secreção: processo de elaboração de um produto específico como resultado da atividade de uma glândula. Pode ser interna ou externa, segundo o produto da secreção seja vertido pela glândula na superfície externa ou em uma cavidade do corpo, ou na corrente circulatória.
139. Sinusopatia: doença do seio da face.
140. Supuração: é a formação ou transformação em pus, com descarga desta secreção a partir de uma lesão purulenta.
141. Taquicardia: aceleração fisiológica, permanente ou temporária, das pulsações cardíaca, acima de 100 batimentos por minuto, que acompanha qualquer esforço ou comportamento normal.
142. Taquisfigmia: aceleração do pulso.
143. Taquipneia: respiração acelerada que se apresenta em condições fisiológicas ou patológicas. Polipneia.
144. Tecido de granulação: é o tecido rico em fibroblastos com crescimento de pequenos vasos sanguíneos e tecido conectivo. Tem coloração rósea ou vermelha, brilhante, úmida e granulosa com aparência aveludada.
145. Termo de responsabilidade: assume integralmente a responsabilidade pelos riscos inerentes do paciente.
146. Termoterapia: Tratamento pelas aplicações de calor.
147. Transfixação: ação de transpassar, que atravessa de um lado a outro e cortar ao mesmo tempo os tecidos moles.
148. Úlcera de pressão: é conhecida como escara ou úlcera de decúbito é qualquer lesão causada por pressão, fricção e cisalhamento não aliviada que resulta em danos ao tecido subcutâneo, músculos, articulações até ossos. Geralmente ocorrem em proeminências ósseas cujo grau de danos é classificado em Estágios I, II, III e IV.
149. Urupen nos homens: é um tipo de condom adaptado externamente ao pênis, ligado a uma extensão e este ao coletor de urina.
150. Vertigem: perda ou perturbação do equilíbrio, com sensação de instabilidade e rotação aparente do corpo e dos objetos circundantes.
151. Vômito: é a expulsão forçada e em geral involuntária do conteúdo gástrico ou da porção inicial do intestino através da boca.

REFERÊNCIAS

1. Andrioli, E. R. (Coord.). Precauções e isolamento. São Paulo: Associação Paulista de Estudos e Controle de Infecção Hospitalar, 1999. 48 p.
2. Angerami, E. L. S. et al. Variação nos resultados de mensuração de temperatura corporal. Enfermagem Atual, Porto Alegre, n. 16, p. 4-8, nov./dez. 1982.
3. Apostolo, J. L. A. O conforto nas teorias de enfermagem. Revista Referência, v. 2, n. 9, p. 61-67, mar. 2009.
4. Araújo, S. Monitorização hemodinâmica invasiva a beira do leito. In: Terzi, R. G. G.; Araújo, S. Técnicas básicas em U.T.I. 2.ed. São Paulo: Manole, 1992. cap. 8,. p. 143-181.
5. Arcuri, E. A. M. Medida indireta da pressão arterial: revisão. Revista da Escola de Enfermagem da USP, São Paulo, v. 23, n. 1, p. 163-174, abr. 1989.
6. Associação Brasileira de Normas Técnicas. NBR 6023: Informação e documentação: referências – elaboração. Rio de Janeiro, ago. 2002.
7. Atkinson, L. D.; Murray, M.E. Fundamentos de enfermagem. Rio de Janeiro: Guanabara Koogan, 1989. 618 p.
8. Aun, F. et al. Terapia intensiva em enfermagem. Rio de Janeiro: São Paulo: Atheneu, 1989. 242 p.
9. Azeredo, C. A. C. Ventilação mecânica: invasiva e não invasiva. Rio de Janeiro: Revinter, 1994.
10. Barbosa, H. Controle clínico do paciente cirúrgico. 6. ed. São Paulo: Atheneu, 1992. 764 p.
11. Benmeir, P. et al. Facial chemical burns. Burns, Guildford, v. 20, p. 282, 1994.
12. Bezerra, S. M. M. S. et al. Cuidados de enfermagem ao paciente com sistema de drenagem pleural fechada. Revista de Enfermagem UFPE On Line, Recife, v. 1, n. 2, p. 135-138, 2007.
13. Boemer, M. R. Influência do nível de pessoal de enfermagem e do tempo de verificação na exatidão da contagem manual do pulso arterial. 1975. 62 f. Dissertação (Mestrado) – Escola de Enfermagem, Universidade de São Paulo, São Paulo, 1975.
14. Bogossian, L. Choque. 3. ed. Rio de Janeiro: Atheneu, 1976. 443 p.
15. Bomfim, Érica. Guia de medicamentos em enfermagem. São Paulo: Atheneu, 2008. 196p.
16. Borges, E. L. Tratamento tópico de úlcera venosa – proposta de uma diretriz baseada em evidências. 2005. 305 f. Tese (Doutorado) – Escola de Enfermagem, Universidade de São Paulo, Ribeirão Preto, 2005.
17. Brasil. Ministério da Saúde. Coordenação de Controle de Infecção Hospitalar. Processamento de artigos e superfícies em estabelecimento de saúde. 2. ed. Brasília, 1994. 50 p.

18. Brasil. Ministério da Saúde. Secretaria de Atenção à Saúde. Departamento de Atenção Básica. Obesidade. Brasília: Ministério da Saúde, 2006. 108 p.
19. Brasil. Ministério da Saúde. Secretaria de Políticas de Saúde. Departamento de Ações Programáticas Estratégicas. Plano de reorganização da atenção à hipertensão arterial e ao diabetes mellitus: hipertensão arterial e diabetes mellitus. Brasília, 2001. 102 p.
20. Brasil. Secretaria Nacional de Organização e Desenvolvimento de Serviços de Saúde. Programa de Controle de Infecção Hospitalar. Lavar as mãos: informações para profissionais de saúde. Brasília: Centro de Documentação do Ministério da Saúde, 1989. 39 p.
21. Brunner, L. S.; Suddarth, D. S. Tratado de enfermagem médico-cirúrgica. 3. ed. Rio de Janeiro: Interamericana, 1977. 1269 p.
22. Brunner, L. S.; Suddarth, D. S. Tratado de enfermagem médico-cirúrgica. 5. ed. Rio de Janeiro: Interamericana, 1985. 728 p.
23. Brunner, L. S.; Suddarth, D. S. Enfermagem médico-cirúrgica. 4. ed. Rio de Janeiro: Interamericana, 1982. 1584 p.
24. Brunner, L. S.; Suddarth, D. S. Tratado de enfermagem médico-cirúrgica. 9. ed. Rio de Janeiro: Guanabara Koogan, 2002. 1034 p.
25. Brunner, L. S.; Suddarth, D. S. Tratado de enfermagem médico-cirúrgica. 11. ed. Rio de Janeiro: Guanabara Koogan, 2009, 2v.
26. Bryant, R. A. Acute & chronic wounds – nursing management. 2. ed. St. Louis: Mosby, 2000. 558 p.
27. Campedelli, M. C.; Gaidzinski R. R. Escara: problema na hospitalização. São Paulo: Ática, 1987. 64 p.
28. Capone Neto, A. Cateterização venosa central percutânea. In: Terzi, R. G. G.; Araújo, S. Técnicas básicas em U.T.I. São Paulo: Manole, 1992. cap. 3, p. 65-90.
29. Caliri, M. H. L. (Org.). Guia para prevenção de úlcera de pressão ou escara: orientação para pacientes adultos e famílias. Ribeirão Preto: Escola de Enfermagem de Ribeirão Preto, 2000. 20 p.
30. Carmagnami, M. Z. S. et al. Manual de procedimentos básico de enfermagem. Rio de Janeiro: Interlivros, 1995. 312 p.
31. Carmo, S. S. et al. Assistência de enfermagem a portadores de úlcera venosa. Revista Eletrônica de Enfermagem, Goiânia, v. 9, n. 2, p. 506-517, 2007. Disponível em: http://www.fen.ufg.br/revista/v9/n2/pdf/v9n2a17.pdf. Acesso em: 20 abr. 2011.
32. Castellanos, B. E. P. Injeções: modos e métodos. São Paulo: Ática, 1987. 63 p.
33. Ceribelli, M. I. P. F. Suporte nutricional enteral e parenteral: pesquisas de enfermagem e aplicações em uma realidade. 1992. 210 f. Tese (Doutorado em Área Fundamental) – Escola de Enfermagem de Ribeirão Preto, São Paulo, 1992.
34. Ceribelli, M. I. P. F.; Malta, M. A. Inserção da sonda nasogástrica: análise dos pontos de referência. Revista Brasileira de Nutrição Clinica, Porto Alegre, v. 21, n. 1, p. 54-59, 2006.
35. Cintra, E. A.; Nishide, V. M.; Nunes, W. A. Assistência de enfermagem ao paciente gravemente enfermo. 2. ed. São Paulo: Atheneu, 2003. 671 p.
36. Ciosak, S. I. et al. Cuidados de enfermagem na nutrição enteral. In: Waitzberg, D. L. Nutrição enteral e parenteral na prática clínica. 2. ed. São Paulo: Atheneu, 1995. p. 206-213.
37. Coleção matemática fácil – edição 9. São Paulo: Editora Minuano, jul. 2010.
38. Dealey, C. A fisiologia da cicatrização de feridas. In: Dealey, C. Cuidando de feridas: um guia para as enfermeiras. São Paulo: Atheneu, 1996. cap. 1, p. 1-6.
39. Dealey, C. Produtos utilizados no tratamento de feridas. In: DEALEY, C. Cuidando de feridas: um guia para as enfermeiras. São Paulo: Atheneu, 1996. cap. 2, p. 7-26.

40. Declair, V. Efeitos do triglicérides de cadeia média na aceleração do processo de cicatrização de feridas. Nutrição Enteral e Esportiva, n. 5, p. 4-8, 1994.

41. Diccini, S. Dor como o 5º sinal vital. Acta Paulista de Enfermagem, São Paulo, v. 17 n.1, p. 7-8, jan./mar. 2004.

42. Dison, N. Clinical nursing techniques. 3. ed. Saint Louis: Mosby, 1975. 389 p.

43. Dugas, B. W. Enfermagem prática. 4. ed. Rio de Janeiro: Guanabara, 1988. 580 p.

44. Dutra, V. O.; Ishii, S. Enfermagem em cardiologia. São Paulo: Sarvier, 1981. 425 p.

45. Faintuch, J. Termômetro de ouvido. Folha de São Paulo, São Paulo, 4 jul. 2002. Folha Equilíbrio, p. 3.

46. Fernandes, L. M.; Caliri, M. H. L. Uso da escala de Braden e de Glasgow para identificação do risco para úlceras de pressão em pacientes internados em centro de terapia intensiva. Revista Latino-Americana de Enfermagem, Ribeirão Preto, v. 16, n. 6, p. 973-978, nov./dez. 2008.

47. Fernandes, M. V. (Org.) Manual de procedimentos técnicos e administrativos de enfermagem. Londrina: Eduel, 2002. 242 p.

48. Ferreira, A. B. H. Novo dicionário Aurélio da língua portuguesa. 2. ed. Rio de Janeiro: Nova Fronteira, 1996. 1838 p.

49. Ferreira, E. et al. Curativo do paciente queimado. Revista da Escola de Enfermagem da USP, São Paulo, v. 37, n. 1, p. 44-51, mar. 2003.

50. Forum Permanente das Patologias Clínicas. Direitos do paciente. O mundo da Saúde, São Paulo, v. 19, n. 10, p. 347-349, nov./dez. 1995.

51. Francone, C. A.; Lossow, W.; Jacob, S. W. Anatomia e fisiologia humana. Rio de Janeiro: Guanabara Koogan, 5. ed. 1990. 570 p.

52. Fuerst, E. V.; Wolff, L. V. Fundamentos de enfermagem. 5. ed. Rio de Janeiro: Interamericana, 1977. 491 p.

53. Germano, R. M. A ética e o ensino de ética na enfermagem do Brasil. São Paulo: Cortez, 1983.

54. Germano, R. M. Educação e ideologia da enfermagem no Brasil. São Paulo: Cortez, 1983.

55. Gir, E. et al. Sondagem nasogástrica: técnica simples? Revista Brasileira de Enfermagem, Brasília, v. 38, n. 3/4, p. 266-274, jul./ dez. 1985.

56. Gomes, F. V. L.; Costa, M. R.; Mariano, L. A. Manual de curativo. Goiânia: Universidade Católica de Goiás. Santa Casa de Misericórdia de Goiânia. CCIH – Serviço de Controle de Infecção Hospitalar. Central de curativos, 2005.

57. Guariente, M. H. D. M. (Org.) Técnicas de enfermagem: pontos relevantes no ensinar e no executar. Londrina: Eduel, 1997. 70 p.

58. Guariente, M. H. D. M. (Org.) Técnicas de enfermagem: pontos relevantes no ensinar e no cuidar. 2. ed. Londrina: Eduel, 2011. 92 p.

59. Guimarães, D. T. (Org.). Dicionário de termos médicos e de enfermagem. São Paulo: Rideel, 2002.

60. Harvey, R. A.; Champe, P. C. Farmacologia ilustrada. 2. ed. Porto Alegre: Artmed, 2002. 478 p.

61. Hoefel, H. H. K.; Schneider, L. O. O profissional da saúde na cadeia epidemiológica. In: Rodrigues, E. A. C. et al. Infecções hospitalares: prevenções e controle. São Paulo: Sarvier, 1997. p. 352-366.

62. Hood, G. H. et al. Fundamentos e prática da enfermagem: atendimento completo ao paciente. 8. ed. Porto Alegre: Artes Médicas, 1995. p. 641-646.

63. Hospital Virtual Brasileiro. Pressão venosa central. Campinas: Universidade Estadual de Campinas, 1997. Disponível em: http://www.hospvirt.org.br/enfermagem/port/pvc1.html Acesso em: 25 ago. 2011.

64. Howard, J. P.; Casewell, M. Controle de infecção hospitalar: normas e procedimentos. São Paulo: Santos, 1996. 238 p.
65. Jacob, S. W.; Francone, C. A. Anatomia e fisiologia humana. 3. ed. Rio de Janeiro: Interamericana, 1976. 607p.
66. Januário, L. H. Equipos de infusão endovenosa – critérios de seleção utilizados por enfermeiros em um hospital de ensino de Belo Horizonte. 2001. 98 p. Dissertação (Mestrado) – Escola de Enfermagem, Universidade Federal de Minas Gerais. Belo Horizonte, 2001.
67. Kawamoto, E. E.; Fortes I. J. Fundamentos de enfermagem. São Paulo: EPU, 1986. 137 p.
68. Kazanowski, M. K.; Laccetti, M. S. Dor: fundamentos, abordagem clínica, tratamento. Rio de Janeiro: Guanabara Koogan, 2005. 256 p.
69. Knobel, E. Condutas no paciente grave. São Paulo: Atheneu, 1998.
70. Koch, R. M. Técnicas básicas de enfermagem. 17. ed. Curitiba: Florence, 2002. 149p.
71. Koch, R. M. Tratamento de ferida – princípios científicos e cuidados de enfermagem. Enfermagem Novas Dimensões, v. 3, n. 1, p. 42-45, jan./fev. 1977.
72. Lacerda, R. A. Fatores de risco de infecção hospitalar do paciente cirúrgico. In: ___. Buscando compreender a infecção hospitalar no paciente cirúrgico. São Paulo: Atheneu, 1992. cap. 5, p. 39-79.
73. Leão, M. T. C.; Grinbaum, R. S. Técnicas de isolamento e precauções. In: Rodrigues, E. A. C. et al. Infecções hospitalares: prevenção e controle. São Paulo: Sarvier, 1997. cap. 4, p. 373-383.
74. Leitão, A. Fisiatria clínica bases físicas, fisiológicas e terapêuticas. Rio de Janeiro: Atheneu, 1979. 437 p.
75. Light, R. W. Tubos torácicos. 3. ed. Rio de Janeiro: Revinter, 2001.
76. Lima, T. G. S. O uso do sistema oclusor e o método de irrigação em clientes colostomizados: suas implicações para o cuidar em enfermagem. 2001. 152 f. Dissertação (Mestrado) – Escola de Enfermagem Anna Nery, Universidade Federal do Rio de Janeiro, Rio de Janeiro, 2001.
77. Londrina. Prefeitura do Município. Autarquia Municipal de Saúde. Atendimento ao usuário com necessidade de cateterismo vesical intermitente – instrução de trabalho. Londrina, 2008. Disponível em: http://www1.londrina.pr.gov.br/dados/images/stories/Storage/sec_saude/protocolos_clinicos_saude/instrucao_de_trabalho_acvi_tl.pdf. Acesso em: 20 abr. 2011.
78. Lopes, A. et al. Crioterapia. 2002. Disponível em: http://www.wgate.com.br/conteudo/medicinaesaude/fisioterapia/crioterapia2.htm Acesso em: 29 ago. 2011.
79. Lopes, C. L. R.; Barbosa, M. A.; Teixeira, M. E. M. Percepção dos pacientes, sem capacidades para auto cuidar-se, sobre a operacionalização do banho no leito. Revista Brasileira Enfermagem, v. 49, n. 2, p. 259-266, abr./jun. 1996.
80. Lopes, M. H. B. M et al. O uso do enteroclisma no preparo para o parto: análise de suas vantagens e desvantagens. Revista Latino-Americana de Enfermagem, Ribeirão Preto, v. 9, n. 6, p. 49-55, nov./dez 2001.
81. Maciel, S. S. A.; Bocchi, S. C. M. Compreendendo a lacuna entre a prática e a evolução técnico-científica do banho no leito. Revista Latino-Americana de Enfermagem, Ribeirão Preto, v. 14, n. 2, p. 233-242, mar./abr. 2006.
82. Malta, M. A. Predição de medidas antropométricas para sondagem nasogástrica, determinadas por esofagogastroduodenoscopia. 2003. 99f f. Tese (Mestrado) – Faculdade de Ciências Médicas, Universidade Estadual de Campinas, 2003.
83. Mamede, M. V.; Carvalho, E. C.; Cunha, A. M. P. Técnicas em enfermagem. 2. ed. São Paulo: Sarvier, 1991. 206 p.
84. Manuila, L.; Manuila, A.; Nicoulin, M. Dicionário médico Andrei. São Paulo: Organização Andrei, 1997.

85. Martins, C. B. G.; Ferrari, R. A. P Medicação infantil: uma abordagem multiprofissional Eduel, Londrina, 2005. 402p.

86. Martins, E. A. P. Avaliação de três técnicas de limpeza do sítio cirúrgico infectado utilizando soro fisiológico para remoção de microrganismo. 2000. 143 f. Dissertação (Mestrado em Área Fundamental) – Escola de Enfermagem da Universidade de São Paulo, São Paulo, 2000.

87. Martins, J. T.; Kemmer, L. F. Cuidados de enfermagem após a morte: somente uma cerimonial? Acta Paulista de Enfermagem, São Paulo, v. 1, n. 4, p. 107-109, out./dez. 1988.

88. Matos, E.; Almeida, F.; Pinto, R. A importância da lavagem das mãos na prevenção de infecção nosocomial. Nursing (São Paulo), v. 9, n. 98, p. 8-13, mar. 1996.

89. Mayor, E. R. C. et al. Manual de procedimentos e assistência de enfermagem. São Paulo: Atheneu, 2006. 170p.

90. Miasso, A. I. et al. Erros de medicação: tipos, fatores causais e providências tomadas em quatro hospitais brasileiros. Revista da Escola de Enfermagem da USP, São Paulo, v. 40, n. 4, dez. 2006.

91. Miasso, A. I. Terapêutica medicamentosa – orientação e conhecimento do paciente na alta e pós-alta hospitalar. 2002. 118f. (Dissertação) – Escola de Enfermagem, Universidade de São Paulo, Ribeirão Preto, 2002.

92. Miasso, A. I.; CASSIANI, S. H. B. Erros na administração de medicamentos: divulgação de conhecimentos e identificação do paciente como aspectos relevantes. Revista da Escola de Enfermagem da USP, São Paulo, v. 34, n. 1, p. 16-25, mar. 2000.

93. Miyamoto, N. M. et al. Cateterismo vesical em posição de conforto. Revista Brasileira de Enfermagem, Brasília, v. 34, n. 3/4, p. 224-231, jul./dez. 1981.

94. Molina, E. Limpeza, desinfecção de artigos e áreas hospitalares e antissepsia. São Paulo: Associação Paulista de Estudos e Controle de Infecção Hospitalar, 1999. 74p.

95. Morisson, M et al. A colour guide to the nursing management of chronic wounds. 2. ed. Saint Louis: Mosby, 1997.

96. Moroóka, M. A Técnica limpa do auto cateterismo vesical intermitente: descrição do procedimento realizado pelos pacientes com lesão medular. Revista da Escola de Enfermagem da USP, São Paulo, v. 36, n. 4, p. 324-331, 2002.

97. Motta, A. L. C. Normas, rotinas e técnica de enfermagem. 5. ed. Iátria: São Paulo, 2003, 208p.

98. Murta, G. F.; GARCIA, J. N. R. Procedimentos básicos de enfermagem no cuidado. São Caetano do Sul: Difusão, 2006.

99. Mussi, F. C. Conforto: revisão de literatura. Revista da Escola de Enfermagem da USP, São Paulo, v. 30, n. 2, p. 254-266, ago. 1996.

100. Mussi, N. M. et al. Técnicas fundamentais de enfermagem. 1. ed. São Paulo: Atheneu, 1995. 161 p.

101. Mussi, N. M. et al. Técnicas fundamentais de enfermagem. 2. ed. São Paulo: Atheneu, 2007. 245 p.

102. Nascimento, J. E et al. Influência da tricotomia nas infecções de incisão em cirurgias limpas. Arquivos Brasileiros de Medicina, Rio de Janeiro, v. 65, n. 2, p. 157-159, mar./abr. 1991.

103. Nettina, S. M. Função e terapia respiratórias. In: ______. Prática de enfermagem. 6. ed. Rio de Janeiro: Guanabara Koogan, 1998. cap. 8, p. 126-181.

104. O que é DPOC? [s.l.]: White Martins, [19—]. 22 p.

105. Ogasawara, M. Banho no leito: uma contribuição ao enfermeiro baseada na percepção do paciente/cliente. 1989. 109 f. Dissertação (Mestrado) – Universidade Federal do Rio de Janeiro, Escola de Enfermagem Ana Néri, Rio de Janeiro, 1989.

106. Ohnishi, M. et al. Feridas: cuidados e condutas. Londrina: Eduel, 2001. 126 p.

107. OMS. Guias para controle de infecções hospitalares: orientadas para proteção de saúde do trabalhador em hospitais de referência secundária. Brasília: OMS/OPAS, out. 1992.

108. Padoveze, M. C.; Del Monte, M. C. C. (Coord.). Esterilização de artigos em Unidades de Saúde. São Paulo: Associação Paulista de Estudos e Controle de Infecção Hospitalar, 1998. 89p.

109. Pádua, A. I.; Alvares, F.; Martinez, J. A. B. Insuficiência respiratória. Medicina (Ribeirão Preto), Ribeirão Preto, v. 36, n. 1, p. 205-213, jan./mar. 2003.

110. Paranhos, W. Y.; Santos, V. L. C. G. Avaliação do risco para úlcera de pressão por meio da Escala de Braden na língua portuguesa. Revista da Escola de Enfermagem da USP, São Paulo, v. 33, n. especial, p. 191-206, 1999.

111. Parra, A. V. et al. Retirada de dreno torácico em pós-operatório de cirurgia cardíaca. Arquivo de Ciências da Saúde, São José do Rio Preto, v. 12, n. 2, p. 116-11, abr./jun. 2005.

112. Pennington, E. A. Postmortem care: more than ritual. American Journal of Nursing, New York, v. 78, n. 5, p. 846-7, May, 1978.

113. Pereira, M. M. et al. Rotinas de enfermagem. Rio de Janeiro: Cultura Médica, 1994. 164 p.

114. Pimenta, C. A. M.; Ferreira, K. Dor no doente com câncer. In: Pimenta, C. A. M.; Mota, D. D. C. F.; Cruz, D. A. L. M. (Org.) Dor cuidados paliativos: enfermagem, medicina e psicologia. São Paulo: Manole, 2006. cap. 8, p. 124-166.

115. Pinto Filho, D. R. P. Manual de cirurgia torácica. Rio de Janeiro: Atheneu, 2001.

116. Pohl, F.F.; Petroianu, A. Tubos, sondas e drenos. Rio de Janeiro: Guanabara Koogan, 2000.

117. Polisuk, J.; Goldfeld, S. Pequeno dicionário de termos médicos. 4. ed. São Paulo: Atheneu, 2005. 324p.

118. Quesada, R. M. B. et al. Manual de coletas microbiológicas: procedimentos técnicos, transporte e armazenamento. Londrina: Eduel, 1999. 166 p.

119. Rodrigues Netto, J. N. Urologia Prática. 3. ed. São Paulo: Atheneu, 1999. 282 p.

120. Rodrigues, E. A. C.; Mendonça, J. S.; Amarante, J. M. B. Infecções hospitalares: prevenção e controle. São Paulo: Sarvier, 1997. 669 p.

121. Rodrigues, E. M.; Guimalhães, C. S. Manual de recursos fisioterapêuticos. Rio de Janeiro. Revinter, 1998.

122. Rosa, L. M. et al. As faces do conforto: visão de enfermeiras e pacientes com câncer. Revista de Enfermagem UERJ, Rio de Janeiro, v. 16, n. 3, p. 410-414, jul./set. 2008.

123. Saad Junior, R. et al. Cirurgia torácica geral. São Paulo: Atheneu, 2005.

124. Sampaio, S. A. P.; Rivitti, E. A. Dermatologia. São Paulo: Artes Médicas, 1998.

125. Sannazzarro, C. A. C. (Colab.). Pequeno guia para coleta de sangue. São Paulo: Becton Dickinson, [19—]. 20p.

126. Santos, A. E.; Siqueira, I. L. C. P.; Silva, S. C. Procedimentos especializados. São Paulo: Atheneu, 2009. (Série Boas Práticas de Enfermagem em Adultos; 2). 175 p.

127. Santos, N. C. M. Centro cirúrgico e os cuidados de enfermagem. 2. ed. São Paulo: Iátria, 2005.

128. Santos, V. L. C. G.; et al. Adaptação transcultural do pressure ulcer scale for healing (PUSH) para a língua portuguesa. Revista Latino-Americana de Enfermagem, Ribeirão Preto, v.13, n. 3, p. 305-313, maio/jun. 2005.

129. Scanlan, C. L.; Wilkins, R. L.; Stoller, J. K. Fundamentos da terapia respiratória de Egan. 7. ed. São Paulo: Manole, 2000.

130. Scarpinella-Bueno, M. A. et al. Uso do suporte ventilatório com pressão positiva contínua em vias aéreas (CPAP) por meio de máscara nasofacial no tratamento da insuficiência respiratória

aguda. Revista da Associação Médica Brasileira, São Paulo, 1997, v. 43, n. 3, p. 180-184, jul./set. 1997. Disponível em: http://www.scielo.br/pdf/ramb/v43n3/2032.pdf Acesso em: 27 set. 2011.

131. Scarpitta, C. R. M. Limpeza e desinfecção de artigos hospitalares. In: Rodrigues, E. A. C. et al. Infecções hospitalares: prevenção e controle. São Paulo: Sarvier, 1997. p. 411-417.

132. Silva, A. M. C. et al. Precauções e isolamento. In: Fernandes, A.T. et al. Infecção hospitalar e suas interfaces na área de saúde. São Paulo: Atheneu, 2.000. cap. 54, p. 1008-1019.

133. Silva, A.; Graziano, K. U.; Lacerda, R. A. Fatores de risco relacionados aos materiais hospitalares. In: Lacerda, R. A. et al. Buscando compreender a infecção hospitalar no paciente cirúrgico. São Paulo: Atheneu, 1992. cap. 7, p. 91-94.

134. Silva, G. A.; Pachito D. V. Abordagem terapêutica dos distúrbios respiratórios do sono tratamento com ventilação não invasiva. Medicina (Ribeirão Preto), v. 39, n. 2, p. 212-217, abr./jun. 2006. Disponível em: www.fmrp.usp.br/revista/2006/vol39n2/6_cpap_bipap_e_autocpap.pdf Acesso em: 29 ago. 2011. OK

135. Silva, M. Curso prático de nutrição clínica para alunos de enfermagem da UEL. Londrina: Universidade Estadual de Londrina, Hospital Universitário Regional do Norte do Paraná, Comissão de Suporte Nutricional, 2001. 7fls.

136. Silva, S. C.; Siqueira, I. L. C. P.; Santos, A. E. Procedimentos básicos. São Paulo: Atheneu, 2008. 170 p.

137. Skelley, E. G. Medicação e matemática na enfermagem. 3. ed. São Paulo: EPU, 1977. p. 113.

138. Smeltzer, S. C.; Bare, B. G. (Ed.) Brunner & Suddarth tratado de enfermagem médico-cirúrgica. 11 ed. Rio de Janeiro: Guanabara Koogan. 2009. 2 v.

139. Smeltzer, S. C.; Bare, B. G. Avaliação e assistência aos pacientes com distúrbios vasculares e problemas na circulação periférica. In: Smeltzer, S. C.; Bare, B. G. (Ed.) Brunner & Suddarth tratado de enfermagem médico-cirúrgica. 7. ed. Rio de Janeiro: Guanabara Koogan, 1994. cap. 31, p. 633-668.

140. Soares, N.R. Administração de medicamentos na enfermagem. Rio de Janeiro: EPUB, 2000. 376 p.

141. Sociedade Brasileira de Hipertensão. Sociedade Brasileira de Cardiologia. Sociedade Brasileira de Nefrologia. IV Diretrizes Brasileiras de Hipertensão Arterial. Arquivos Brasileiros de Cardiologia, São Paulo, v. 82, supl. 4, p. 7-22, mar. 2004. Disponível em: http://www.scielo.br/pdf/abc/v82s/04.pdf.Acesso em: mar.2011.

142. Sociedade Brasileira de Hipertensão. Sociedade Brasileira de Cardiologia. Sociedade Brasileira de Nefrologia. V Diretrizes Brasileiras de Hipertensão Arterial. Arquivos Brasileiros de Cardiologia, São Paulo, v. 89, n. 3, p. 7-22, set. 2007. Disponível em: http://www.scielo.br/pdf/abc/v89n3/a12v89n3.pdf. Acesso em: 20 jul. 2011.

143. Sodré, T.M.; Lacerda, R. A. O processo de trabalho na assistência ao parto em Londrina-PR. Revista da Escola de Enfermagem da USP, São Paulo, v. 41, n. 1, p. 82-89, mar. 2007.

144. Sousa, F.A.E.F. Dor: o quinto sinal vital. Revista Latino-Americana de Enfermagem, Ribeirão Preto, v. 10, n. 3, p. 446-447, maio/jun., 2002.

145. Souza E.F. Novo manual de enfermagem. 6. ed. Rio de Janeiro: Cultura Médica, 1982. 491 p.

146. Souza, E.F. Novo manual de enfermagem. 6. ed. Rio de Janeiro: Cultura Médica, 1994. 482 p.

147. Stier, C.J.N. et al. Manual prático em controle de infecção hospitalar. Curitiba: Netsul, 1995. v. 1, 196 p.

148. Tacla, M. T. G. M. Cuidado à criança com dor pós-operatória: experiências de enfermeiras pediatras. 2006. 227 f. Tese (Doutorado em Enfermagem) – Escola de Enfermagem de Ribeirão Preto, Universidade de São Paulo, Ribeirão Preto, 2006.

149. Tacla, M. T. G. M. Tabela para infusão endovenosa em pediatria. In: Universidade Estadual de Londrina. Centro de Ciências da Saúde. Departamento de Enfermagem. Módulo 36 – Saúde da criança e do adolescente. Londrina, 2004.

150. Tacla, M. T. G. M.; Lima, R. A. G.; Hayashida, M. Registros sobre dor pós-operatória em crianças: uma análise retrospectiva de hospitais de Londrina, PR, Brasil. Revista Brasileira de Enfermagem, Brasília, v. 61, n. 3, p. 289-295, maio/jun. 2008.

151. Teixeira, P. J. Z.; Silva, L. C. C. Assistência de enfermagem nas doenças respiratórias. Rio de Janeiro: Revinter, 2003.

152. Terzi, R. G. G.; Araújo, S. Técnicas básicas em U.T.I. 2.ed. São Paulo: Manole, 1992.

153. Tiago, F. Ferida: etiologia e tratamento. 2. ed. Ribeirão Preto: [s.n.], 1995.

154. Torres, A. C.; Diccini, S. Constipação intestinal em pacientes com tumores intracranianos. Revista Latino-Americana de Enfermagem, Ribeirão Preto, v. 14, n. 3, p. 397-404, maio/jun. 2006.

155. Trounce, J. Farmacologia para enfermagem. Rio de Janeiro: Guanabara Koogan, 1977. 363 p.

156. Unamono, M. R. D. L.; Marchini, J. S. Sonda nasogástrica/nasoentérica: cuidados na introdução, na administração da dieta e prevenção de complicações. Medicina (Ribeirão Preto), Ribeirão Preto, v. 35, n. 1, p. 95-101, jan./mar. 2002.

157. Universidade Estadual de Campinas. Hospital das Clínicas. Grupo de Estudos de Feridas. Manual de tratamento de feridas. Campinas: UNICAMP, 1999. 79 p.

158. Universidade Estadual de Londrina. Hospital Universitário Regional do Norte do Paraná. Comissão de Controle de Infecção Hospitalar. Controle de agentes multirresistentes. Londrina, [s.d.]. 5fls.

159. Universidade Estadual de Londrina. Hospital Universitário Regional do Norte do Paraná. Comissão de Suporte Nutricional. Manual para suporte nutricional. Londrina, 1999. 38fls.

160. Utyama, I. K. A. Avaliação da atividade antimicrobiana e citotóxica do vinagre e do ácido acético: perspectiva na terapêutica de feridas. 2003. 108 f. Dissertação (Mestrado em Área Fundamental) – Escola de Enfermagem, Universidade de São Paulo, Ribeirão Preto, 2003.

161. Utyama, I. K. A. et al. Matemática aplicada à enfermagem: cálculo de dosagens. São Paulo: Atheneu, 2003. 100 p.

162. UTYAMA, I. K. A. et al. Matemática aplicada à enfermagem: cálculo de dosagens em adultos e crianças. 2. ed. São Paulo: Atheneu, 2014. 153 p.

163. Utyama, I. K. A. Feridas: agentes etiológicos, classificação e características. Revista Terra e Cultura, Londrina, v. 10, n. 22, p. 7-16, jul./dez. 1995.

164. Valente, M. A.; Amauchi. W. Cuidados de enfermagem na drenagem pleural. Revista Paulista de Enfermagem, São Paulo, v. 1, n. 1, p.11-12, jul./ago. 1981.

165. Veiga, D. A.; Crossetti, M. G. O. Assistência de enfermagem na pressão venosa central. Revista Gaúcha de Enfermagem, Porto Alegre, v. 4, n. 2, p. 229-239, jul. 1983.

166. Viana, T. A. Avaliação da qualidade do cuidado – banho no leito – prestado ao paciente com câncer do aparelho digestivo. 1996. 119 f. (Dissertação) – Escola Paulista de Medicina, Universidade Federal de São Paulo, 1996.

167. Vianna, R.; Lameu, E.; Maia, F. Manual de suporte nutricional parenteral e enteral. Rio de Janeiro: Cultura Médica, 1986.

168. Waitzberg, D. L. Técnicas de acesso ao tubo digestivo. In: ______. Nutrição enteral e parenteral na prática clínica. 2. ed. Rio de Janeiro: Atheneu, 1995. 642 p.

169. Wolf-Heidegger, G. Atlas de anatomia humana. 5. ed. Rio de Janeiro: Guanabara Koogan, 2000.

170. Xhardez, Y. Manual de cinesiologia: técnicas, patologia, indicação e tratamento. São Paulo: Atheneu, 1990.

171. Ximemes Neto, M., Saad Junior, R. Cirurgia torácica. Rio de Janeiro: Atheneu, 1997.

172. Zanon, U. Desinfecção e antissepsia. In: Zanon, U.; Neves, J. Infecções hospitalares, prevenção, diagnóstico e tratamento. Rio de Janeiro: Medsi, 1987. cap. 32, p. 895-917.

ANEXO

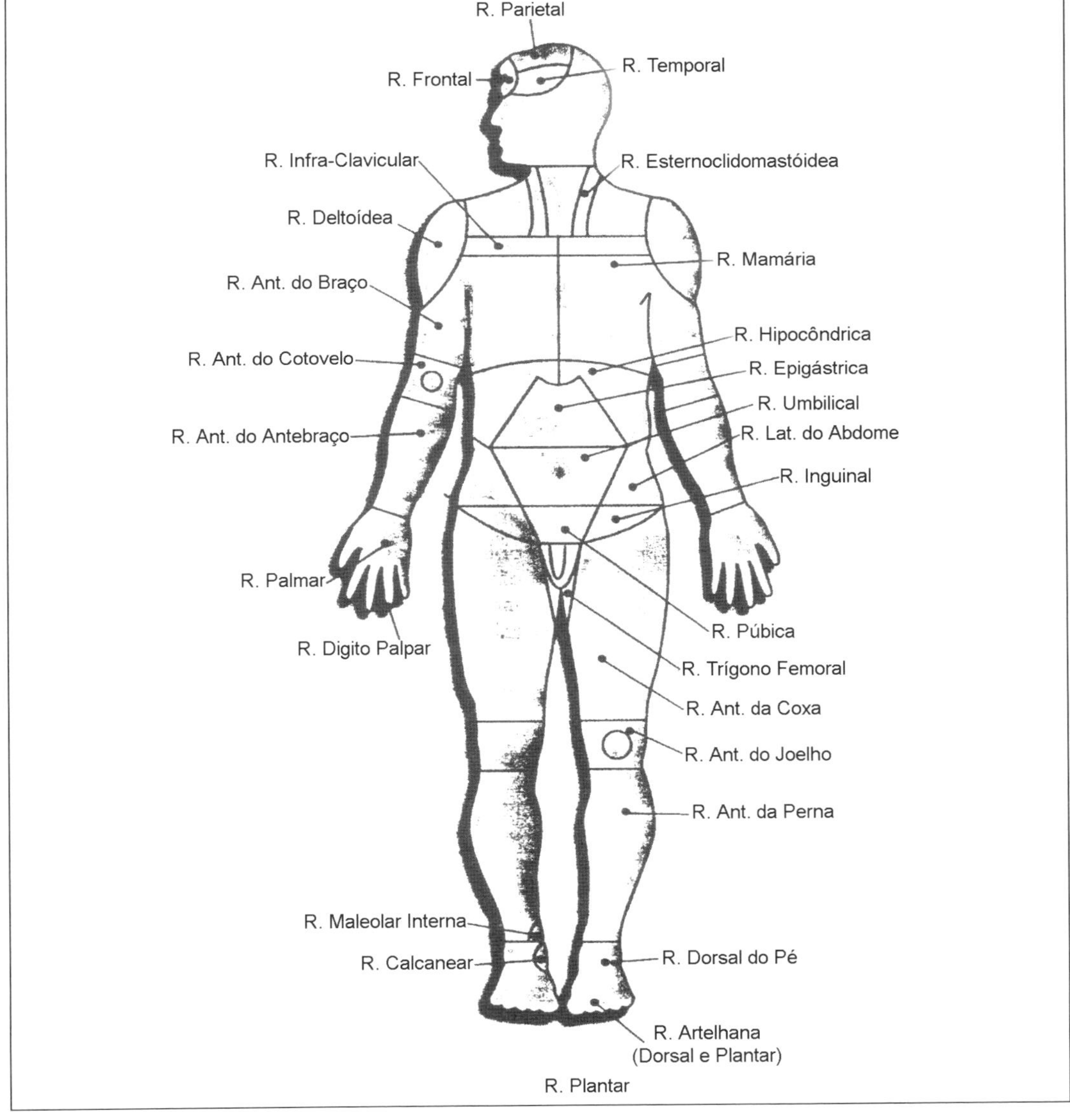

Fig. 1: Regiões do corpo humano.

Fonte: Ohnishi et al. (2001, p. 125 e p. 126).

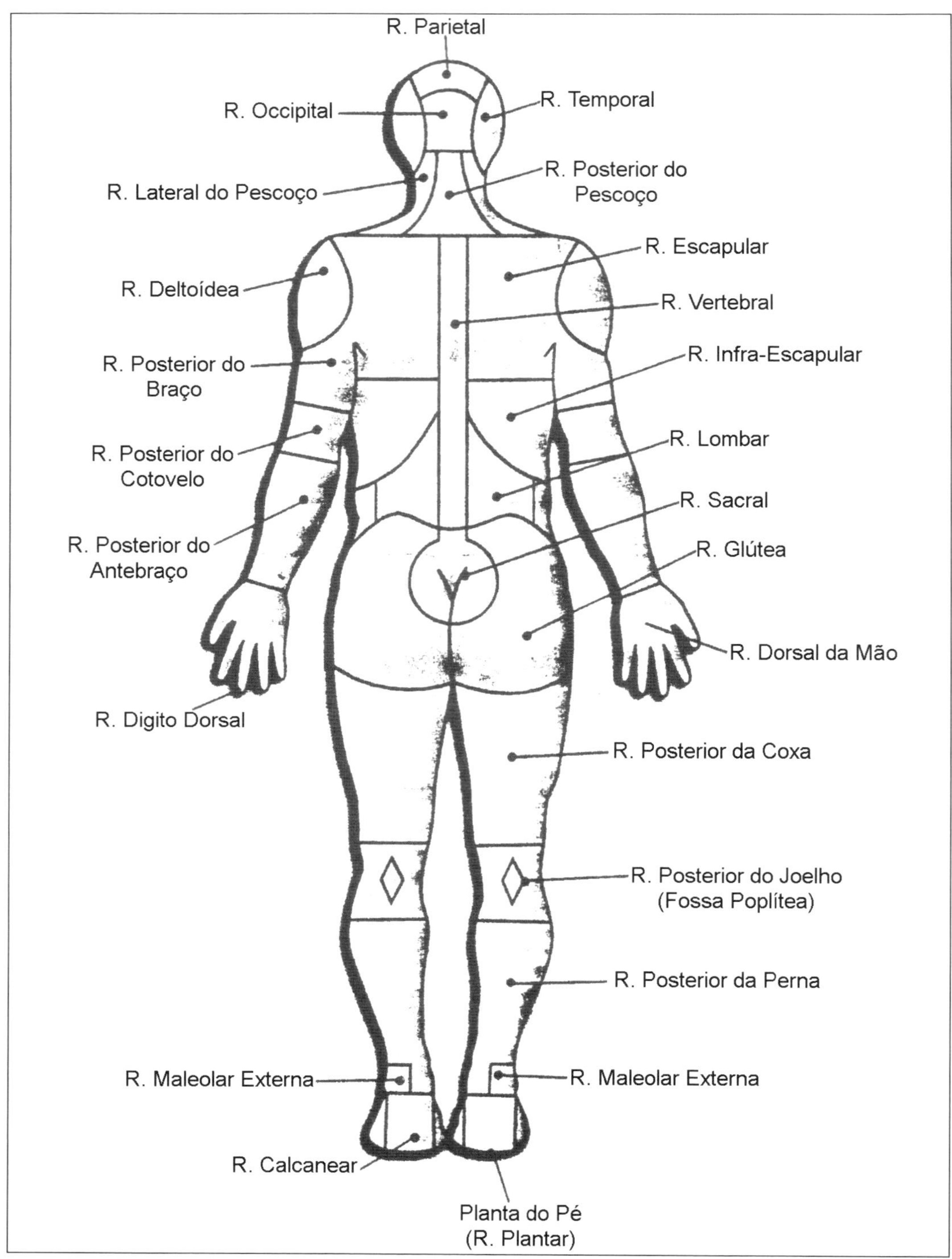

Fig. 2: Regiões do corpo humano.

Fonte: Ohnishi et al. (2001, p. 125 e p. 126).

ÍNDICE REMISSIVO

A

B

C

D

E

F

G

H

I

J

K

L

M

N

O

P

Q

R

S

T

U

V

X